생태의학

자연의 이치로 깨닫는 질병 예방과 치료

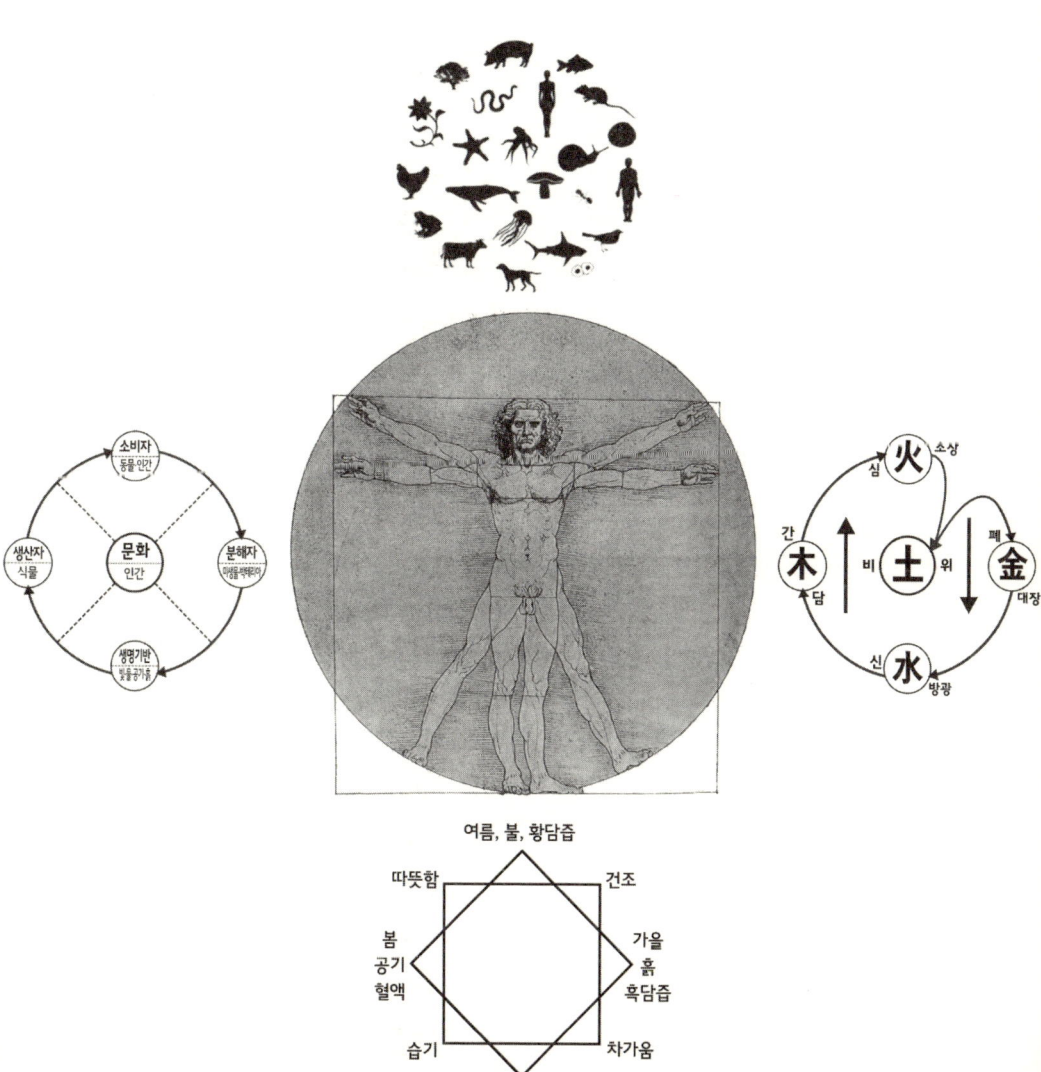

한면희·류시호

무명인

차례

머리말 ——————————————————— 07

1부 동서양의 의학과 대체의학

1장 같은 질병 다른 치료의 동서 의학, 왜? ——— 15

위력적인 서양 현대의학…15 / 서양의학의 한계…16 / 골다공증과 서양 현대의학…17 / 골다공증과 한의학…19 / 아토피 피부염과 서양의학…21 / 아토피와 생태적 원인 규명…22 / 아토피와 생태적 자연치유…24 / 아토피 피부염과 한의학…25 / 현실 의학계의 성찰적 과제…30

2장 서양의학의 역사와 특성 ——————— 32

서양 고대의학의 원류 히포크라테스 학파…32 / 히포크라테스 학파의 철학사상과 실제…34 / 서양 중세의학과 약초…36 / 근대의 과학혁명과 철학사상, 서양의학…37 / 서양 현대의학의 발전과 위용…41

3장 서양 현대의학: 생물의학의 모델 ———— 45

서양 현대의학과 물리주의 철학…45 / 현대의학의 근간 생(물)의학 모델…48 / 정신의학계가 제기한 서양 현대의학의 한계…51 / 서양 현대의학의 원리적 한계…53 / 상보성의학의 새 지평…57

4장 자연치유와 대체의학: 특성과 한계 ——— 60

의사 앤드류 와일과 자연치유…60 / 대체의학의 출현…65 / 대체의학의 기본 특성…67 / 대체의학의 실제…69 / 대체의학의 한계와 성찰적 지향…77

2부 동아시아 한의학의 생태적 인체 이해

5장 동아시아 자연관과 황제내경, 한의학의 치유 —— 83
황제내경과 동아시아 자연관…83 / 황제내경과 동의보감, 인체…86 / 인체와 기, 혈, 진액…90 / 동양과 서양, 인체 소우주론의 차이…98 / 음양오행론의 치유 원리…100

6장 한의학의 인체 소우주론과 간담의 기능 —— 110
음양오행론의 속성별 분류…110 / 음양오행론과 상생·상극 활용의 치료…112 / 장상학과 오장육부 이해…118 / 간담의 장상학적 기능…120 / 간담의 질병 양상과 원리적 치료…124

7장 한의학의 질병 극복 원리와 심장의 기능 —— 137
발병의 원인…137 / 발병의 기제와 극복 방안…142 / 심장과 소장의 장상학적 기능…149 / 심장 및 소장의 질병 양상과 원리적 치료…153

8장 한의학의 침구와 경락, 비위의 기능 —— 159
침구학…159 / 경락학…161 / 12경맥의 순행과 주요 수혈…162 / 임독맥의 순행과 주요 수혈…170 / 비장과 위장의 장상학적 기능…172 / 비위의 질병 양상과 원리적 치료…175

9장 동의보감과 폐 및 신장의 기능 —— 184
동의보감의 역사적 의미와 철학…184 / 백성의 의학인 동의보감…186 / 동의보감과 군신좌사의 처방…191 / 폐와 대장의 장상학적 기능…194 / 폐와 대장의 질병 양상과 원리적 치료…197 / 신장과 방광의 장상학적 기능…202 / 신장과 방광의 질병 양상과 원리적 치료…206 / 한의학의 한계…212

3부 의학의 미래 생태의학

10장 현대시민의 생태의학 ——— 219

지구촌 환경위기와 환경성질환…219 / 시민의 생태의학 대두…222 / 생태학과 생태주의, 생태의학…225 / 생태 개념과 현대사회적 의미…230 / 생태의학의 기본 통찰…232 / 적극적 생태의학의 지평…235 / 생태의학의 핵심 원리…241

11장 양자역학과 상보성 원리의 의학 ——— 246

서양 현대의학만이 과학인가?…246 / 고전물리학과 뉴턴패러다임…247 / 양자물리학의 출현…249 / 양자역학의 발전과 코펜하겐 해석…253 / 양자역학으로 인한 뉴턴패러다임의 위기…256 / 아인슈타인의 반론과 양자역학의 비국소적 우주론…258 / 양자역학의 패러다임과 상보성의학…263

12장 시민을 위한 생태적 상보성의학 ——— 272

뉴턴패러다임의 사회적 효용성과 한계…272 / 양자역학과 생태적 인식, 상보성의학…274 / 경험적 사례로 본 상보성의학…277 / 노벨생리의학상 투유유의 수상과 상보성의학…282 / 현대시민과 생태적 상보성의학의 새 지평…290

머리말

오늘날 시민은 현대의학에서 바보 취급을 받기 일쑤다. 몸이 아파서 의(병)원이라도 찾으면 설명만 간단히 듣고 처방을 받는데, 이렇게 자주 복용해도 되는가 싶을 정도로 약성 센 항생제 등을 빈번히 받아 들게 된다. 수술 권유라도 받으면 몹시 망설여지는데, 시술 과정의 온갖 고통은 물론 적잖은 비용이 걱정되며, 또한 척추수술에서 자주 목격되듯이 후유증으로 회복 불가능한 불편을 평생 이고 살 수도 있기 때문이다.

물론 현대의학은 과학적이고 날로 발전하고 있으며 또한 위력적이어서 찬사를 받을 만하다. 현대인이 아플 경우 서양 현대의학에 의존하는 경우가 대다수라는 것은 이를 말해준다고 본다. 그러나 시민의 입장에서는 조금 다른 생각도 든다. 현대의학만이 유일한 방도이고, 다른 길은 없는가? 더 나아가 어떤 유형의 의학이 되었든 내 몸의 건강 유무 상태와 이렇게 된 원인, 치료나 수술을 받을 경우 그것이 어떤 방식으로 작용하여 나의 병적 상태를 개선할 수 있는지 알기를 원한다. 과연 시민이 의학적으로 눈 뜬 장님 상태에서 벗어날 길은 없는가? 이 책은 그런 길이 있음을 제시하는 데 기여하고자 쓰여졌다.

20년도 더 지난 얘기지만 필자가 생태철학자로서 환경문제 해결에 동참하면서 만난 사람들이 있었는데, 아토피 자녀를 둔 엄마들이었다. 경험담에 의하면, 자녀들이 피부 가려움으로 긁으면 진물이 나고 상처가 생기는 등 고통에 빈번히 노출되어 있었고, 그럴 때마다 의원을 찾아 항생제 주사를 맞거나 스테로이드 연고를 받아 바르면 다 나았다 싶었는데, 얼마 안 있어 재발하기가 다반사였다는 것이다. 그때 우리는 환경적 관점에서 아토피 피부염에 주목하고 있었다. 인공적 화학물질에 자주 노출된 엄마로 인해 아이들의 몸 상태가 나빠져 있었고, 엎친 데 덮친 격으로 도시 아파트 벽지에서 배어나온 포름알데히드 성분 등이 피부에 악영향을 끼치고 있다고 판단하였다. 아토피와 같이 환경성 질환을 앓고 있는 아이들을 생각하면 가슴이 몹시 아렸는데, 당시의 의학이 시원스레 해결하지 못하고 있었기에 그 문제의식이 해결책 모색의 계기였다.

필자는 21세기 초 대안 녹색대학을 만드는 창립자의 한 사람으로 이념학제위원장의 역할을 하면서 대학원 과정에 자연의학과를 두는 결정을 내렸었다. 현대의학을 존중하되, 그것이 온전히 감당하지 못하는 분야에 대해서는 자연의 이치에 힘입는 의학을 개척하여 서로 보완토록 하자는 데 그 뜻이 있었다. 먼저 전통의 한의학, 특히 침술과 약초 요법에 주목하였고, 서구에서 펼쳐지던 대체의학에도 관심을 기울였다.

서양의 대체의학 발전에 결정적 기여를 한 사람으로 앤드류 와일Andrew Weil을 꼽을 수 있다. 와일은 하버드의대를 졸업하여 의사 자격증을 따자마자 곧바로 대체의학에 뛰어들었던 인물이다. 그는 수련생 시절에 서양 현대의학이 화력 센 화학물질의 약이나 수술을 남용하여 환자의 심신을 지치게 만들고 있음에 강한 의구심을 갖고 있었는데, 물질주의 관점의 생(체)의학 모델에 근거함으로써 인체의 자연치유 기능을 외면하고 있다고 판단했다. 결국 현대의학은 발병 이후 가시적 증상의 치료에 머물 뿐이어서 전인적인 건강의 유지와 거리가 멀다고 보았다. 이에 그는 현대의학에 포함되지 않지만 실제 치료에서 종종 성공적인 대체의학의 방도로서 정골요법과 카이로프락틱, 동종요법, 식이요법, 약초치료 등을 찾아 소개하였고, 무엇보다도 전통의 중국의학이 질병 예방의 특성을 띠면서 자연치유를 북돋는 방식이므로 어느 의학도 장기적인 유용성 차원에서 동양의학의 위대함을 따를 수 없을 것이라고 단언하였다.

필자가 오랜 동안 겪어본 바로는 서양의 대체의학이 아직 걸음마 단계에서 못 벗어난 반면, 현대의학은 발전을 거듭하여 위력적이 돼가고 있지만 여전히 강공책 일변도를 유지하고 있고, 전통의 한의학은 와일의 평가처럼 전인주의 의학으로서 자연치유를 북돋는 부드러운 성격의 것이지만 효과상 더딘 편이었다.

생태철학의 관점에서 자연에 대한 문화적 조망을 둘로 단순화할 수 있다. 하나는 환경주의environmentalism이다. 그것은 인간 사회와 자연을 분리하고, 우월한 인간이 물질적 자원에 불과한 자연을 효율적으로 이용하는 것은 정당하다고 본다. 다른 하나는 생태주의ecologism이다. 이것은 인간 문화와 자연이 생명적 차원에서 유기적으로 연계되어 있으므로 인간은 지구 생명부양 체계의 범주 안에서 자연에 대한 문화적 이용을 지속 가능하게 실행해야 한다고 여긴다.

환경주의는 전체로서의 우주가 최소 단위의 물질로 분리된다는 원자론적 개체론atomistic individualism과 물질과 물질 간에는 기계적 법칙이 작동된다는 기계론적 법칙주의를 포함한다. 반면 생태주의는 우주 자연이 그것을 이루는 각 부분들의 유기적 결합으로 이루어져 있다는 전체론organic holism과 각 부분이 생명적인 고유 역할을 담당함으로써 전체적으로 생명에너지가 순환한다는 생명 순환론을 함축한다. 그런데 필자는 자연에 대한 조망을 인체에도 그대로 적용하는 것이 가능하다고 본다.

서양 현대의학은 근대의 뉴턴패러다임을 기반으로 탄생한 과학적 의학으로서 원자론적 개체론과 기계론적 법칙주의 시각으로 인체의 건강과 질병을 파악하여 치료하는 분야이다. 환경주의가 자연에 대한 이용(실상은 수탈) 강도를 높여서 문명의 풍요와 편리함을 가져다준 것처럼 현대의학 역시 과학기술의 발전에 힘입어 갈수록 위력을 더하고 있다. 그러나 환경(관리)주의가 자연에 대한 도구적 가치관으로 인해 환경재난의 현상잡기에 그침으로써 위기를 가시화하는 것과 유사한 양상으로 현대의학 역시 유기적인 내적 관계성을 놓침으로써 자연치유 기능을 간과할 뿐만 아니라 환경성질환과 같이 관계적인 질병 치료에 뚜렷한 한계를 보인다는 점이다. 이것은 미국 로체스터의대 정신과 교수 엔젤G. L. Angel이 1977년 사이언스에 기고한 논문에서 밝힌 것처럼, 현대의학이 인체를 생물기계로 보는 시각, 즉 생물의학 모형bio·medicine model을 취하고 있어서 그에 따른 특성과 한계를 지니고 있다는 평가와 일치한다.

이에 필자는 환경주의의 대안으로 생태주의를 개척한 것처럼, 현대의학과 상보적 관계에 위치하여 협력이 가능한 것으로 생태의학eco·medicine을 내세우고자 한다. 낡은 뉴턴패러다임과 달리 새로운 양자역학의 패러다임에 의거할 때, 양자상태에서 소립자나 빛이 입자성과 파동성을 함께 구현한다는 상보성원리에 따라 원자론적 개체론의 속성을 띠는 현대의학과 전체론의 특성을 띠는 한의학이나 대체의학, 생태의학이 상보적으로 교류와 통섭, 융합을 할 수 있다고 여긴다.

본 저서는 세 가지 특징을 지닌다고 할 수 있다. 첫째, 의학적으로 바보 상태에 놓인 시민으로 하여금 인체를 파악하는 이치에 눈을 뜨게 함으로써 스스로의 건강을 지키고, 더 나아가 자신과 가족의 질병에 대해 전문가와 어떻게 의논하면서 해결할 지를 모색토록 인도한다. 둘째, 서양 현대의학이 인체 이해에 다가갈 때 원자론적 미세화와 기계론을 채택함으로써 위력적이면서도 한계를 갖고 있음을 자각케 하고, 이와 대조적인 전인주의 관계성의 인체 이해에 해당하는 한의학과 대체의학, 생태의학을 소개하되, 두 접근이 양자역학의 상보성원리로 어우러질 수 있음을 제시한다. 셋째, 우리에게 친숙한 한의학의 인체 이해를 자연의 이치에 부응하는 생태적 접근에 견주어 쉽게 설명하되, 현실 속 중요한 사례인 아토피 피부염과 알레르기, 외이도염, 오장육부의 병, 세계적인 유행성 전염병 등과 결부지어 어떻게 해결할 수 있는 지를 드러내고자 한다.

본 저서는 12장으로 구성되어 있지만 크게 세 부로 나뉘어 있다. 1부는 동양과 서양의 의학 현안에 주안점을 두고, 2부는 동아시아 한의학의 생태적 인체 이해에 초점을 맞추어 오장육부의 질병을 유형별로 살피어 해결책을 탐색하며, 3부는 양자역학과 상보성원리에 따라 미래를 위한 생태의학으로 마무리를 짓는다.

본 저서의 내용에 많은 관심을 갖고 출간을 기꺼이 맡아준 출판사 무명인의 윤종호 펴낸이에게 감사를 드리고, 도표를 그리는데 도움을 준 성균관대 제자 김진렬 군 등에게 고마움을 전한다. 공저자와 함께 통합의학 운동을 함으로써 본서에 대해 추천의 글까지 주신 서울대 강승완 교수님과 이건목 병원장님, 중국 내몽고 명의 장밍루이 교수님께 특별한 감사의 말씀을 드린다.

    여기서 밝힐 것은 대표 집필자 한면희가 10년 넘게 준비한 자료와 경험을 토대로 3년에 걸쳐서 글 전체를 직접 다 썼지만, 공저자로 류시호 박사와 함께하게 된 데는 그만한 연유가 있다. 과거 필자가 녹색대학 대표를 역임하면서 류박사를 교수진으로 초청하였고, 그 이후 서울 자연의학과 주임교수로 위촉하여 강의를 진행토록 한 바 있다. 당시 강의 내용이 비범하다고 여겼는데, 한국인으로서 중국 최고의 북경 중의연구원(현 중의과학원)에서 의사로 근무한 분답다고 아니할 수 없다. 이때부터 집필자의 적극적 요청에 따라 본서에 나오는 한의학의 주요 특성과 전문적 치료 사례를 깨우쳐 알게 하여 수록케 되었다. 또한 현대인을 괴롭히는 주요 질병에 대해서는 중국(때로는 한국) 명의의 처방을 수시로 입수하여 분석평가하면서 그 내용의 일부라도 이곳을 통해 알릴 수 있게 된 것은 큰 행운이라고 판단한다. 결국 류박사의 기여가 컸을 뿐만 아니라 그가 아니었다면 이 저술이 나오지 않았을 것이므로 공저자가 정당한 대우라고 본다. 다만 일반 시민이면 누구나 공부하면서 깨달아 알 수 있도록 한의학적인 인체 이해와 질병 사례에 따른 치료 유형, 그리고 자연의 이치에 따른 생태적 재구성 과정에서 단순화에 따른 오류도 범했을 것인데, 이는 전적으로 대표 집필자 한면희가 짊어져야 할 책임임을 고백한다.

2019년 초가을
가언駕言 한면희, 현덕玄德 류시호 공동 저술
한면희 대표 집필

1부 동서양의 의학과 대체의학

1. 같은 질병 다른 치료의 동서 의학, 왜?

위력적인 서양 현대의학

　현대인은 산업사회의 혜택으로 인해 과거와는 비교할 수조차 없는 풍요를 누리고 있다. 산업화는 위력적이어서 인류에게 비약적인 생산성 증진을 초래하였고, 보편적으로 물질적 편리함과 풍성함을 가져다주었을 뿐만 아니라 수명도 거의 2배 가까이 연장시켜주었다. 중세 때 그 많은 서양인들을 몰살시킨 페스트나 콜레라와 같은 전염병도 과학기술의 백신 개발로 거의 제압하고 있는 실정이다.

　과학기술은 산업경제와 더불어 현대 산업사회를 추동하는 엔진 역할을 담당하고 있는데, 그것은 의학의 지평에서도 적극 활용되었다. 파스퇴르L. Pasteur가 첫 물꼬를 튼 백신 개발은 천연두를 지구상에서 멸종시킨 것으로 알려져 있고, 그 이외에도 온갖 전염병의 창궐을 막아내는 데 혁혁한 성과를 보여주고 있다. 과학기술에 힘입어 발전한 의학은 예방뿐만 아니라 진단과 치료에서도 괄목할 만한 성과를 내고 있다. 전자현미경이나 CT, MRI와 같은 첨단 의료기기의 등장은 진단을 정확히 하고 질병의 원인을 추적하는 데 도움을 줌으로써 치료에도 커다란 기여를 하고 있다. 예컨대 수술이 요구되는 다수 중병의 경우, 미세한 부위까지 찾아들어가 병리적 상태를 정확히 짚어내고 레이저 등을 동원하여 한 치의 오차도 허용하지 않을 정도로 수술을 해내는 덕분에 많은 사람들이 죽음의 경계를 넘어 다시 사는 환희를 맛보게 되는데, 이는 거의 전적으로 서양 현대의학 때문이라고 해도 과언이 아니다. 향후 인공지능(AI)으로 인한 의학의 발전도 기대된다. 이렇게 서양의학이 보여주는 위력과 특성에 대해서 아낌없는 찬사를 보내지 않을 수 없다.

서양의학의 한계

서양 현대의학이 탁월한 성과를 드러내고 있음은 익히 잘 알려져 있어서 상세한 설명을 필요로 하지 않지만, 단점에 대해서는 학계 자체의 성찰이 치열하지 못한 편이다. 아니, 서양의학자와 (서)양의사들은 자신들의 개념체계에 안주하는 탓에 다른 것에 대해서는 비과학적이라는 한 마디 말로 일축해버릴 뿐이다. 이에 서양의학의 단점에 대해 간단히 고찰해보자.

일반인의 경우, 몸에 이상이 있거나 병에 걸렸다고 여겨지면 주저하지 않고 병원에 갈 생각이 바로 나야 하는데, 실상은 그렇지 않은 편이다. 왜? "없던 병이 병원에 가서 생긴다"는 이야기가 회자될 정도로 첨단 과학기술의 의료장비는 인체를 방사능이나 온갖 화학물질에 노출되도록 요구하고, 일방통행의 의사 주도형 처치가 환자를 눈 뜬 장님으로 만들기 일쑤며, 혹여 수술이라도 받는 지경에 이르면 가혹할 정도의 공격적 요법이 가해지기 때문이다. 어디 그뿐이겠는가? 청결한 위생여건과 최신식 의료체계의 혜택으로 인해 현대인의 수명이 부쩍 늘어난 요즈음 인생 말년에 이르러 병원에 의존하는 정도가 갈수록 높아지고 있는데, 현대식 병원에서의 삶은 생명고무줄 늘이기로 비유될 정도로 무의미한 연명치료에 매달리게 만들면서 고가의 병원비를 부담토록 요구하고 있다. 더욱 결정적인 것은 현대의학이 발병 원인을 몰라서 손을 못 쓰거나 접근하더라도 현상 치료에 머무는 사례가 갈수록 늘어나고 있다는 점이다.

현대의학이 갖고 있는 한계를, 원리적 차원에서 일단 두 가지로 짚어낼 수 있다. 첫째, 서양 현대의학은 인체를 물질의 집합체로 간주하는 기계론적 접근을 취하기 때문에 살아있는 유기체가 갖고 있는 자연치유spontaneous healing의 힘을 간과하는 과오를 범하고 있다. 둘째, 그것은 질병으로 나타난 인체의 국소적 부위local site를 찾아내서 이를 초기에 집중 공략하거나 수술 등에 의해 원천적으로 제거를 하는 방식은 뛰어나지만, 국소적 질환 부위와 연관된 영역(예, 오장육부나 정신상태, 환경)의 내적 연관성internal relationship을 제대로 보지 못함으로써 병의 근원을 치료하는 데서는 자주 실패하고 있다.

골다공증과 서양 현대의학

일상생활 속에서 나타난 쉬운 사례를 통해 서양의학의 근원적 취약성을 살펴보자. 골다공증骨多孔症은 대중들에게 익히 알려진 질병으로 갱년기에 접어든 여성들에게 많이 관찰되는데, 요즈음에는 남성을 포함한 청년층에게도 종종 발생하고 있다. 의학적으로 몸 속 뼈는 부단히 소실과 생성 과정을 거치면서 일정한 상태를 유지하는데, 그 균형에 문제가 생겨서 생성보다 소실의 비율이 늘어나면 골밀도가 감소되고, 이로써 골절이 일어나기 매우 쉬운 상태를 일러 골다공증이라고 한다. 뼈에 구멍이 지나치게 많으니 크지 않은 충격에도 뼈가 쉽게 부러지는 일이 나타나게 되는 것이다.

서양의학은 과학적 의학scientific medicine으로 현대화가 되었기 때문에 경험적 파악이 가능한 관찰과 증거를 통해 병이 나타난 표적 대상, 즉 국소적 부위에 초점을 맞추어 치료를 수행한다. 골다공증의 경우, 직접적으로는 뼈를 구성하는 칼슘Ca이 부족한 상태로서 구멍이 지나치게 뚫려있음을 관찰한다. 그리고 이런 결과가 초래된 원인으로 나이든 여성의 생리적 상태를 파악하여 기계적 인과관계mechanical causation로 양자를 관련시킨다. 즉, 나이 들어 폐경을 거치는 여성에게는 성호르몬인 에스트로겐이 점차 줄어들면서 더 이상 나오지 않게 되는데, 이것이 폐경기 이후 여성의 잦은 골다공증 발생과 직접적 인과관계가 있다고 판단한다.

골다공증과 서양의학

서양 현대의학은 목표 대상이 어떤 성질을 갖는지 파악하는 근대과학의 원자론적 접근 방식에 따라 해당되는 국소적 부위인 뼈에 칼슘이 부족하다는 판단 아래 칼슘제제와 그 흡수를 돕는 비타민D를 함께 처방한다. 질환의 정도가 심할 경우, 뼈의 소실을 담당하는 파골세포의 기능을 약화시키는 약제를 처방하고, 여성에게는 종종 폐경기 여성에게 자주 관찰된다는 근거에 의해 폐경 전과 유사한 물리적 조건을 조성하고자 에스트로겐 유사 물질을 투여한다.

    서양의학의 골다공증 치료는 국소적 현상 관찰과 기계적 인과관계에 따른 진단에 비추어 이루어진다. 기본적으로 인공 칼슘제제를 복용토록 하고, 그 흡수를 돕는 비타민D를 함께 처방한다. 경증의 상태를 넘어섰다고 판단할 경우, 전문적으로 더 들어가게 된다. 대표적으로 뼈의 소실을 담당하는 파골세포의 기능을 약화시킴으로써 뼈가 덜 손실되도록 조치를 취하는데, 그 일환으로 오늘날에는 비스포스포네이트bisphosphonate 약제를 가장 많이 처방하고 있다. 그리고 폐경이 된 여성에게는 에스트로겐 유사 물질을 투입하는 방도를 시행하기도 한다.

    서양의학의 진단은 뛰어난 편이고, 그 처방은 초기 진압에 있어서 무척 효과적이다. 그러나 이것으로써 병이 완전히 나았다고 판정하기는 어렵다. 일정한 시기 동안 치료를 한 후 병이 다 나았으면 완치되었다고 볼 수 있고 그럼으로써 그 약을 끊게 되는데, 실상은 그렇지 못한 편이다. 많은 경우에 약을 밥처럼 달고 살게 만들어서 죽을 때까지 그 약을 복용토록 만든다. 고혈압 치료제가 대표적이다. 혈압 상승의 근원적 원인을 찾아 해소토록 하면 되는데, 그렇게 못하니까 오르는 혈압을 차단코자 끊임없이 억누르는 약을 먹게 한다. 그러니 환자는 혈압 약을 평생토록 복용해야 한다. 물론 이것만으로도 최악의 사태를 피할 수 있어서 참으로 다행이긴 하지만, 어디까지나 그런 치료는 차선이나 차차선일 뿐이다. 문제는 최선의 치료가 있음을 자체 의료체계 안에서 강구하지 못하는 한계에 놓여 있다는 점이다. 이것은 현대의학이 많은 경우에 겉으로 드러난 질병의 현상phenomenon만 진압할 뿐이지 진짜 원인 치료를 하지 못하고 있다는 것을 의미한다.

골다공증과 한의학

골다공증을 달리 치료할 방도가 있는가? 있다. 중국의 중의학과 더불어 전통의학의 맥을 잇고 있는 우리나라 한의학은 병을 예방하거나 치료할 때, 몸의 상태를 마음과 분리해서 보지 않고 또 인체의 장부와 신체 부위도 내적인 연계성 속에서 파악한다. 한의학은 '신주골腎主骨'이라 하여 뼈骨를 주관하는 장기로 신장腎臟을 상정하는데, 그 기능이 나이가 들어 약해지거나 섭생이 바르지 못하거나 몸을 잘못 간수하면 골다공증이나 치아유약 증상 등이 나타난다고 본다. 인체의 골격은 골수骨髓의 영양 상태에 의존하고 골수는 신장의 정精에 의해 형성되므로 뼈의 문제인 골다공증에 다가갈 때 원리적으로 신장의 기능을 함께 제고하는 방식으로 치료를 행한다.

한의학의 치료가 독특한 연유는 동아시아 의학의 고전으로 중국 한나라 때 의서인 『황제내경 소문黃帝內經 素問』에서 살필 수 있다. 뼈를 주관하는 것이 신장임을 간과한 채 뼈를 구성하는 데 쓰이는 칼슘제만을 복용토록 처방한다면, 이것은 밑 빠진 독에 물 붓기 형세라고 간주한다. 따라서 한의학은 뼈의 병을 치료할 때 신장의 기능을 제고하면서 햇볕 받는 운동을 적절하게 하고, 더 나아가 뼈에 좋은 일상적 음식이나 약재를 복용토록 하면 뼈와 골수가 강하고 실해진다고 본다. 물론 요즈음 일부 젊은 남성에게 나타나는 것처럼, 사무실이나 집안에 틀어박힌 채 바깥 운동을 소홀히 했을 때 골다공증에 걸리기도 하는데, 이런 경우는 신장 기능의 저하와 무관하기 때문에 야외에서 걷는 운동을 일상화하는 것만으로도 치료 효과가 현저히 나타난다고 할 것이다. 다만 한의학의 치료는 더디서 치료 효과가 나기까지 시간이 걸린다는 것이고, 급한 경우에는 기다리는 과정에서 사태가 악화될 수 있다는 점에도 유의할 필요가 있다.

골다공증과 황제내경, 한의학韓醫學

골다공증을 치료하는 한의학은 뼈 형성에 좋은 약재를 처방하면서 동시에 신장의 기능을 강화시킴으로써 뼈가 튼튼해질 수 있는 근원적 토양을 조성한다. 먼저 뼈에 좋은 약재로는 속단과 보골지, 골쇄보를 추천하고, 접골목은 차로도 마시도록 한다. 신장에 좋은 약재로는 여정자와 산수유, 숙지황, 토사자, 음양곽 등을 복합으로 처방하여 권하는데, 신장 기능 제고의 혈穴 자리로는 태계와 복유 등에 시침施鍼할 수 있다. 이는 천인합일에 따라 인체를 장부臟腑 사이의 유기적 연계로 보는 황제내경에 근거하고 있는데, 소문「선명오기편宣明五氣篇」과 「음양응상대론편陰陽應象大論篇」에서 각각 '신장이 뼈를 주관하고腎主骨', '신장이 골수를 생성한다腎生骨髓'라고 한 것에서 찾을 수 있다.

〈표 1-1〉 골다공증 치료 한약재

속단續斷	보골지補骨脂	여정자女貞子	음양곽淫羊藿
독 없고 따뜻하며, 간과 신장을 보익하면서 근골筋骨을 강화시킨다.	독 없고 따뜻하며, 신장의 양기를 보하면서 뼈를 튼튼하게 해준다.	독 없고 서늘하며, 신장과 간의 음을 보하면서 허열虛熱을 내려준다.	독 없고 따뜻하며, 신장의 양기를 보충하면서 풍습의 사기를 쫓는다.

골다공증을 치료하고 조망하는 내용에 있어서 (서)양의학과 한의학은 매우 대조적임을 알 수 있다. 전자는 목표 부위에 주안점을 두는 원자론적 미세화 atomistic micronization 방도의 일환에 따른 것이고, 후자는 장부와 신체 부위 사이의 내적 연계성에 초점을 맞추는 전체론적holistic 관계 파악에 주력하고 있음을 알 수 있다.

아토피 피부염과 서양의학

　서양의학이 갖는 한계를 드러내기 위해 또 다른 사례인 아토피 피부염을 살펴보자. 우리나라에서 아토피는 1980년대부터 나타나기 시작한 것으로 추정되는데, 산업화에 따라 서구식 생활양식이 본격적으로 도입되어 정착할 무렵이다. 그것은 과거에 태열이라고 해서 갓난아기 때 몸의 열이 붉은 반점을 형성하고 있다가 어느 시점부터 자연스럽게 사라지던 것과 유사하게 비교되는데, 아토피의 경우 매우 특이한 양상을 보이며 지속된다는 점에서 양자 사이에는 적지 않은 차이가 있다고 판단된다.

　정상이 아니라는 뜻의 그리스어에서 유래한 아토피atopy는 알레르기를 유발하는 원인 물질인 항원(예컨대 꽃가루, 진드기, 화학물질 등)에 대해 몸의 면역체계가 과민하게 반응하여 나타나는 것의 일체를 뜻하는데, 여기에는 알레르기 피부염과 비염, 천식 등이 있다. 아토피 피부염은 일종의 알레르기성 피부병이라고 할 수 있는데, 가려움증과 습진을 수반하는 만성적인 염증성 피부질환이다. 인과관계에 의해 경험적 증거를 난일하게 찾는 현대의학도 아직은 그 발생 원인에 대해서는 확정적으로 파악하고 있지 못한 상태로서 유전적 요소와 환경적 여건, 면역체계 이상, 피부 보호막의 비정상 등 다양한 요인을 상정하고 있을 뿐이다.

> **아토피 피부염과 서양의학**
> 주로 유아기부터 시작되어 지속되는데, 가려움증과 습진을 수반하는 염증성 피부질환이다. 현재 발병의 정확한 원인을 찾아내지 못한 상태이다. 서양의학은 원자론적 접근 방식에 따라 질환이 야기된 피부 자체를 목표 대상으로 삼아 이를 효과적으로 공략하는 방도를 구사하며, 현재로서는 스테로이드제를 가장 확실한 제압 수단으로 제시하고 있다.

서양 현대의학은 아토피 피부염을 치료할 때 역시 피부 자체를 목표 대상으로 삼아 공략하는 방법을 구사하고 있다. 현재로서는 기본적으로 스테로이드제를 국소적 피부 부위나 전신에 사용토록 처방한다는 것이고, 또 다르게는 사이클로스포린cyclosporine과 같은 면역억제제를 쓴다는 점이다. 그 사용에 따른 효과는 가시적이면서 즉각적이다. 눈에 확 띄게 바로 차도를 보인다. 특히 진물이 날 정도로 증상이 심한 경우에, 이런 약이 없었더라면 절망에 빠질 수밖에 없을 터이니 참으로 반가우면서 고맙다고 하지 않을 수 없다.

그런데 약을 계속 바를 수는 없지 않겠는가? 인공적 화학물질로 이루어진 양약을 상시적으로 몸에 들이는 것은 무언가 다른 부작용을 초래할 수 있기 때문이다. 예컨대 스테로이드 성분은 궤양이나 백내장, 우울증을 초래한다. 또한 그것은 뼈 생성을 저해하기 때문에 지속적으로 사용할 경우 골다공증을 초래하는 부작용을 나타내며, 종국적으로는 다른 화학물질의 약과 결부되어 신장의 기능 저하를 초래하고 이로써 후일 신장투석을 해야 하는 지경으로 내몰기도 한다. 그래서 스테로이드 연고 바르기를 중지하면 어떻게 되는가? 일주일이 지나지 않아서 바로 재발한다. 결국 치료는 현상적 고삐잡기에 그칠 뿐이고, 본래적 원인은 방치된 상태로 남아 있으니 사태 해결이 미진할 수밖에 없다.

아토피와 생태적 원인 규명

아토피 피부염을 해결할 다른 방도가 있는가? 쉽지 않지만 있다고 할 수 있다. 먼저 발병의 원인을 규명하는 것이 필요하다. 이것은 사태를 분리해서 보느냐 아니면 연계시켜서 보느냐에 따른 방법론적 이해를 동반한다. 아토피 피부염은 연계적 조망으로 다가갈 때 온전히 드러난다고 본다.

추후 자세히 설명할 것이지만, 여기서는 간략하게 방법론적 조망을 분별해보자. 뉴턴패러다임에 포섭되는 근대 생물학biology은 자연을 분리(예, 생물과 무생물, 동물과 식물 등)하는 방식으로 다가가는 반면, 생태학ecology은 비유컨대 생명기반(빛과 물, 공기, 흙 등)과 생산자(녹색식물), 소비자(초식 및 육식 동물, 인간), 분해자(박테리아 등 미생물)의 유기적 연계성으로 조망한다. 비슷하게 시장을 타인에 대한 고려 없이 자기 이익만을 추구하는 시장자유주의(침해 받지 않을 '보이지 않는 손')의 공간으로 볼 수 있지만, 상생의 경제 생태계(예, 정부의 적절한 시장 개입이나 대중소기업의 동반성장)로 볼 수도 있다. 이때 전자가 아닌 후자의 방법, 즉 분리주의가 아닌 유기적 연계주의로 자연을 보고 사회경제를 조망하며 인체의 건강에 다가갈 수 있다. 따라서 전체론에 따른 생태(주의)적 시각으로 아토피 피부염에 접근할 수 있다.

서양의 산업사회 자연관은 인간이 자연 위에 군림하여 자연을 인간의 목적 달성을 위한 수단, 즉 자원으로 간주하여 이용하는 이원론적dualistic 개념체계로 구축되어 있는 데 반해, 동아시아의 자연관은 천인합일天人合一의 개념체계로 형성되어 있다. 인간과 자연의 내적 관계성에 따를 경우, 아토피 피부질환은 우리를 둘러싼 사회물리적 및 자연적 여건의 변화가 몸 안의 면역력 이상을 초래한 것으로 볼 수 있다.

아이 엄마가 생활 속의 편리함을 이유로 패스트푸드인 햄버거와 콜라, 과자류, 컵 라면, 집으로 배달하는 탕수육 등을 즐겨 먹고 있었다면 엄마 몸 안에서 무슨 일이 일어났을까? 햄버거 재료인 밀가루가 머나먼 타국서 한국에 도입되어 제분되고 빵으로 만들어지는데, 그 오랜 시간을 경과해도 벌레가 나지 않을 정도로 그 안에는 방부제와 농약 성분이 극소량이지만 잔류되어 있다. 패티를 구성하는 고기 다짐육도 지방 성분이 거의 전부인데, 여기에는 맛을 내는 인공 화학향료가 들어가 있다. 콜라와 온갖 과자류에는 색과 맛을 내는 화학 첨가물(착색제와 발색제, 향료 등)이 포함되어 있고, 컵 라면에는 뜨거운 물을 넣고 3분 기다리는 동안 폴리스티렌 재질의 용기로부터 비스페놀A가 조성되며, 비닐 랩에 접촉되는 탕수육 소스에는 고농도의 노닐페놀이 검출된다. 이런 유형의 엄마에게는 한계치를 넘어선 어느 시점부터 신체 내 이상적 변화가 야기되고, 그것이 태아에게도 영향을 미쳤다고 할 것이다.

도시에서 태어난 갓난아이는 대부분 아파트에서 생활하게 되는데, 방과

거실의 사방은 발포성 비단벽지로 도배가 되어 있는 물리적 여건이다. 면역체계가 취약한 유아가 코와 피부로 벽지 속 화학접착제에서 나오는 포름알데히드란 물질을 호흡하며 들이마시게 된다. 게다가 납과 카드뮴, 벤젠과 톨루엔 등 중금속 화학물질을 띤 (초)미세먼지PM도 습격해온다. 사태가 이렇게 돌아가니 아이의 면역체계가 정상에서 이탈하게 되고 좀 이상한 물질에 알레르기 과민 반응을 보이는 것은 당연하다. 서양 현대의학이 산업화에 결정적 영향을 받아 탄생하였는데, 바로 그 고도 산업화의 영향으로 인해 현대인의 일부가 화학적 알레르기와 아토피 피부질환을 앓고 있는 셈이므로 그 근원적 원인을 규명하기에는 역부족일 뿐만 아니라 해법에 있어서도 원리상의 한계에 봉착하게 된다. 달리 말하면, 현대의학은 과학적 입증과 객관적 임상을 통해 병인을 파악하고 치료 방도를 모색하므로 무엇이든 단선적 인과관계單線的 因果關係 선상에 올려놓고 원자론적 미세화로 포착이 가능한 것만을 짚어내게 되는데, 이것에서 벗어난 다변적 관계성의 질병에 대해서는 바로 그 과학적 시야에 들어오지 않는다는 이유로 아예 배제하고 있는 것이다.

아토피와 생태적 자연치유

아토피 피부질환을 어떻게 치료할 수 있을까? 근원적 원인 규명에 따라 단계적인 조치를 취하는 것이 가능하다. 먼저 항원抗原인 알레르기 유발 물질을 찾아내어 생활 속에서 이를 기피하는 방법이다. 이 정도로 낫는 경우도 적지 않은데, 경증일 때에 가능하다. 그러나 원인 물질이 단일 항원에서 유발되는 것이 아닌 경우가 다수다. 현대인이 인공적 화학물질의 바다에서 살고 있는 만큼 물리화학적 생활요인이 문제인 경우가 대부분이다. 이에 능동적으로 생태적 자연치유의 방도를 구사할 수 있고, 보다 적극적으로 자연치유에 한의학의 치료를 접목시킬 수 있다.

자연치유에 의해 아토피 피부질환을 치료하는 방도는 다소 시간이 걸리더라도 맑은 숲에서 생활하면서 인공의 화학적 가미를 배제한 자연 음식을 취하는 것이 으뜸이다. 실제로 아토피 자녀를 전남 장성군 축령산 편백나무 군락지에 찾아가 피톤치드와 같은 자연의 공기를 지속적으로 호흡하게 했더니 적지 않게 차도를 보였다는 것이 일반적인 증언이다. 물론 식사도 유기농 위주의 식단으로 짜는데 현미 이외에도 지방과 단백질, 과일을 알맞게 섭취하도록 하고 채식의 비중을 월등히 높이는 방식으로 차려서 먹고 물도 산에서 내려오는 깨끗한 것으로 음용토록 조치한다. 그렇다면 이런 생태적 방도로 치료에 적지 않은 효과를 보게 되는 연유는 무엇일까? 핵심으로 두 가지를 꼽을 수 있다. 하나는 인체가 서양 현대의학의 전제인 생물기계biological machine가 아니라 살아있는 유기체alive organism여서 자연적 치유 기능을 갖고 있다는 점이고, 다른 하나는 인간과 자연이 생태적 차원에서 하나로 이어져 있으므로 자연의 건강성이 몸의 건강성을 회복시킬 수 있다는 점이다.

아토피 피부염과 한의학

아토피에 다가가는 한의학의 인식과 치료는 자연치유를 돕는 데 매우 좋은 방도임을 알 수 있다. 자연치유는 생체의 자발적 치유 경향성에 의해 시간의 경과 속에서 저절로 낫게 된다는 것을 뜻하는데, 현대인이 앓는 질병은 그대로 내버려두기에는 기준선을 넘어선 경우가 대부분이다. 이럴 때는 자연치유를 돕는 의학의 적극적 개입이 요청된다. 동아시아 전통의학이 이런 부응에 적합할 수 있다.

한의학은 좁은 의미에서 허준이 의도한 바의 동의학東醫學을 뜻하는데, 넓은 의미에서는 중의학中醫學(과거의 한의학漢醫學)의 영향을 받아 함께 발전시킨 전래의 동아시아 의학을 나타낸다. 그것은 수천 년에 걸쳐 동아시아의 세계관에 따라 인체를 이해하고, 그 경험적 치료 성과를 바탕으로 체계화가 된 실천적 학문이다. 여기서 주목해야 할 바는 한의학이 자연의 이치에 따라 인체를 치료하는 체계이기 때문에 자연치유를 돕는 의술이라는 점이다.

아토피 피부염과 동의보감, 한의학韓醫學

한의학은 과거 나타난 적이 없는 아토피 피부염에 대해 전래의 처방전을 갖고 있지는 않다. 다만 피부병에 대한 경험적 처방은 갖추고 있기에 이를 창조적으로 활용하면 될 것이다. 한의학은 전체론적인 연계적 치유의 원리에 따라 접근한다. 이는 동의보감 「외형편外形篇」에서 "황제내경이 언급하듯이 폐는 피부와 연합되어 있고 그 기운의 번영은 털로 나타나며, 또 이르기를 폐는 피부와 털을 주관한다內經曰, 肺之合皮也, 其榮毛也. 又云, 肺主皮毛"고 한 데서 찾을 수 있다. 이에 한의학은 피부는 물론 이를 주관하는 폐 기능까지 함께 정상화시키는 방도를 취함으로써 아토피 피부염 치료에 다가갈 것이다.

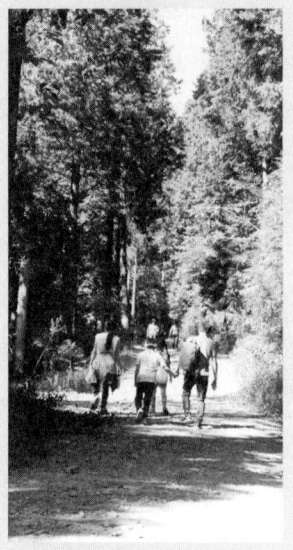

축령산 편백나무 숲

한의학의 특성을 알기 위해 다음과 같은 질문을 던져보자. 왜 아토피 피부질환은 포름알데히드와 같은 화학물질의 생활여건에 노출되었을 때 발생하기 쉽고, 또 그런 환자를 맑고 깨끗한 자연의 숲으로 인도했을 때 병세에 많은 차도가 있게 되는가? 여기서 우리는 청정한 자연이 인간의 건강에도 이롭다는 일반적 수준에서 더 나갈 수 있기를 원한다. 의문에 대한 답변은 역시 동양의 고전적 의서에서 찾을 수 있다. 조선시대에 편찬된 우리의 『동의보감東醫寶鑑』은 '폐주피모肺主皮毛'라고 해서 피부와 털을 주관하는 것이 폐라고 알려주고 있다. 이에 근거하여 아토피에 다가갈 경우, 우리는 병약한 폐의 기능을 강화시키면서 피부의 병을 치료하는 방도를 구사할 수 있다. 달리 말해서 호흡에 직접 관여하는 폐와 피부 둘의 연계적 기능을 제고함으로써 인체의 자연치유력을 강화하여 문제를 해결하고자 하는 것으로 볼 수 있다.

한의학은 추후 자세히 설명을 하겠지만, 자연의 사계절 변화 양상에 견주는 방식으로 오장육부의 질병을 치료하거나 예방하고 있는데, 이에 의거하여 아토피 피부염에 다가갈 수 있다. 예컨대 어린이 아토피를 본초학本草學으로 치료한다고 하자. 먼저 한 유형의 처방A를 살펴보자. 여기서는 폐의 기능을 강화하는 황기와 폐열을 내려주는 맥문동 및 황금을 채택하고, 다음으로 피부의 가려움증 및 염증 해소에 좋은 방풍과 백강잠, 선태, 백선피를 쓰며, 더불어 폐의 숙강肅降 기능에 화답하는 것으로써 상승적 간 기능 개선에 요긴한 오매, 그리고 끝으로 비위에 좋은 약방의 감초를 사용하는 것을 추천할 수 있다.

또 다른 처방도 상정할 수 있다. 중국도 산업화에 따라 각종 알레르기 질환이 나타나고 있고, 이런 질병은 과거에 없었던 터라 전래의 처방이 있을 리 만무하므로 새롭게 개발하지 않으면 안 될 것이다. 마침 중국 최고 의료기관의 중의사 동젠화董振華 선생이 알레르기 치료의 기본이 되는 과민전過敏煎 처방을 사용하여 적지 않은 효험을 본 것으로 알려져 있다. 이것은 은시호와 초)방풍(즉, 볶은 방풍), 오매, 오미자 각 10g의 네 가지 약재로 구성된다.

<표 1-2> 알레르기 치료의 과민전過敏煎

은시호銀柴胡	방풍防風	오매烏梅	오미자五味子
맛은 달며 성질은 약간 차고 독은 없으며, 간과 위장의 경락에 작용. 허열을 치료하는데, 특히 청열소감淸熱消疳으로 소아 감열疳熱을 치료한다.	맛은 맵고 달며 성질은 따뜻하고 독이 없으며, 방광과 비장의 경락에 작용. 해표거풍解表祛風으로 바깥 사기를 몰아내고 풍사와 습사를 물리친다.	씨 뺀 매실 훈증한 것으로 맛은 시고 떫으며 따뜻함. 염폐지해斂肺止咳로 폐기 수렴하고 오랜 기침을 멎게 하며, 설사와 소갈, 변혈을 치료한다.	맛은 시고 달며 성질은 따뜻하고 독이 없음. 염폐자신斂肺滋腎으로 폐기를 모으고 신음腎陰을 보충하며, 진액 생성과 땀 멈춤 작용을 한다.

과민전은 면역체계가 과민하게 반응함으로써 나타나는 알레르기 일반을 치료하는 데 효과가 있다고 전해지므로, 이를 기본으로 알레르기 비염이나 아토피 등에 응용할 수 있다. 이에 과민전을 활용하는 어린이 아토피의 또 다른 처방B를 상정할 수 있다. 과민전 네 약재와 더불어 백선피와 자초, 하수오, 여정자, 목단피, 백질려 각 10g, 그리고 감초 6g을 추가하여 한 첩으로 잡으면 된다. 각 어린이의 아토피 상태에 따라 다르겠지만 대체로 서너 첩(20첩 한 제 사용은 절대 불가)을 기준으로 복용케 하면서 그 차도와 관련하여 한의사와 의논하여 처방의 보완 여부를 판단하면 좋을 것이다.

좀 더 구체적인 설명을 해보도록 하자. 백선피와 자초는 폐열을 내려주면서 습진과 피부 가려움증, 독성을 해소하고, 하수오와 여정자는 폐와 피부에 진액을 보충하여 건조함을 방지하면서 촉촉함을 유지케 하고, 목단피는 혈분의 열을 내려주고, 백질려는 스트레스 등의 간기울결을 해소하며, 감초는 전체 약성을 중화시키는 역할을 할 것이다. 여기서는 아토피에 대처하는 관계적 이해를 돕기 위해 두 유형의 처방을 제시하였다. 물론 또 다른 제3의 처방도 얼마든지 가능하다. 이를 통해 최적의 표준 치료 방안도 찾아낼 필요가 있다. 다만 양의학처럼 한 처방만을 고집할 이유는 없다. 왜냐하면 사람마다 서로 다른 신체적 조건을 갖고 있으면서 다양한 원인에 따른 특이한 병리적 상태에 놓여 있기 때문에 그에 따른 맞춤형 처방이 이루어져야 할 것이기 때문이다.

현실 속에서 아토피 환자가 먼저 찾는 곳은 대부분 한의원이 아닌 서양의원이다. 그 이유가 있을 것이다. 가려움이 심하고 진물이 날 경우에 이를 빠르게 잡아주는 것은 역시 현대의학이기 때문이다. 한의학의 치료는 일정한 시간이 걸리기 때문에 급할 경우에 바로 응하기 어렵다. 뿐만 아니라 아토피와 같은 현대 질병의 경우에는 전해오는 처방이 따로 없기 때문에 이를 제대로 치료하는 한의원이 무척 드물다. 다만 한의학은 관계성 질병의 성격이 확연한 아토피와 같은 경우에 생태적 인식을 토대로 자연치유를 우선시하면서 이를 적극 돕는 형세로 임할 때 병의 근원까지 뿌리를 뽑는 완치에 이를 수 있다고 본다.

염두에 두어야 할 바는 현대의학이든 한의학이든 환경성질환과 같이 산업

어린이 아토피 치료의 표준 지침과 처방(예시)

1. 초기가 아닐 경우 병원을 찾아가서 처방(스테로이드제 등)을 받아 일단 급한 상태를 해결한다.
2. 어린이의 폐와 피부에 영향을 미치는 물리적 환경여건을 생태 친화적으로 개선(예, 포름알데히드와 같은 인공적 화학물질이 차단되도록 쑥물무명천이나 황토벽지로 도배하거나 편백나무 가구를 배치하는 등)하고, 피톤치드가 함유된 신선하고 깨끗한 공기를 최대한 자주 대하도록 한다.
3. 의사와 상의하여 식단을 조절하되, 유기농 위주의 재료로 상차림을 한다.
4. 여름에 덥다고 에어컨을 지나치게 켜놓아서 아이 몸 안의 독소가 안으로 응결되어 피부를 지속적으로 악화시키지 않도록 해야 하는데, 오히려 적절하게 땀을 통해 독소를 바깥으로 배출하도록 유도한다.
5. 한의사와 상담하여 아토피 치료에 좋은 한약을 복용하여 인체의 자연치유 체계를 강건하게 한다. 과민전을 응용한 표준 처방 하나를 제시할 수 있는데, 1차로 세 첩 내외 복용을 원칙으로 한다. 단기 복용 이후 차도에 따라 변화를 주는 진전된 처방을 받아야 하며, 한의사와 상의하도록 한다.

과민전 응용 처방: 은시호10, 초)방풍10, 오매10, 오미자10, 백선피10, 하수오10, 여정자10, 목단피10, 자초10, 백질려10, 감초6 (한 첩 기준, 단위는 그램).

사회의 질병을 치료하기 위해서는 생태적 이해를 보다 깊이 갖추어야 한다는 점이다. 한의학은, 서양의학이 그렇게 하고 있는 것처럼, 전문적인 집단적 연구를 통해 임상경험의 결과를 체계화하는 형태로 접근할 필요가 있으며, 그럴 때 기준이 되는 표준처방을 마련하는 것이 가능하다. 따라서 시민의 입장에서는 동서 의학의 작동 원리와 그 내용을 개괄적으로라도 이해하고 있는 상태에서 전문가인 의사와 한의사를 만나 설명을 듣고 또 자신의 의견을 개진하는 등의 방식으로 스스로에게 맞는 최적의 치료 내용을 찾아가야 할 것이다. 산업사회에서 의술은 전문가만의 배타적 영역이라기보다는 시민도 참여하는 분야이어야 하기 때문이다.

현실 의학계의 성찰적 과제

오늘날 현대인은 서양 현대의학에 상당한 정도로 의지하고 있다. 이것은 그만큼 서양의학이 위력적임을 말해준다. 실제로 병난 사람들 대다수가 서양 병원을 찾아가고 있음은 이를 입증해주며, 열거할 필요조차 없이 성공적 사례가 무수히 많음은 명약관화하다. 현대문명이 원자론적 분리주의 시각으로 자연을 도구로 간주하여 그 이용을 효율화함으로써 물질적 생산성을 증대시키고 있음과 마찬가지 형세이다. 풍요 자체는 좋은 것이지 나쁘다고 할 수 없듯이 위력적 서양의학에 대해서도 찬사를 보냄이 마땅하다. 다만 현대사회의 기계론적 자연관이 오늘의 환경위기를 촉발시키는 문제를 불러일으키고 있는 것처럼, 분리주의 기계론의 현대의학 역시 한계를 드러내고 있다는 점이다.

여기서 짚어보고자 하는 바는 현대의학이 과학적 의학으로서 원자론적 미세화 전략을 채택하고 있기 때문에 그 방식에 잘 들어맞는 질병 치료에서는 매우 효과적일 수 있는 반면, 그렇지 않은 경우에는 명확히 한계를 보인다는 점이다. 그런 사례로서 골다공증과 아토피 피부염을 선정하여 간략히 살펴보았다. 서양의학의 난점은 첫째로 인체의 자연치유 체계를 간과하고 있다는 점이고, 둘째로 환경성질환에서 보듯이 유기체의 내적 연계성을 배제함으로써 관계성 질병을 제대로 치료하지 못한다는 데 있다. 그것이 과학적 의학을 표방하기 때문에 근대과학의 개념체계에 가시적으로 포착되지 않는 다변적 관계성의 병을 원천적으로 살피지 못하고 있음은 분명하다.

반면 한의학은 전체론(또는 전인주의)으로 인체에 다가가기 때문에 관계성 질병 치료에 용이할 수 있다. 물론 한의학은 바로 이런 특성으로 인해 개별 장기의 특성 파악과 진단, 미세한 치료에 상대적으로 취약하다. 또한 치료에 적지 않은 시간이 걸리기 때문에 화급한 경우에는 손을 못 쓰는 경우가 빈번하다.

뿐만 아니라 양의학에 비해 객관적 표준화가 용이하지 않아서 명의 배출이 매우 어렵기도 하다. 보다 정직하게 성찰하면, 우리나라 한의학은 서양의학과 비교할 경우 무기력한 상태에서 아직 벗어나지 못한 것으로 판단된다.

    서양의학은 과학적 객관성을 축으로 삼아 성장을 거듭해왔고, 한의학은 관계적 질병을 탁월하게 치료할 수 있는 잠재성을 갖고 있다. 양자가 생태적 자연치유력을 끌어안는 방향으로 발전을 도모한다면 더 나은 치료의 지평으로 나아갈 수 있다. 앞으로 현대의학은 더욱 고도화될 것이다. 한의학은 자연치유를 돕는 성격의 것이므로 생태적 계기를 적극 포용할 수 있을 것이다. 따라서 서양현대의학과 자연치유 북돋는 생태의학이 상보적으로 협력 관계에 놓일 때 그런 차원의 의술은 세계시민의 환호를 받게 될 것으로 전망된다.

【참고문헌】
· 류시호 외, 『한방 미용학의 이해』, 씨마스, 2015.
· 서부일·정국영 편저, 『알기 쉬운 본초학』, 대구한의대학교출판부, 2007.
· 신전휘·신용욱, 『향약집성방의 향약본초』, 계명대학교출판부, 2006.
· 한면희, 『초록문명론』, 동녘, 2004.
· 홍원식 역, 『황제내경 소문』, 전통문화연구회, 1992.
· 허준, 조헌영 외 공역, 『동의보감: 내경·외형편』, 여강, 2005.
· 李时珍, 宋敬东 主编, 『本草纲目』, 天津: 天津科学技术出版社, 2013.
· 劉永升 等 编著, 『全本黃帝内經』, 北京: 华文出版社, 2010.
· 鐘贛生 主编, 『中药学』, 北京: 人民卫生出版社, 2013.

2. 서양의학의 역사와 특성

서양 고대의학의 원류 히포크라테스 학파

흔히 서양의학의 아버지로는 고대 그리스의 히포크라테스가 거론된다. 그는 서양사상의 원류를 형성한 그리스의 소크라테스Socrates 및 플라톤Platon과 동시대를 살았던 사람으로서 철학사상의 영향을 적지 않게 받았다. 플라톤이 대화편으로 일컫는 자신의 여러 저술에서 히포크라테스를 언급한 것에 비추어 볼 때, 그는 당대에 이미 대중적으로 인기를 끈 것으로 여겨진다.

고대 그리스의 현인들은 관습을 넘어 세상에 대한 지혜를 본격적으로 추구하기 시작했는데, 소크라테스를 기점으로 전과 후로 나눠볼 수 있다. 소크라테스 이전 철학자들은 우주의 근본 물질이 무엇인지를 탐구하는 데 주력한 반면, 소크라테스는 세상을 마주하고 있는 인간 자체의 속성과 도덕적 삶에 관심을 집중하기 시작했고 이것은 제자인 플라톤 등으로 이어졌다.

히포크라테스는 의술을 펼치는 가문에서 태어나 전래의 교육을 받아 명성을 떨치게 되었는데, 가문 이외의 사람들에게도 교육의 기회를 제공함으로써 그의 의술은 마침내 학파로까지 발전되기에 이르렀다. 이때 가문 바깥 수련의의 입문 조건으로 히포크라테스 선서가 채택되었고, 그것은 오늘날에도 의과대학 교육에서 의사로서 준수해야 할 윤리적 지침으로 평가받고 있다.

히포크라테스 선서는 의술 자체를 순수하고 경건한 것으로 받아들일 것을 요구하고 있다. 우리에게 익히 알려져 있는 것으로 "인생은 짧고, 예술arts은 길다"는 경구는 히포크라테스 학파에서 출현하여 전해져오는 것인데, 여기에서 예술은 엄격히 말할 경우 의술을 나타낸다. 인생은 짧고 의술은 길게 이어지므로 수련의는 의술을 바르게 연마하라는 권고를 담고 있는 것이다. 선서에 포함된 보다 중대한 의미는 의사라면 마땅히 환자를 돕고 고의적 악행을 하지 말 것이며, 의료행위 과정에서 알게 된 사적인 비밀을 절대로 누설하지 않도록 요구하고 있다는 점이다. 바로 이런 윤리적 내용 때문에 그 선서가 오늘날까지 전해지게 된 것이다.

> **히포크라테스(Hippocrates, B.C. 460~377)**
> 그리스 코스 섬에서 태어나서 가문 전래의 의술 훈육을 받았다. 그는 발병과 치료가 신화 속의 신들에 의거한다는 관습을 거부하고 약초를 사용하거나 불로 지지거나 칼로 수술하는 등의 방도로 치료를 수행했다. 큰 질병에 걸렸거나 죽음에 임박한 환자에게서 나타나는 얼굴색을 근거로 향후 질병의 도래 가능성을 예측하기도 했는데, 이로써 '히포크라테스의 안색'이란 말이 오늘날까지 회자되고 있다. 그는 경험적 관찰을 중시했다. 그런데 그와 그를 따르는 히포크라테스 학파가 관찰한 경험을 토대로 관찰되지 않는 것까지 추론하는 진전을 이루었다는 점에서 획기적이었다. 이는 히포크라테스 학파가 당대의 철학사상의 영향을 받아서 의술을 전개한 것임을 알 수 있는데, 그 영향력은 로마를 통해 중세를 거쳐 근대 초까지 미쳤다.

    물론 히포크라테스 학파의 의술이 당대는 물론 근대 초기까지 전수될 정도로 깊은 식견과 경험적 기술도 함께 갖춘 것으로 볼 수 있다. A.D.2세기의 그리스 의사로서 적어도 수세기 동안 로마에 많은 영향을 끼친 갈레노스Galenos는 검투사를 담당한 외과의사로서 해부학과 임상의학, 생리학 분야 등에서 적지 않은 저술을 편찬하였고 시술에 있어서도 명성을 높이 드러냈는데, 그는 히포크라테스의 학설을 전수받아 질병의 고비crisis 이론과 체액설humoral theory을 더욱 정교하게 발전시킨 인물이었다. 히포크라테스 학파는 4체액설을 체계화하였고, 이로써 병의 상태와 원인을 파악하였으며 이에 의거하여 질병을 고쳤다. 그런데 4체액설을 이해하려면 먼저 그것이 근거하고 있는 철학사상을 살필 필요가 있다.

히포크라테스 학파의 철학사상과 실제

소크라테스 이전의 초기 철학자들은 초자연적인 신화적 이야기의 단계를 넘어서서 우주를 이루는 근본 물질이 무엇인지에 대해 추구하고 있었는데, 최초의 철학자로 언급되는 탈레스Thales는 그것을 물水이라고 보았다. 그것을 공기空氣로 나타낸 철학자도 있었다. 물이나 공기는 세상 도처에 있었고, 그것이 없다면 인간을 비롯한 숱한 생명체가 살아갈 수 없다고 보았기 때문일 것이다. 물론 이때의 물이나 공기 등은 현대인의 개념과 정확히 일치하지는 않는데, 그것이 물질이면서 동시에 살아있는 그 무엇으로 상정되었기 때문이다. 그래서 이들 철학자 군을 물활론자物活論者라고 일컫는다. 당시 세상이 수적 비율의 조합으로 구성되어 있다고 본 학파도 있었고, 만물이 부단히 변화하는 운동을 하고 있기 때문에 불火로 상정된다고 주장하는 철학자도 있었다. 바로 이런 배경 속에서 히포크라테스와 그 학파에게 뚜렷한 영향을 끼친 물활론 철학자가 있었으니 그는 다원론多元論의 입장을 주창한 엠페도클레스였다.

> **엠페도클레스(Empedokles, B.C. 490~430)**
> 시칠리아 섬 출신으로 그리스 다원론의 사상을 여는 데 기여했다. 그에 앞서서 헤라클레이토스Herakleitos는 불을 근원으로 하는 만물이 부단히 변화한다는 견해를 주장하였고, 파르메니데스Parmenides는 이와 정반대로 만물이 근원적으로 불변성과 항구성을 지닌 일자一者로 귀결된다는 견해를 내세웠다. 당시 다원론은 서로 대립적

> 인 양자의 견해를 조율한 입장이다. 엠페도클레스는 만물이 물과 불, 흙, 공기의 4원
> 소로 구성되어 있고 각 원소는 불변의 성질을 갖고 있는데, 만물 각각은 4원소의 구
> 성 비율에 따라 서로 달리하는 변화 과정을 거친다고 주장하였다. 그의 4원소 이론
> 은 히포크라테스 학파의 4체액설 형성에 기반이 되었다.

엠페도클레스는 만물을 구성하는 궁극적 물질로 물과 불, 흙土, 공기 4가지를 꼽았다. 그는 만물이 생성되지만 각기 다른 까닭은 그 뿌리에 해당하는 네 근원적 물질의 비율이 서로 다르게 혼합되어 나타났기 때문이라고 보았다. 여기서 우리는 네 물질 뿌리들이 어떤 원리에 의해 이합집산을 하게 되는지에 대해 의문을 갖지 않을 수 없다. 엠페도클레스는 사랑과 미움이라는 은유적 힘을 상정했다. 즉, 사랑의 힘에 의해 결집이 이루어져서 커다란 복합물질이 생성되고, 미움에 의해 분리가 이루어짐으로써 개별 원소로 흩어진다고 판단했다. 결국 사랑이 깃들면 깃들수록 조화가 싹트고, 미움이 강렬하게 조성될수록 부조화가 야기된다고 본 것이다.

  히포크라테스와 갈레노스를 포함하는 히포크라테스 학파는 그리스 당대의 사상에 영향을 받았는데, 보다 직접적으로 엠페도클레스의 철학에 근거하여 인체를 조망하기 시작했다. 이것은 히포크라테스 학파가 원시적인 주술적 및 신화적 치료와 절연하고 이성적 사고와 경험적 시행착오에 의해 의술을 본격적으로 펼치게 되었음을 의미한다.

히포크라테스 학파는 우주의 네 가지 궁극적 물질이 인체에서는 체액으로 구현되어 있다고 판단했다. 자연의 대우주에 인체의 소우주가 대응한다고 여긴 것이다. 공기에는 혈액blood, 불에는 황담즙yellow bile, 흙에는 흑담즙black bile, 물에는 점액phlegm이 해당되는데, 사계절의 변화 양상에 따라 각 체액의 양에도 증감이 이루어진다고 보았다. 자연 사계절의 변화에 인체의 네 체액을 대응시킴으로써 인체를 소우주로 보는 서양 나름의 자연적 의학체계를 구축한 셈이다. 이 학파는 혈액이 습하고 따뜻한 성질에 비추어 봄철에 두드러지고, 황담즙은

따뜻하면서 건조한 여름에 많이 나타나고, 흑담즙은 건조하고 찬 성질로 인해 가을에 우세하며, 점액은 차고 습한 성질에 따라 겨울에 많아진다고 생각했다. 따라서 건강이라는 것은 계절의 변화에 따라 체액의 균형적인 혼합 비율이 달성될 때 나타나는 반면, 질병은 그것이 깨져서 부조화가 야기된 상태라고 파악하였다. 뿐만 아니라 만물이 보다 나은 상태로 나아가려는 경향이 있듯이 인체도 이지러진 상태를 조화로 회복하려는 자연치유의 기능이 있다고 믿었다. 이에 의사들은 질병을 고칠 때 환자의 자연치유력을 회복시키는 데 도움을 주는 치료를 시행할 필요가 있다고 여겨서 천연 약물 등에 의해 체액이 조화 상태에 이르도록 애썼다. 예컨대 발한제의 약물요법을 구사하여 땀을 내게 하거나 병든 피를 빼주는 사혈瀉血의 방도로 체액의 일부를 배출하기도 했다.

서양 중세의학과 약초

서양의학은 고대에서 중세로 이어지면서 세 가지를 필수적인 것으로 분별하게 된다. 첫째는 먹는 것을 분별하는 섭생 분야이고, 둘째는 약초로 병을 치료하는 약물요법 분야이며, 셋째는 칼과 실 등 도구를 사용하는 외과수술 분야이다. 건강을 유지하기 위해 몸이 요구하는 음식을 먹지 못하거나 과식했을 경우 4체액의 부조화로 질병이 나타난다고 보아서 섭생에 대한 주의를 기울이게 되었고, 이미 병이 생겼을 경우 자연치유력을 회복하고자 약초를 분별하여 복용하는 조치가 광범위하게 진행되었다. 물론 잦은 전쟁으로 상처를 입는 사람들이 많았기 때문에 외과수술도 시행되었다.

중세 시대의 치료 방법으로 약물요법이 일반적으로 보다 많이 유포되었는데, 수도원의 설립은 이것을 촉진하는 데 적지 않게 기여하였다. 수도사들은 자신들과 주민을 치료하는 데 도움을 주기 위해 들판으로 나가 약초를 분별하여 복용하면서 이를 그림과 글로 남기는 데도 힘을 기울였다. 다만 유사한 식물이 즐비한 상황에서 이를 그림으로 남기면서 글로 설명하는 데 따른 오류도 적지 않게 초래했다. 잉글랜드에서는 치료제로서 식물 약초만이 아니라 동물의 약재도 사용했는데, 여우의 지방을 연고로 만들어 사용한 사례를 대표적인 것으로 꼽을 수 있다.

의사라는 직업은 중세 때까지도 여전히 명확하지 않았다. 향신료를 판매하는 식품업 길드의 종사자 일부가 약제사로 발전하였고, 이발사 길드의 일부 종사자들은 이를 뽑는 치과 치료사가 되기도 했다. 이들은 때때로 외과 의사들과 함께 연대하기도 했다. 중세 시대에 도시가 발전하고 커가면서 12세기 초부터 고등교육 기관의 성격을 갖는 대학이 들어서게 되었고, 이때 의학부도 설치됨으로써 마침내 전문적인 의사 직업이 자리를 잡게 된다. 이로써 흐릿하게나마 현대의학의 주된 특성인 보편성과 객관성이 싹틀 소지가 조성되기 시작하였다.

근대의 과학혁명과 철학사상, 서양의학

중세 시대 서유럽의 도시 확장은 마침내 근대에 접어들면서 대학의 탄생 계기가 되었다. 대학은 12세기 무렵부터 문화적 유산을 간직하고 있으면서 지리적 여건이 좋은 곳에서 먼저 출현하기 시작했는데, 프랑스의 파리와 이탈리아의 볼로냐가 대표적이었다. 파리는 논리학과 신학 등 인문학 분야에서 강세를 보였고, 볼로냐는 법률 분야가 뛰어났다. 의학 분야에서 가장 두드러진 주목을 받게 되어 전 유럽에서 의사 지망생들 다수가 모임으로써 의학교육의 중심지가 된 곳은 이탈리아의 파도바Padua대학이었다. 근대식 대학의 등장으로 고대 이후 중세 때까지 이루어지던 스승과 제자의 도제식 교육에 변화가 초래되었다. 대학이라는 공적인 장소에서 질병의 원인과 전개 과정, 결과에 이르기까지 합리적인 토론과 논쟁이 펼쳐졌고, 이로써 의학에 대한 객관적 탐구의 길이 본격적으로 열리게 되었다.

영국인 리너커T. Linacre는 파도바로 유학을 떠나 의학박사 학위를 받은 후 본국으로 되돌아와서 옥스퍼드대와 캠브리지대에 처음으로 의학 강좌를 개설

하였고, 마침내 1518년에 영국 왕실의학원을 설립하는 결실을 맺기도 했다. 브뤼셀 출신의 베살리우스A. Vesalius 역시 파도바대학에서 의학을 연구하고 가르치면서 1543년에 『인체의 구조에 대하여Humani Corporis Fabrica』라는 저서를 출간하였는데, 이것은 당시 코페르니쿠스의 업적에 비견될 만한 것으로 찬사를 받았다. 베살리우스는 인체를 직접 해부하여 관찰하고 실험을 통해 입증하는 과정에서 오랫동안 수용되던 갈레노스 해부학에 적지 않은 오류가 있음을 찾아내어 수정하고 발전시켰다.

서양의학은 대학의 탄생으로 인해 객관적인 학문으로 자리를 잡을 여건을 맞이하게 되는데, 결정적으로는 16세기부터 촉발된 근대과학 혁명이 이를 추동했다. 코페르니쿠스N. Copernicus는 종래의 천동설을 뒤집어 지동설을 주장하였고, 케플러J. Kepler는 기존에 이루어진 별자리 관찰 자료에 기초하여 화성을 대상으로 집중적 연구를 수행하면서 태양계 행성이 타원궤도로 운행한다는 법칙을 찾아내었으며, 갈릴레이G. Galilei는 스스로 제작한 망원경을 도구로 삼아 목성과 목성의 위성을 관찰함으로써 지동설을 과학적으로 입증하였다. 뉴턴I. Newton은 만유인력의 법칙을 내놓음으로써 고전역학을 집대성하는 결실을 맺었다.

근대과학이 혁명적 성과를 내면서 모든 분야로의 확산에 결정적 영향을 미치는데, 그것은 두 가지의 본질적 특성을 지니고 있었다. 하나는 내용상으로 경험론을 속성으로 하고 있다는 것이고, 다른 하나는 방법론상으로 개체론을 채택하여 물질의 속성을 원자론적 미세화atomistic micronization에 따라 상세히 규명하고 있다는 점이다.

경험론은 관찰이나 실험과 같은 경험에 의존해서 세계에 대한 앎을 추구

방법론적 개체론methodological individualism
인간이 전체를 이해하는 방도는 크게 둘로 분별된다. 하나는 개체론이고 다른 하나는 전체론holism이다. 개체론은 전체, 예컨대 우주 자연이 그것을 구성하는 기본적 최소 단위인 요소elements, 즉 개체로 분할된다고 가정하는 것이다. 이 경우 전체는

부분들의 단순 집합체에 불과하다. 이 방법으로 사회를 조망하면, 커다란 사회는 그저 개인들의 집합일 뿐이므로 개인의 속성을 파악하여 이를 드러내게 하면 충분하다는 개인주의에 이르게 된다. 반면 전체론은 전체가 부분들의 유기적 연관성으로 이루어져 있기 때문에 전체를 낱개로 분할할 경우 그 고유 특성이 왜곡된다고 보아서 전체를 부분의 합 이상으로 간주한다. 이 방법으로 사회를 보면, 사회는 구성원들 서로의 연계성(예, 배려와 연대 등)을 고려하는 공동체주의에 이르게 된다.

해야 하고, 그런 터전에서 제시된 가설 역시 경험에 의해 참인 것으로 입증될 때 비로소 과학지식의 지위를 갖는 것으로 본다. 그런데 이때 과학자가 겪는 어려움은 우주 자연이 어마어마하게 크다는 데 있다. 난관을 극복할 한 방도는 단순화하는 데 있다. 그것은 아무리 커다란 전체도 그것을 이루는 작은 부분으로 구성되어 있고, 그런 분할을 지속하다보면 마침내 더 이상 나눌 수 없는 최소 단위인 원자에 이르게 될 것이라는 가정을 하는 것이다. 이렇게 해서 근대과학은 인식의 방법으로 개체론을 채택하였다.

근대과학은 경험론을 개척하였지만, 지식 형성의 방식에 있어서는 고대 그리스의 원자론atomism 사상을 수용한 것으로 볼 수 있다. 철학자 데모크리토스는 우리에게 접촉되는 거시적인 사물이 더 이상 분할되지 않는 원자들의 복합적 결합물일 뿐이라는 원자론을 주창하였다. 그는 원자들 자체가 항구적으로 불변하는 것이지만 그것들이 결합되는 각각의 양상은 우연적이고 일시적이어서 이로 인해 구성된 복합적 사물은 부단히 변화를 일으키게 된다고 설파하였다.

데모크리토스의 원자론에는 개체론의 방법론이 깃들어 있다. 개체론은 전

데모크리토스(Demokritos, B.C. 460~370)
소크라테스와 동 시대를 산 그는 다원론을 채택하였고 물질의 근원적 단위로 더 이상 분할될 수 없는 원자atom를 상정하였다. 그는 우주가 구조에 있어서 원자를 기

> 본으로 하는 복합물질로 이루어져 있고, 사물의 변화는 원자 자체의 운동성에서 연
> 유하는 변화를 나타나는데 어디까지나 양의 작용에 의거한 기계적 방식으로 이루어
> 지며, 원자의 실체는 물질이라고 보았다. 다만 윤리적 문제에 관한 한 기계론적 사
> 유에서 이탈한 것으로 알려져 있다. 어찌되었든 데모크리토스의 원자론과 기계론,
> 유물론의 사유는 후일 지속적 영향을 끼치게 되는데, 뉴턴도 그 영향을 받았다고 할
> 수 있다.

체가 구성 요소인 부분들의 단순한 합에 불과하므로 개체의 특성을 파악하여 합산하면 전체를 알게 된다는 세계 인식의 방식이다. 이해의 편의를 돕기 위해 시계를 예로 들어보자. 시계는 시침과 분침, 초침, 크고 작은 다양한 톱니바퀴와 나사 등으로 분해할 수 있는데, 동력이 전달되는 한에 있어서 시계는 시간의 변화를 보여주지만 그것을 구성하는 부분으로서의 시침과 톱니바퀴, 나사는 불변하는 고유한 속성을 지니는 것으로 분별할 수 있다. 이렇게 조망하면, 우주나 사회는 바로 이런 시계의 거대한 확장판인 셈이다.

근대과학은 철학사상에 영향을 미쳤지만, 역으로 그것의 영향을 받기도 했다. 근대과학에 커다란 영향력을 끼친 대표적인 철학자들이 있다. 프랑스의 데카르트R. Descartes는 인간이 정신과 물질적 신체로 구성되어 있는데, 정신은 생각하는 사유를 본질로 하는 실체인 반면 물질은 질량과 부피, 속도를 갖는 연장적 속성의 실체라고 보아 양자를 둘로 분리하는 심신이원론心身二元論을 개진하였다. 물론 그는 자연과 마찬가지로 인간 신체도 물질로 이루어져 있기 때문에 기계론적 법칙이 적용된다고 보았다. 영국의 베이컨F. Bacon은, 꽃에서 따온 성분을 내적으로 변화시켜서 마침내 꿀을 만들어내는 꿀벌과 같이, 인간(과학자)도 자연에 대해 축적한 경험적 관찰 자료를 모아 귀납법으로 법칙을 만들어 내고 이것으로 자연을 정복함으로써 위대한 문명의 길을 개척해야 한다고 역설하였다.

근대 이후의 과학이 데카르트와 베이컨 등의 철학사상으로부터 영향을 받

아 이를 적극 수용한 것은 명료했다. 그것은 정신을 지닌 인간이 고유하게 설정한 바의 목적을 달성하기 위해 자연을 대상으로 삼아 탐구하는데, 자연은 물질의 단순 집합체에 불과하기 때문에 외적 결합의 기계론적 법칙을 찾아내어 이를 통해 자연을 통제하고 정복하는 데 나서자는 것이다. 그런데 이것은 우주 자연에서 인체로 시선을 돌려 병 고치는 것을 목표로 하는 의학의 영역에도 그대로 적용되었다. 원자론과 개체론, 주객 이분법, 경험론, 기계론의 사유체계가 의학의 지평에서도 반영되면서 서양의 의학은 마침내 과학적 의학scientific medicine으로 자리를 잡기 시작한 것이다.

서양 현대의학의 발전과 위용

근대를 여는 여명기에 전통의 의학체계에 강력히 도전한 의사가 있었는데, 다름 아닌 파라셀수스Paracelsus였다. 16세기 초에 활약한 그는 히포크라테스 학파의 체액설을 비판하면서 복합적 약물 처방에 이의를 제기하였고, 그 대안으로 새롭게 조성되고 있던 화학에 의한 약물 치료를 제시하였다. 그가 이런 태도를 취한 연유는, 인간 의사에게 요구되는 윤리적 덕목을 제외하고는, 의술이 철학(특히 형이상학)이나 점성술에 의지할 것이 아니라 천문학과 화학에 의존해야 한다고 여긴 데서 비롯되었다.

서양에서 전통의학의 대변자는 갈레노스였는데, 그는 체액설을 체계화시켰을 뿐만 아니라 피가 인체의 각 영역으로 보내져서 소비되어 쓰이면서 사라진다고 보았다. 혈액순환에 대한 개념을 히포크라테스 학파는 갖지 못했던 것이다. 고대 혈액설에 대한 도전은 매우 늦었지만 근대과학의 토대 위에서 이루어졌다. 17세기 초에 생리학자로 활약한 하비W. Harvey는 파도바대학의 과학적 학풍 속에서 혈액에 대한 실험을 여러 차례 시도하였다. 그는 동물실험을 통해 심장의 동맥을 통해 나간 피의 양이 그 동물에게 보유된 전체 피의 양과 많은 차이를 보이고 있음을 알아내었고, 동맥 및 정맥 혈관을 각각 끈으로 묶어서 차단했을 때 동맥 혈관의 경우 위쪽이, 정맥 혈관의 경우 아래쪽이 부어오른다는 것을 관찰한 후에 혈액은 동맥을 통해 각처로 나가고 또한 정맥을 통해 돌아옴으로써 혈액이 순환한다는 사실을 밝혀냈다. 그리고 모세혈관에서 이런 순환적 교차가 이루어진다는 것은 뒤이어 발명된 현미경의 발달에 힘입어서 알려지게 된다.

하비가 과학적 방법으로 혈액순환의 원리를 밝혀내었지만 질병 치료에 있어서 피를 빼주는 사혈 요법이 매우 효과적임을 주장하고 있었다는 점에서 여전히 그는 근대과학의 모형에 완전히 부합하는 인물은 아니었다. 세월이 갈수록 경험론과 개체론에 부합하는 연구 발표가 늘어나고 있었다. 18세기에는 각종 질환의 병인이 폐나 심장, 또는 신장 등의 장기에서 비롯된다는 주장이 해부학의 발달에 따라서 강력히 제기되었다.

무엇보다도 중세에서 근대에 이르기까지 수많은 유럽인들을 떼죽음으로 몰아간 전염병을 제압할 수 있게 된 것도 근대과학의 발달에 의한 것이었다. 영국인 제너E. Jenner는 천연두가 마을을 휩쓸고 지나갔지만 젖소 사육에 종사하면서 먼저 우두에 감염된 바 있는 하녀들은 병에 걸리지 않았다는 것을 알아내었고, 면역체계 이론에 따라 인위적 감염 실험을 행함으로써 천연두 백신을 발명하는 성취를 이루었다. 독일의 미생물학자 코흐R. Koch는 전염이 되는 특정 질병이 역시 대응하는 특정 미생물, 곧 세균의 감염으로 유발된다는 것을 발표하였다. 제너와 코흐 등에 힘입어 콜레라와 디프테리아, 장티푸스 세균이 발견되었고, 이를 제어하는 백신의 개발도 잇따랐다. 치료법의 발견은 명예로도 이어졌는데, 예컨대 결핵 치료에 탁월한 효험을 보인 항결핵제 스트렙토마이신을 만든 미국인은 1952년에 노벨의학상을 받는 명예를 누리기도 했다. 이런 흐름은 이후 계속되었다.

외과수술의 경우는 다른 분야와 다소 달랐다. 고대에 검투사 담담의사이던 갈레노스의 외과술이 유명했지만, 오늘날의 시각으로 평가하면 초보적 수준에서 벗어나지 못한 것이었다. 15세기 말에 교황의 외과 주치의로서 명성을 떨쳤던 한 의사는 상처 치료에 끓는 기름을 사용한 것으로 유명했는데, 16세기에 들어서서 끓는 기름의 사용이 그대로 내버려두는 것보다 오히려 더 해롭다는 비판을 받게 되었을 정도이니 그 발전 속도는 짐작할 만한 것이었다.

외과수술 분야는 근대를 거쳐 현대에 들어서면서 비약적인 발전 도상에 이르게 된다. 먼저 화학적 마취제의 등장이 수술 발전을 견인했다. 과거 술이나 마약에 의존하던 수준을 넘어서기 시작한 것이다. 언제나 전란이 많이 발생했지만 19세기에는 전쟁터 부상병사의 경우 필요에 따라 초기에 사지를 절단하는 수술이 과감하게 도입되었는데, 이때 마취제로 화학적 에테르와 클로르포름이 사용되기 시작했다. 그밖에도 X-레이가 발견되어 내부 장기를 인체 바깥에서 들여다볼 수 있게 되었고, 더 나가서 방사성 물질을 항생제와 더불어 치료에 적극 사용하기 시작했다.

확실히 20세기 이후의 서양의학은 폭발적이라고 해도 과언이 아닐 정도로 발전에 발전을 거듭하고 있다. 임상의학에서 실험의학, 진단의학, 예방의학에 이르기까지 전 분야에 걸쳐 과학기술과 접목된 의학의 발전이 눈부시게 업적을 쌓고 있다. 식생활에서 비타민의 섭취가 필요함을 일깨워서 병을 예방할 수 있게 되었고, 바이러스의 발견으로 이를 퇴치할 항생제를 비교적 성공적으로 개발하였으며, 대조실험과 이중맹검법the double-blind을 통해 치료의 객관성을 얻고 있다고 판단하게 되었다. 당연히 화학적 제약업도 그 중요성이 부각되면서 병원보다 더욱 깊숙이 산업화의 길에 동참하게 된다.

컴퓨터를 포함한 과학기술의 의료기기 활용은 현대의학의 수준을 질적으로 높이는 데 결정적 기여를 하고 있다. 요즈음 의학은 컴퓨터단층촬영(CT)과 자기공명영상(MRI) 등을 활용하여 온 몸을 스캔하는 단계에 이르렀으니 원자론적 미세화의 위력을 유감없이 보여줌으로써 진단만이 아니라 수술에서도 고도의 정확성을 기하는 데 이르렀다. 생명공학을 활용한 의학은 이제 시작 단계인데, 갈수록 드높은 위용을 드러낼 희망에 부풀어 있다. 이미 일부 손상된 신체 부위에 자기 맞춤형 줄기세포를 이용하여 치료함으로써 회복이 이루어지고 있고, 이로써 난치병도 고칠 수 있다는 희망을 한껏 북돋고 있다. 특히 생명 현상을 결정짓는 생체의 DNA 유전정보인 게놈 해독과 이를 활용한 유전자 맞춤형 의술이 이를 적극 뒷받침해 줄 것으로 전망되고 있다. 조만간 인공지능(AI)이 접목된 의학이 본격화하여 오차 없는 진단과 처방, 수술도 해낼 것으로 전망되고 있다. 서양의 의학은 고대에서 시작하여 근대를 경유하여 오늘의 현대의학에 이르면서 단절과 발전의 과정을 거쳤는데, 이제 그 위용을 마음껏 뽐내도 될 만하다고 자평하기에 이르렀다.

【참고문헌】
· 이종찬, 『한국에서 醫를 論한다』, 소나무, 2000.
· 로이 포터, 여인석 옮김, 『의학: 놀라운 치유의 역사』, 네모북스, 2010.
· 스털링 P. 렘브레히트, 김태길 외 옮김, 『서양철학사』, 을유문화사, 1992.
· 자크 주아나, 서홍관 옮김, 『히포크라테스』, 도서출판 아침이슬, 2004.

3. 서양 현대의학: 생물의학의 모델

서양 현대의학과 물리주의 철학

현대 서양의학은 매우 위력적이어서 산업화된 나라 어떤 곳에서도 국민의 건강을 지키는 주력의 역할을 감당하지 않는 곳이 없다. 그러나 의(학)철학 philosophy of medicine의 관점에서 조망할 때, 그것은 고유한 특성에 따른 기여를 적지 않게 수행하고 있지만, 또한 그 특성에 따른 한계도 드러내고 있다. 이에 현대의학의 고유한 속성과 작동 원리를 파악함으로써 그것이 갖는 장점은 물론 그 한계에 대해서도 알아볼 필요가 있다.

서양 고대의학은 히포크라테스 학파의 경우에서 보듯이 그리스 철학, 특히 엠페도클레스의 우주 다원론(즉, 4원소 이론) 철학으로부터 결정적 영향을 받았다. 그렇다면 현대의학은 어떤가? 그 여명기의 의사인 파라셀수스Paracelsus가 의학은 이제 철학이나 점성술에 의거할 것이 아니라 화학이나 천문학 등의 과학에 의거해야 한다고 주장한 점에 비추어 철학과 무관하다고 할 수 있는가? 필자는 결코 무관하지 않다고 보는데, 그 근거로 두 가지를 꼽을 수 있다. 첫째, 현대의학의 과학적 기반인 근대과학 자체가 우주와 사물 인식의 방법에 있어서 데모크리토스의 원자론 철학에 따르고 있다. 둘째, 데카르트와 베이컨의 근대 철학사상이 과학에 영향을 끼쳤고, 그 배경 속에서 현대의학의 의철학이 작동하고 있다는 점이다.

서양 현대의학은 어떤 철학적 모형을 갖고 있다고 할 수 있는가? 통상 환자를 대하는 일반 의사들은 자신들이 수행하는 의술에 어떤 철학이 깃들어 있는지에 대해 성찰하지 않는다. 혹자는 의술에 무슨 철학이냐고 반문할 것이다. 일반 과학자들도 자신들의 탐구 과정에 철학이 담겨 있음에 대해 의아해할 터이니 의사의 경우에는 더할 것이다. 그러나 이것은 단견일 뿐이다.

과학자든 의사든 자신들의 과학적, 의학적 지식에 의문을 품고 한 꺼풀 두 꺼풀 벗겨내다 보면 마침내 경험을 넘어선 지평, 토대로서의 철학적 지평에 이르게 된다. 양자물리학 이론으로 1932년에 노벨물리학상을 받은 하이젠베르크W. Heisenberg도 마찬가지였고, 그래서 그는 1958년에 『물리학과 철학Physics & Philosophy』이라는 저서를 집필하면서 양자물리학의 철학에 대해 구체적으로 언급한 바 있다. 마찬가지로 의학의 기본적 토대를 성찰하는 의과학자라면, 그 학문의 철학적 성격에 대해 진지하게 고찰하게 될 것이다. 그런데 이런 경우는 늘 근본적 문제 상태에 직면했을 때 나타난다. 이것은 하이젠베르크가 뉴턴의 고전역학과 모순되는 미시세계의 과학적 실험 사례에 직면하게 되자 이를 돌파할 새로운 해법으로 양자역학을 진척시키면서 그 과학철학을 드러낸 데서 알 수 있다. 마찬가지로 의철학에 대한 본격적 성찰 역시 서양의학의 대표적 사각지대인 정신의학의 분야에서부터 제기됨 직하다고 할 것이다.

지혜를 추구하는 철학은 인류 최초의 본격적 학문으로서 눈에 보이는 경험적 지식은 물론 이를 넘어선 형이상학과 윤리학, 인식론, 존재론 등을 탐구하고 있다. 그런데 근대 자연과학의 발흥 이후 그 강력한 영향 때문에 철학의 영역에서도 보편적 학문으로서 의미를 갖는 어떤 명제도 최종적으로 경험에 의해 진위가 가려지는 진술로 환원되어야 한다는 통일과학의 기치가 1929년에 비엔나학파Vienna Circle의 태동을 계기로 전 세계로 울려 퍼졌다. 비엔나학파는 철학적 어휘가 사회과학의 것으로, 사회과학은 심리학, 심리학은 생물학, 그리고 생물학은 최종적으로 물리학의 언어로 환원되어서 그 경험적 진위 분별에 의해 인간의 언어가 통일되어야 한다고 주장하였다. 이 학파는 모든 것이 과학적으로 통일될 때 일체의 지적 혼란에서 벗어날 것이라고 보았고, 그렇게 환원될 수 없는 것은 학문적으로 무의미하기 때문에 쓰레기통에 내다버리라고 외쳤다. 이런 견해는 초기에 학문적 언어를 관찰 가능한 인간의 행동적 언어로 귀결시키려는 행동주의behaviorism 사조로 나타났지만, 그 한계로 인해 20세기 중반 무렵에는 보다 정제된 물리주의physicalism 사조로 대체되기에 이른다. 곧 세련된 유물론materialism으로 변신한 것이다.

    철학적 물리주의는, "정수가 덧셈에 닫혀 있다"는 말의 수학적 의미로 정수인 1과 4를 덧셈한 결과인 5도 당연히 정수라고 간주할 수 있는 것처럼, 물리적 닫힘으로서의 완결성을 내세운다. 이것은 자연계에서 일어난 한 물리사건의 결과는 필연적으로 물리사건이고, 다른 물리사건의 원인 역시 물리사건이라고 가정을 하는 것이다. 즉, 자연세계가 물리사건들 사이의 기계론적 인과관계로 맞물려 흘러간다고 보는 것이다. 이런 시각에서 보면, 인간의 정신mind은 최대의 골칫덩어리로 부상하게 된다. 데카르트R. Descartes가 신체body는 기계론적 법칙이 적용되는 물질 실체이지만, 정신은 그것과 다른 실체라고 상정한 것이 마지막 문제로 남게 된다. 단순명료한 과학적 입장은 "정신, 그것도 물질에 불과한 것 아니야?"라고 생각해보는 것이다. 철학적 물리주의자도 바로 이런 태도로 간단치 않은 정신의 난제를 해소하고자 접근했다.

    물리주의는 갑돌이가 추위서 손을 불 가까이 내밀었다가, 돌연 "앗, 뜨거워!"라는 고통을 느끼면서 손을 잡아채는 일련의 행동을 이렇게 설명하게 된다. 손을 불에 너무 가까이 댄 시간 t1에 느낀 '고통'이라는 정신상태(m1)가 원인이 되어 시간 t2에 '손을 잡아챔'이라는 물리상태(p2)를 초래했는데, 고통이라는 것도 과학적으로 규명하면 'C-신경섬유fiber의 손상'인 신경생리학적 상태, 즉 물리상태(p1)라는 것이다. 물리주의자는 과학적 인식이 없을 경우, 고통과 같은 정신적 용어를 빈번하게 사용함으로써 마치 물리학과 무관한 형이상학의 세계가 따로 있는 것으로 착각하게 되는 반면, 과학적 인식을 갖게 되면 모든 것이 물리법칙에 따르게 됨을 알게 되어 확실한 지식의 세계로 나아갈 수 있다고 보는 셈이다. 형이상학적 태도를 취할 경우, 한 정신상태(m1)가 다른 물리상태

(p2)에 인과적 영향을 준 것으로 보지만, <표 3-1>에서 보듯이 물리주의 태도를 취하면 정신상태(m1)로도 표현되는 한 물리상태(p1)가 실제로 다른 물리상태(p2)를 인과적으로 초래했다고 파악하게 된다. 결국 우주에서는 물론 인간 사회에서도 단선적 물리사건 사이의 인과관계로 모든 것을 규명할 수 있게 된다.

<표 3-1> 물리주의의 정신-물질 상관성과 인과관계

정신상태 고통		m1(t1)	
‖	→ 손을 잡아챔	‖	→ p2(t2)
물리상태 C-fiber 손상		p1(t1)	

철학적 물리주의는 일정하게 성취를 거둔 것으로 비춰진다. 한편으로 그것은 '과학의 혹'인 정신의 영역을 규명(실제로는 제거)했다고 보는 것이고, 다른 한편으로 인간의 정신상태(또는 심리상태)를 물리상태와 유형적으로 동일한 것으로 처리함으로써 인간 사회를 포함한 세상을 과학적으로 간결하게 설명할 수 있는 길을 열었기 때문이다. 결국 "모든 길은 로마로 통한다"는 격언을 활용할 때, "모든 것은 물리법칙으로 통한다"를 전면화할 수 있게 되었다. 철학계 일각에서는 통일과학의 이상이 실현되기에 이르렀다는 자축도 있었다. 이런 배경에서 철학적 물리주의와 통일과학의 이상이 의학의 영역에 그대로 적용되기 시작했다. 마침내 서양 현대의학의 철학이 확실하게 정립되기에 이른 것이다.

현대의학의 근간 생(물)의학 모델

20세기 중반 무렵 철학의 지평에서마저 정신을 물리법칙에 포섭하는 시도를 하고 있었다면, 과학적 의학으로서의 현대의학은 더 말할 나위가 없었을 것이다. 의철학의 관점에서 현대의학은 생(물)의학 모델biomedical model을 기반으로 하고 있음이 제시되었다.

정신의학자로서 로체스터의대 교수인 엔젤G. L. Engel은 1977년에 세계적 과학 전문지『사이언스Science』에「새 의학 모델의 필요성: 생(물)의학에 대한 도전」이라는 논문을 발표함으로써 현대의학이 생물의학을 모형으로 삼고 있음을 확실하게 환기시켰다. 그는 오늘날의 의사가 질병disease에 다가가는 지배적 모형으로 삼는 "생(물)의학 모델이 질병을 탐구하는 의과학자에 의해 고안되었다"고 밝히면서, "그것이 두 가지, 즉 복합 현상은 궁극적으로 단일한 기초 원리로부터 도출된다고 하는 철학적 견해인 환원주의reductionism와 정신의 상태를 신체의 상태와 분리하는 원리인 심신이원론을 함께 옹호하고 있다"고 지적하였다. 그리고 더 나아가 그것은 "모든 질병의 행동적 현상은 물리화학적 원리에 의해 개념화가 되어야 한다고 말하는 환원주의와 그렇게 설명될 수 없는 것은 무엇이든지 질병의 범주에서 배제되어야 한다고 말하는 배제주의"를 주장함으로써 마침내 도그마의 지위에 이르게 되었다고 하면서, 생(물)의학 모델은 결국 "인체를 기계로 보는 개념"인데 "질병은 기계가 고장 난 결과이므로 의사의 임무는 기계를 수리하는 것"으로 보도록 인도한다고 밝혔다.

<사진 3-1> 사이언스에 실린 엔젤의 논문

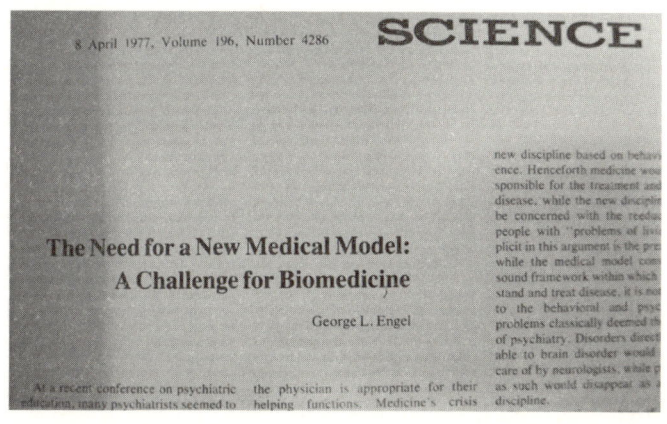

생물의학 모델은 원자론적 방법과 데카르트의 심신이원론을 받아들이면서 통일과학의 기치에 호응함으로써 모든 질병에 대해 물리화학의 법칙이 적용되는 기계론의 접근을 취하고 있음이 선명하게 드러난 것이다. 이 모델이 갖는 강점은 뚜렷한데, 학생들의 실력을 평가하여 성적 향상을 꾀하는 옛 행동주의 교육과 비교하여 설명할 수 있을 것이다. 첫째, 성적평가를 할 때 4지선다형으로 출제하여 그 답안을 컴퓨터로 자동 처리함으로써 결과를 신속하고 객관적으로 얻어내듯이, 첨단 의료 기자재를 동원하여 환자의 병리 상태를 빠르고 객관적으로 찾아낸다. 둘째, 학생들의 성적을 통계로 처리하여 누적시키고 이것에 견주어서 개개인의 성적 정도와 특정 대학의 합격 여부를 판단하듯이, 누적된 질병 통계를 기초로 환자 개인의 질병 상태와 향후 추이를 결정론적으로 예측하고자 한다. 셋째, 객관적으로 드러난 학생 개인의 성적을 토대로 진학을 위한 교과서 지식 가운데 출제 빈도가 높은 것에 주안점을 두어 시험과 암기를 반복케 하여 성적 향상을 유도하듯이, 질병 상태에 놓인 환자 각자에 대해 첨단 과학기술에 따른 원자론적 미세화atomistic micronization의 방법으로 질병의 국소적 부위를 정확히 찾아내어 화학적 약물 처방이나 치료, 수술을 시행함으로써 질병 개선이라는 결과로 이끈다.

생물의학 모델은 자연의 생물과 마찬가지로 인간도 우주 속 작은 기계로 인식하는 접근을 취하고 있다. 따라서 필자는 이것을 인체에 대한 생물기계의학 모델bio-mechanical medicine model로 표현하는 것이 보다 확실하다고 본다. 자동차의 성능이 떨어질 경우, 가장 먼저 엔진을 살펴서 수선할 만하면 엔진보링을 하고, 쓸 수 없을 정도로 손상되었을 때는 다른 부품으로 교체를 한다. 현대 의학도 인체에 마찬가지로 접근했다. 심장에 큰 이상이 생겨서 고칠 수 없는 단계에 이르렀다고 판단하면, 인공심장으로 교체하는 시도를 감행했다. 왜냐하면 인체도 기계이고, 그 부품에 큰 고장이 났다면 대체 부품으로 교체하는 것이 마땅하다고 보았기 때문이다. 여기서 중요한 것은 자연적 재질이냐 인공적 재질이냐가 아니라, 그것이 어떤 독립적 기능independent function을 담당하고 있느냐로 초점이 모아진다. 물론 환원주의 모형에서의 부품 기능은 내적으로 연계되어 있는 것이 아니라 외적으로 기계론적 법칙에 따르는 분리주의적 기능으로 상정될 뿐이다.

생물의학 모델의 현대의학이 갖는 강점은 상징적 사례 몇 가지로 쉽게 알 수 있다. 남아공의 육상선수 피스토리우스는 선천적 장애로 무릎 아래를 절단한 뒤 의족을 낀 채로 달리기 연습을 해서 2012년 런던올림픽에서 비장애인 선수와 대등한 경기를 펼쳤고 이로써 당시 인간 승리라는 찬사를 받기도 했다. 이것이 가능했던 것은 그의 노력이 우선이었지만, 그것 못지않게 탄력이 뛰어나면서 가벼운 의족을 달게 해준 의학계의 덕분이라고 할 수 있다.

스탠트stent 시술도 생물의학 모델의 전형적인 사례다. 관상동맥은 심장의 근육에 혈액을 공급하는 기능을 맡고 있는데, 동맥경화로 인해 이곳이 좁아지게 되면 협심증이나 심근경색증으로 이행하게 되고 심할 경우 사망에 이르게 된다. 이때 금속으로 만든 그물망을 혈관 속에 집어넣어 넓혀줌으로써 문제를 해결한다. 뇌 또는 심장 혈관이라는 목표 부위가 문제를 초래하고 있을 때 금속이라는 인위적 물질을 사용해서라도 제 기능을 갖도록 한다는 점에서 이 시술은 원자론적 미세화 전략을 구사한 것으로 볼 수 있다.

치의학 분야는 한의학이나 대체의학 등과 견줄 때 이빨 치료나 정교한 임플란트 시술 등을 통해 늙어서도 여전히 씹는 것을 가능하게 하는 데 있어서 비교 자체를 불허할 정도로 괄목할 만한 성과를 내고 있다. 이는 과학기술에 힘입은 바 크다고 할 수 있다. 더 나아가 동물 유전자와 인간 유전자를 마음대로 떼어내거나 붙이는 등의 조합 방식으로 인체의 질병 치료에 다가가는 생명공학의 의학은 그 정수를 보여준다고 하겠다. 이렇게 서양 현대의학이 기본적으로 생물의학 모델을 채택하고 있음을 알 수 있다.

정신의학계가 제기한 서양 현대의학의 한계

서양 현대의학에 인류의 질병 치료를 온전히 맡겨도 좋을까? 상당 부분을 의탁해도 좋지만 전적으로 의지할 수는 없는 노릇이다. 왜냐하면 그것은 현실 속에서 적지 않은 한계를 노출하고 있는데, 그 연유는 생물의학 모델이 갖는 원리상의 구조적 한계 때문이다.

생물의학 모델을 비판적으로 문제 제기한 엔젤은 정신의학의 경우 그 모델로 해명되거나 치료되지 않는 숱한 사례가 있기 때문에 새로운 의학 모델이 필요하다고 보았다. 정신마저 기계 부품으로 상정하여 치료하는 접근이 얼마나 효과적이겠는가? 정신과 의약품 다수는 일시적 현상을 누그러뜨리는 데 효과적이기는 하지만, 많은 경우 지속적 복용에 따른 부작용을 초래하거나 더 큰 문제를 부를 수 있다. 일부 정신과 의사들은 약을 복용해서 정신 상태를 몽롱하게 만들기보다는 차라리 가족이나 이웃, 지인들과 만나 교제하면서 대화로 소통하거나, 종교적 묵상에 잠기거나, 요가를 하거나 또는 맑고 고요한 자연으로 나가서 명상을 하는 것이 근원적 치유에 훨씬 많은 도움을 준다고 말하기 시작했다. 그런데 이런 치료 방식 자체는 기계론적인 생물의학 모델에서 이탈하는 것이다. 이 접근은 차라리 유기적 관계성의 의학 모델로 다가가는 것이라고 해야 한다. 의사가 환자의 초기 질환을 잡기 위해 화학적 의약품을 처방하면서 이와 병행하여 명상을 권유하고 있다면, 이것은 이미 생물의학의 모델을 넘어서서 대안 모형으로 들어서는 것이거나 적어도 상보성의학의 방도를 구사하는 것이라고 볼 수 있다.

정신의학자들이 생물의학 모델에 심각한 의구심을 드리우고 있을 무렵 철학계에서도 통일과학의 기치가 잘못된 설정인 것으로 비판받았고, 물리주의 기획도 실패한 것으로 귀결되고 있었다. 인간의 정신은 고통과 같은 내적 상태도 포함하지만 관계적 지향성intentionality을 보다 본질적인 속성으로 갖는다. 예컨대 돌아가신 어머니에 대한 그리움이나 자녀의 일이 잘 풀리기를 희구하는 염원, 종교적 믿음 등의 정신상태를 분절된 물리적 어휘로 환원시키거나 특정의 물질상태로 일치시키려는 시도는 빗나간 것이라는 견해가 빗발쳤다.

또한 기계론적 법칙이 작동되는 물리사건 간의 인과관계 선상에 정신을 위치시킬 경우, 정신의 자율성이 실종됨으로써 자유의지가 무력화되고, 더 나아가 도덕적 책임도 사라질 수밖에 없다는 비판도 일리 있게 제기되었다. 예컨대 한 노동자가 자동화된 기계 시스템 속에서 부주의로 인해 손가락을 절단 당했을 때 그 기계를 도덕적으로 비난하거나 법에 제소할 수는 없는 노릇이다. 마찬가지로 정신상태를 물리사건 사이의 인과관계 속으로 편입시킬 경우, 사악한 의도로 저지르는 절도와 폭력, 살인에 대해서도 불가항력의 필연으로 진행된다고 판정해야 하기 때문에 도덕적 책임을 물을 수 없게 되고, 이로써 사회는 극도의 혼란에 빠질 수밖에 없을 것이다.

백보를 양보해서 설혹 인간을 복잡한 컴퓨터로 간주하는 비유를 한다고 해도, 정신상태를 물질적인 하드웨어 상태로 보는 것은 오류임이 분명하다. 일각에서 정신을 소프트웨어 상태로 보는 접근을 진행하고 있지만, 그것마저 한계에 봉착해 있다. 이런 관점에서 보면, 정신의학계가 생물의학 모델에 심각한 문제를 제기함은 당연한 것이다. 인간은 기계론적으로 행동하지 않는 것이 분명한데, 그 연유는 정신(또는 영혼)이 물리적 상태에 영향을 주고받을지언정 그 자체는 신비하더라도 자율성을 갖는 비물질적 상태로 존속하기 때문이다.

서양 현대의학의 원리적 한계

하버드의대 출신의 의사로서 자연치유 분야를 개척하여 세계적으로 일깨우는 데 기여한 앤드류 와일Andrew Weil은 현대의 정신과 의사들 다수가 여전히 생물의학 모델에 근거하여 프로작Prozac과 같은 화학적 약물로 치료하는 방식에 주안점을 두고 있음을 비판하면서, 예컨대 우울증을 긴장된 에너지가 자기 자신을 향해 웅크리고 있는 잠재적 상태로 파악하고 이를 해소하는 방도로 숲을 찾아 자연과 교감하는 명상이나 주위 사람들과의 공동체적 관계성을 회복하는 등의 방도를 취함으로써 자연스럽게 치유될 수 있음을 제시한 바 있다. 그는 인간의 정신이나 영혼이 비물질의 상태로서 사회 구성원이나 자연 등과 친밀하게 상호 교감하는 가운데 신체적 물질상태에 영향을 끼친다고 보고 있는 것이다.

생물의학 모델을 기반으로 하는 서양 현대의학이 자체적 한계를 지니고 있음은 분명하다. 서양에서 보완대체의학이 부상하게 된 것도 바로 여기서 연유한다. DDT와 같은 화학 약품과 산물이 세상에 쏟아져 나올 무렵인 20세기 초중반부터 암에 걸리는 사람들이 적지 않게 나타나더니 이후 대폭으로 늘어나기 시작했다. 마침내 미국 닉슨 행정부(1968~1974)가 암과의 전쟁을 선포하고 보건의료비 지출을 크게 늘리면서 대처를 했지만, 사태가 진정되기는커녕 더욱 심화되었다. 미국의 경우 1940년에 의료비 지출이 40억 달러로서 GNP의 4% 수준이었는데 1992년에는 8천억 달러로 폭증하면서 14%에 도달했고, 이후 GDP 대비 국민의료비가 2006년에는 16.6%에 이르렀으며, 조만간 20%에 육박할 것으로 전망되고 있다. 이것이 뜻하는 바는 연봉 1억 원인 미국인의 경우, 의료비로 1940년에는 4백만 원을 지불하였는데 2006년에는 1천6백6십만 원을 지출하였고, 향후에는 더 많이 내야 한다는 것이다. 사태가 이렇게 흘러가고 있음에도 불구하고 미국인 3명 가운데 1명이 암에 걸리고 있고, 4명 가운데 1명 이상이 사망에 이르고 있다. 많은 사람들이 치명적 질병에 걸리고, 치료의 방식이 수술과 같이 매우 공격적이며, 비용 또한 천문학적으로 늘어나고 있는 상황에서 마침내 다른 방도의 의학, 즉 대체의학을 찾는 유럽의 시민들이 늘어나기 시작했다.

보완대체의학(Complementary and Alternative Medicine)
서양에서 태동한 대체의학은 원칙상 과학적 방법에 전적으로 의존하는 현대의학과 궤도를 달리하는 것이므로, 이를 정의하기가 용이하지 않다. 그것은 외연상 고대의 전통의학과 종교적 치유, 비서구적 치료, 인도의 아유르베다 의학, 침술과 본초학을 위주로 하는 중의학 등을 광범위하게 포괄한다. 치료의 효과라는 현실성이 대두되면서 가지치기가 일어나고 있고, 이로써 대체의학은 전인주의(곧 전체론) 시각으로 인체를 조망하는 방향으로 나가고 있다. 그것은 사후의 질병 치료보다 사전 예방적 치유에 초점을 맞추고, 정신과 신체를 하나로 연계해서 조망하며, 인체의 자연치유

> 기능을 중시한다. 보완의학은 현대의학과 보조를 맞추면서 활용되는 대체의학의 치료 영역이다. 이에 양자가 결합된 형태로서의 보완대체의학은 현대의학에도 영향을 미치는 방식으로 모색되는 관계성의 전인주의 의학이라고 할 수 있다.

　20세기 말로 접어들면서 독일과 영국, 미국 등의 정부가 공적인 의료체계를 통해 보완대체의학에 눈길을 돌리기 시작했다. 이것은 현대의학과 생물의학 모델이 분명한 한계를 드러내고 있음을 보여주는 것이다.
　현대의학의 기반인 생물의학 모델은 원리상 두 가지 결정적 한계를 드러내고 있다. 하나는 인체를 생물기계론의 접근으로 다가가기 때문에, 앤드류 와일이 정확히 짚어낸 것처럼 자연치유를 외면하고 있다는 점이다. 다른 하나는 그것이 방법론적 개체론과 원자론의 특성을 띠고 있어서 개체의 특성 파악과 진단, 치료에 탁월한 성과를 보여주고 있지만, 전체론(또는 전인주의)의 관계적 특성을 무시하거나 절단시킴으로써 치명적 폐해도 낳게 된다는 것이다. 바로 이 점이 핵심이다. 다시 말해서 원자론적 미세화 전략에 따라 인체 내 개체 장기의 특성을 파악하여 치료하는 데 탁월한 성과를 나타내지만, 이런 방식 때문에 관계성 질환의 경우 제대로 치료하지 못하는 결정적 한계를 노출하게 된다.
　현대의학의 한계를 순서대로 직시해보자. 첫째, 정신을 단순한 물질상태로 볼 경우, 이런 유형의 정신의학은 번지수를 잘못 짚은 까닭에 문제를 제대로 해결하지 못한다. 예컨대 우울증을 두뇌의 물질상태 고장으로 간주하여 화학적 약물 치료로만 해결하는 데 따른 오류가 그런 경우에 해당한다.
　둘째, 많은 경우에 환자 내부의 신체적 질병이 정신상태나 사회적 여건 등과 인과적으로 서로 긴밀히 연결되어 있는데, 이를 물질적 신체 내부의 병으로만 축소하여 치료하게 될 때 그것에 깃든 분리주의 접근으로 인해 역시 제대로 고치지 못하게 된다. 예컨대 한 여성의 심장병이 시부모로부터 받는 스트레스가 원인이 되어 간의 울증으로 나타나고 이로써 심장도 2차적인 영향을 받아 초래된 경우, 그 사회적 및 신체적 관계에 따른 특이성을 무시한 채 표준화된 심장 치료제만을 사용하여 고치고자 할 때 저지르는 오류를 들 수 있다.

셋째, 신체 내부로 국한되는 질병이라고 하더라도 장기와 장기, 신체 부위와의 연관 속에서 발생한 경우, 현대의학은 이를 온전히 치료하는 데 성공을 거두지 못한다. 이점은 1장서 예로 든 것과 같이, 골다공증을 뼈의 이상으로만 보고 있지 신장이라는 장기와 연관해서 보지 못함으로써 빠지는 오류에 해당한다.

넷째, 인체의 병이 음식이나 호흡 등을 통해 유해한 물리적 환경여건에 노출되는 정도가 지나쳐서 발생하는 경우, 그 연계성을 고려하지 못함으로써 치료에 한계를 보이는 경우가 갈수록 증대되고 있다. 20세기 후반 환경문제가 심화되면서 산업사회 현대인에게 이른바 환경성질환environmental illness이 본격적으로 출현했다. 인간이 그 생명적 건강성을 의지하는 환경적 여건이 나빠졌을 경우 아토피나 자궁내막증, 요도하열, 암과 같은 각종 질병이 나타나는데, 현대의학은 개체론의 분리주의 사고로 인해 이런 유형의 질병을 제대로 치료하지 못하고 있거나 설혹 치료에 성공하더라도 인체에 대해 지나치게 공격적 방도를 구사함으로써 심신을 지치게 하거나 경제적으로도 감당키 어렵게 만들고 있다. 1장에서 살펴본 것처럼, 아토피 피부질환의 경우 피부에 생긴 이상이 폐라는 장기의 취약성과 더불어 유해한 물리적 생활여건과 긴밀하게 결속되어 있는데, 생물기계의학을 모델로 하는 현대의학이 이런 관계적 요인을 고려하지 못함으로써 치료에 실패하고 있는 것이다.

서양 현대의학은 의철학의 관점에서 파악할 때, 화상을 목표 부위로 계속 좁히는 카메라 줌인zoom-in과 같은 원자론적 미세화 전략과 객관적 기계론의 강점을 갖고 있지만, 이로 인해 연관 단위의 유기적 관계성과 자연치유를 고려하지 못하는 원리적 한계를 갖고 있다. 따라서 집필자는 인체를 기계적 생물로 다루는 생물의학 모델bio-medical model을 넘어서서, 각 장기의 고유성을 적극 고려하면서도 그것과 연계된 영역과의 유기적 관계성을 반영하는 의학, 예컨대 생태의학 모델eco-medical model을 새롭게 제시할 수 있다고 본다. 자연에 대한 근대 생물학의 접근이 분리주의적인 반면 생태학은 유기적 관계성을 특징으로 한다는 점에서 양자의 대조적 대비가 동형적이라고 할 수 있다.

상보성의학의 새 지평

서양의 현대의학이 위력적임에도 불구하고 구조적 한계를 갖게 된 것은 관계성과 자연치유성을 구비하고 있던 고대 전통의학과의 단절에서 비롯된 것이다. 물론 서양 고대의학이 질병 치료에 탁월했다면 계속 진화하는 발전을 이루었을 터인데, 그렇지 못했기 때문에 교체되는 불운을 맞이했다고 볼 수 있다. 그런데 서양에서의 실패가 관계성 및 자연치유성 의학 일반의 좌절을 드러내는 것은 아니다. 다시 말해서 비슷한 특성을 지닌 동아시아 의학도 서양과 마찬가지 운명을 겪어야 한다고 볼 이유는 못 된다.

고대 서양이나 동양이나 모두 인체를 소우주로 보고 예방적 치유나 발병에 따른 치료를 행한 것은 동일히다. 그러나 5장에서 확인할 수 있는 것처럼, 자연과 인체의 정합적 이해에 있어서 동서가 많은 차이를 보였기 때문에 한 쪽은 몰락의 비운을 겪게 된 반면, 다른 한쪽은 여전히 건재하다고 할 것이다. 서양 고대의학은 인체 소우주론에 맞는 접근을 제대로 구사하지 못한 데 비해, 동아시아 의학은 일치도가 높은 소우주론에 따른 접근을 취한 것으로 확인하게 될 것이다. 물론 전체론 의학의 모범인 한의학도 그 원리에 따른 특징적 한계 역시 노출하고 있음을 간과하지 말아야 할 것이다.

서양에서 의학 패러다임의 교체가 일어난 데는 일리 있는 나름의 곡절이 있었다고 본다. 고대와 중세를 넘어 근현대로 접어드는 과정에서 역사가 증명하듯이 단절과 혁신의 불가피성이 있었다. 그러면 어떻게 할 것인가? 향후 전개될 시민사회의 의학에는 세 가지 길이 놓여 있다고 본다.

첫째는 방법론적 개체론의 의학과 전체론(전인주의)의 의학을 제로섬게임zero-sum game의 당사자로 규정하여 하나가 압승할 때까지 치킨게임을 벌여서 승자독식의 구도로 가는 것이다. 이 경우로만 축소한다면, (서)양의학의 최종 승리에 베팅을 하는 사람들이 압도적으로 많을 것이다.

두 번째는 오늘의 한국이 그런 것처럼 양의학과 한의학을 분리시켜서 의료 소비자가 알아서 선택하도록 하는 것인데, 이것은 독립적 병렬형일 것이다.

세 번째는 양자를 서로 특징적 접근 방법의 차이에 따른 의학으로 파악하여 양의학과 한의학 각자가 자기 고유성과 정체성을 일정하게 유지토록 하는 가운데 제3지평에 새로운 장을 하나 더 설정하여 서로가 상대방의 접근법과 장점을 호혜적으로 존중함으로써 각자의 단점을 보완하는 상보성의학 complementarity medicine의 지평을 여는 것이다. 이때 양자가 생태적 고려를 통해 환경성질환까지 해결하게 될 경우 의학적 윈윈게임 win-win game 지평으로 전진하게 될 것이다.

제로섬게임이나 독립적 병렬형은 각각의 한계로 불완전성을 보여줄 뿐인 반면, 상보성의학의 길은 각자의 고유성을 존중하면서도 제3지평의 새로운 창조적 지평을 여는 것이기 때문에 교류와 통섭, 융합에 따른 시너지 효과를 낼 것으로 전망된다. 양자물리학은 바로 이런 상보적 길을 열어주는 과학적 근거가 되리라고 본다.

시민사회가 상보성의학을 가장 반길 것으로 판단된다. 그렇다면 바른 해법은 세 번째로 귀결될 수밖에 없다. 이에 서양의학의 관점에서는 생물기계의학의 모델을 유일한 것으로 고집하지 않는 상태에서 동양의학 및 보완대체의학, 생태의학과 협력하는 융합의 길로 들어서서 지구촌 인류의 건강한 삶에 기여할 수 있도록 문호를 열 필요가 있다. 동아시아 의학의 관점에서는 그 역방향의 시도를 해야 할 것이다. 다만 이때 한 가지 뚜렷하게 유념해야 할 바는 전래의 동서의학 모두 생태적 자연치유에 대한 인식과 환경성질환에 대한 치료의 지평을 깊이 있게 갖출 수 있도록 재구축되어야 한다. 이렇게 시야를 넓혀서 소통과 포용을 하는 것에서부터 시작하면 새로운 의학의 길, 즉 생태적 상보성의학의 지평이 열릴 것으로 전망된다. 시민사회는 의학적으로 개별 나무의 세부적 특성만이 아니라 전체 숲의 관계까지 함께 조망하는 제3의 상보성의학이 창조되는 것을 도움으로써 질병에 대한 예방적 치유와 더불어 효과적인 사후 치료까지 이룩되는 새 장을 고대할 것으로 확신한다.

【참고문헌】
· 오홍근, 『자연치료의학』, 도서출판 정한PNP, 2004.
· 앤드류 와일, 김옥분 옮김, 『자연치유』, 정신세계사, 2009.
· Borst, C. V.(ed.), *The Mind/Brain Identity Theory*, London: Macmillan, 1970.
· Engel, G. E. "The Need for a New Medical Model: A Challenge for Biomedicine", *Science*, V. 196, pp. 129-36, 1977.
· Heisenberg, W., *Physics & Philosophy*, New York: Harper & Row, 1958.
· http://en.wikipedia.org/wiki/Alternative_medicine

4. 자연치유와 대체의학: 특성과 한계

의사 앤드류 와일과 자연치유

미국 대체의학alternative medicine의 개척에 선도적 역할을 한 의사가 있는데, 그는 다름 아닌 앤드류 와일Andrew Weil이다. 와일은 자신이 배운 서양 현대의학의 한계를 절감하여 이를 대체할 방도를 개척하였고, 숱한 경험적 치유 사례를 토대로 1995년에『자연치유Spontaneous Healing』라는 저서를 집필함으로써 대체의학의 발전에 불을 지폈다. 그는 1997년과 2005년 두 번에 걸쳐 세계적인 잡지 타임지의 표지모델로 선정될 정도였으니 미국과 세계 전역의 의학계에 적지 않은 영향을 끼쳤다.

<사진 4-1> 앤드류 와일의 저서와 표지모델의 타임지

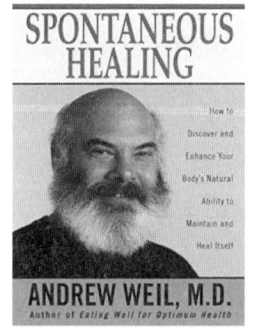
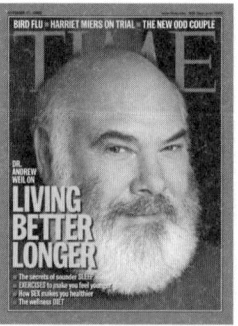

와일은 1960년에 하버드대에 입학하여 1968년에 하버드의대Harvard Medical School를 졸업하였는데, 약초 연구와 건강에 많은 관심을 기울였다. 그는 의사로 세상에 발을 내딛을 즈음 자신이 정규 의학교육 과정서 배우고 습득한 바의 의술을 그대로 사용하지 않겠다고 다짐을 하였는데, 그 사유로 다음의 두 가지를 제시하였다. 하나는 자신에게 병이 찾아왔을 때 다른 사람들을 치료하도록 배운 그 현대의학에 스스로를 맡기고 싶지 않다는 나름의 정서적 이유였고, 다른 하나는 교육을 통해 배운 의학의 대부분이 병의 진행 상태와 근원을 찾아 치료를 촉진하는 것이 아니라 질병에 대립하여 억제하거나 가시적 증상을 단순히 약화시키는 데 머물러 있다는 논리적 근거였다.

프랑스 태생으로 미국서 미시생물학을 전공하고 록펠러의대 교수를 역임한 르네 뒤보Rene Dubos는 1969년에 퓰리처상을 수상할 정도로 과학과 환경 분야에서 탁월한 글(예컨대 "전 지구적으로 생각하고, 지역적으로 실천하라!" 등)을 많이 남겼는데, 그는 서양의학의 본질을 파악하고 그리스신화에 빗대어 이를 둘로 분별한 바 있다. 하나는 의학의 신으로 알려진 아스클레피오스Asclepius 의술로서 의사의 역할을 실병의 치료에 조점을 맞추는 것이고, 다른 하나는 건강의 여신인 히기에이아Hygieia의 의술로서 의학이 자연의 법칙에 따라 건전한 정신과 관계를 잘 맺게 함으로써 신체의 건강성을 유지토록 인도하는 것이다.

와일은 뒤보의 생각을 좇아 현대의학이 히기에이아의 사전 예방적 치유를 외면하고 아스클레피오스의 추종자로서 사후 치료의 길만 걷고 있다고 판단했다. 이럴 경우 문제가 되는 것은 많은 약품의 이름에서 보듯이 드러나고 있는 질병을 단지 억제하는 대립적 저항anti의 성격을 가짐으로써 질병의 근원이 사라진 평온의 상태와 거리가 먼 방향으로 흘러가게 된다는 데 있다. 항히스타민제나 항고혈압제, 항우울제 등이 전형적인 사례에 해당한다.

질병에 대항하는 것이 하나의 중요한 조치임은 분명하다. 특히 사태가 악화되고 있을 경우에는 이런 조치가 필수적으로 요청된다. 다만 이 방도가 전면화 되어서는 안 된다는 데 있다. 두 가지 이유를 들 수 있다. 첫째는 질병 대항의 의학이 목표한 바를 향해 집중 공략을 수행하는데, 이에 사용하는 약이 중화학 무기처럼 너무 강한 독성으로 인해 다른 부작용을 초래한다는 점이다. 둘째, 그것이 겉으로 드러난 증상 치료를 거듭하는 과정에서 질병의 최종 해결에 이르는 것이 아니라 오히려 질병의 진행이 강화되는 방향으로 흘러가게 만든다는 점이다.

와일이 구체적 사례를 들고 있으므로 살펴보자. 자가면역 질병인 피부경화증 진단을 받은 30대 중반의 한 여성은 관절에 통증을 느끼고 있었고 손에 부기가 있으면서 두텁고 단단해지는 상태에 놓여있었다. 담당의사는 스테로이드계열의 항염증제인 프레드니손과 또 다른 면역반응 억제약물을 다량으로 투입하는 조치를 내렸다. 수개월의 치료 후 의사는 병이 완전히 진정되었다고 판정을 내렸다. 그리고 1년이 지나 다시 찾아왔을 때 그녀는 호흡곤란을 겪게 되어 X선 검사를 받았는데, 폐섬유증이라는 진단을 받았다. 물론 이것은 이전보다 훨씬 치료하기 어려운 병이었다. 당시 그녀는 담당 주치의사로부터 앞뒤의 병은 서로 아무 관련이 없다는 설명을 들었다.

그러나 와일은 병의 진행과 치료를 다른 각도에서 보고 있다. 몸 안의 이상이 병으로 전개되는 과정에서 피부경화증이 먼저 드러났고, 이를 억제하는 독성의 약재 사용이 피부경화증의 증상을 완화하는 데 성공을 거두었지만 정작 몸속에서 더욱 깊은 병으로 발전하도록 방치하였을 뿐만 아니라 약의 독성이 오히려 폐섬유증의 발병과 같이 사태를 악화시키는 데 관여했다고 본다. 와일은 의대 초년생에서 시작하여 수련과정에 이를 때까지 서양의학이 이런 방식으로 환자를 치료하는 경우를 너무 많이 목격하였다고 술회하고 있다. 그래서 자신은 이런 방식의 치료 받기를 거부하겠다는 생각이 들었고, 역지사지로 이런 방식으로 남도 치료하지 않겠다고 다짐하게 된 것이다.

하버드대 재학 시절 유명한 하버드크림슨이라는 교내 잡지의 편집을 책임진 그로서는 인문학적 소양도 깊이 쌓을 수 있었고 또 재학 중 식물학을 내실 있게 연구했던 까닭에 현대의학과 다른 대체의학의 방도에 눈길을 돌리는 것이 가능했던 것으로 보인다. 물론 이 길로 쭉 내달은 데는 대체의학에서 적지 않은 희망도 발견하였기 때문일 것이다.

와일은 중국의학이 히기에이아의 의술에 일치하는 것임을 깨달았다. 그것은 질병에 대한 내적 저항력을 향상시키는 데 초점을 맞추어서 어떤 조건에서도 거뜬하게 건강을 유지할 수 있는 방도로 나아가고 있다고 판단하여, 장기적 유용성의 관점에서는 서양의학이 이것의 위대함을 결코 따를 수 없다고 고백하였다. 사실 서양의사가 이렇게 솔직하게 고백을 하는 경우는 매우 드문 것으로 여겨진다.

　아무튼 와일은 열린 자세로 무수히 다양한 대체의학의 방도를 경험하고자 찾아다녔다. 인도의 의학은 물론 독일서 태동된 동종요법, 미국서 개발된 정골요법, 더 나아가 약초요법과 심신요법, 기독교인의 영적 치유에 이르기까지 각 특성에 대해서 임상적으로 의미 있게 찾아서 경험했다. 물론 각각이 지닌 한계를 직시하는 데도 주저하지 않았다. 다만 임상적으로 치료 효과가 있는 것들을 분별하면서 공통적으로 확인하게 된 바에 따르면, 대체의학의 치유 내용과 방식이 인간의 자연치유력을 강하게 또는 약하게나마 돕는다는 점에서 서양 현대의학과 대비되는 것으로 판단했다.

　우리는 자연치유의 사례가 흔하게 나타남을 쉽게 경험할 수 있다. 칼에 손을 베일 경우 통증을 느끼게 되는데, 곧 피가 흘러나온다. 잠시 후 피는 굳어지는 덩어리를 만들면서 멈추고 이어서 딱지가 생기는데 염증이 형성된다. 얼얼하게 느껴지면서 다소 붓고 미열도 조성된다. 그리고 며칠 후 딱지가 떨어지면서 손가락은 정상으로 회복된다. 몸에서 자연치유가 일어난 것이다. 이 과정을 의학적으로 살펴보면, 통증과 뇌의 상관적 시스템 속에서 신경생리적 반응에 따라 말초신경계가 자극을 받아 피 덩어리를 만들고 백혈구가 상처 부위에서 세균 침입을 막으면서 죽은 세포를 정리하는 면역반응을 조성하며, 피부조직의 건축학적 재구성이 이루어지면서 새살이 돋아나 마침내 피딱지를 떨어뜨린다.

　자연치유는 인간에게만 나타나는 것이 아니다. 도롱뇽은 꼬리를 붙잡히면 꼬리를 잘라내고 도망친다. 얼마 후 꼬리가 재생되는데, 자연치유가 일어난 것이다. 자연은 신비하게도 인간의 질병 치료에 결정적 도움을 주기도 한다. 와일의 보고에 따르면, 류머티스성 관절염을 앓던 86세의 할아버지가 어떤 약에 의해서도 병이 낫지 않는 오랜 동안의 고통을 겪어왔는데 어느 날 벌에 다리를 쏘인 뒤 며칠간 붓고 아픈 통증을 보이다가 회복되고 나서 더 이상 관절염을 앓지 않게 되었다고 한다. 실제로 벌독에 강력한 염증치료 작용이 있어서 봉침치료는 대체의학의 한 방안으로 구사되고 있다. 물론 사람에 따라 부작용 가능성도 있으므로 유의해야 한다.

그렇다면 (양)의사들은 자연치유에 대해 모르고 있는 것인가? 어느 정도는 알고 있을 것이다. 문제는 현대의학의 체계가 대체로 그것을 무시하거나 역행하는 방향으로 나아가고 있다는 데 있다. 와일이 현대의학을 거부하고 대체의학을 찾아 나서면서 자연치유에 일차적 주목을 하게 된 연유가 있을 것이다.

현대의학은 근대과학의 패러다임에 따라 인체를 방법론적 개체론과 원자론, 물리주의 유물론의 시각으로 조망한다. 3장에서 상세히 거론한 바와 같이 서양 현대의학은 생물(기계)의학 모델biomedical model에 근거하고 있는데, 이것이 "수련의들에게 치유체계라는 관점을 제시하는 일을 매우 어렵게 만든다"고 보았다. 치료의 객관성을 확보한다는 이름 아래 기계론의 의학적 모형을 인체에 들이대는 한에 있어서 기계의 자연치유를 상정하는 것은 어려울 수밖에 없다.

서양의학계는 생물(기계)의학의 모델이 자연치유라는 개념을 수용하지 못하고 있지만, 실제로 그런 경향성이 나타나고 있음을 외면할 수 없어서 차선으로나마 면역력immunity이라는 개념을 사용하고 있다고 판단된다. 그런데 면역免疫이라는 표현 자체는 전염에서 면제된다거나 질병에서 벗어난다는 의미로 다분히 회피적이면서 수동적인 개념이다. 이에 반해 자연치유는, 충분하든지 그렇지 않든지 간에, 병마가 찾아올 경우에 몸이 스스로 이겨내거나 나아지도록 이끄는 자연적 성향을 갖고 있음을 드러낸다는 점에서 능동적 개념이라고 할 것이다. 이렇게 보면 자연치유력이 면역력과 유사함에도 불구하고 대조적으로 다른 바가 있다.

의학이 자연치유 체계를 무시하는 방향으로 나갈 수 있고, 반대로 이를 적극 돕는 데 초점을 맞출 수 있다. 전자에는 서양 현대의학이 속하고, 후자에는 동아시아 전통의학을 필두로 한 대체의학이 포함된다. 현대의학이 여전히 중요한 역할을 담당해야 하지만, 그것만을 유일한 것으로 받아들일 이유는 없다. 그것은 더 나은 단계로 질적 도약을 해야 하며, 그렇게 되기 위해 자연치유를 중시하는 방향으로 선회해야 한다. 집필자가 제기하는 생태의학의 모형은 앤드류 와일의 견해에 부응한다. 생태의학의 모형에서는 자연과 유기적 관계에 놓인 인간과 생물이 자연치유 기능을 갖는다고 보는 것은 매우 자연스럽기 때문이다.

대체의학의 출현

현대인은 산업화와 보건위생 및 의학의 발달로 인해 물질적 풍요를 누리면서 과거보다 월등히 오래 살게 되었고 적지 않은 병도 양질의 치료를 받으며 살고 있다. 큰 흐름으로 보면 역사적 발전이 이룩되었다고 보아야 한다. 그러나 또 달리 보면, 잘사는 나라에서는 고혈압과 당뇨, 뇌 및 심혈관계 질환 등 이른바 선진국병이 많이 발생하고 있는데, 20세기 중후반부터는 여기에 환경성질환(예, 아토피 피부염과 자궁내막증, 암, 각종 희귀병 등)까지 추가되고 있는 형세이니 현대인은 끊임없이 발병을 촉진하는 문명 구조 속에 놓여 있는 셈이다.

현대의학이 모든 질병을 지금 당장은 아니라고 하더라도 장차 대부분을 치료할 수 있다면, 걱정을 붙들어매도 될 것이다. 그러나 의학에 깃든 철학적 원리를 살펴보면, 마냥 낙관할 수만은 없다. 선진국병도 그렇지만, 특히 환경성 질환에 관한 한 비관적임을 고백하지 않을 수 없다. 이것은 산업사회의 패러다임 속에서 발전한 현대의학 자체의 구조적 한계로 인한 것이다.

서양 현대의학은 과학적 의학을 지향하면서 원자론적 기계론과 경험론의 법칙주의에 의거하여 단선적 인과관계 선상에서 질병을 파악하고 객관적 임상실험을 거쳐서 확인한 치료방식을 구사하기 때문에, 살아있는 인체의 자연치유력을 간과할 뿐만 아니라 다변적이거나 나선형의 인과관계 속에서 발생하는 병은 질병disease으로 간주하지 않거나 그저 질환illness으로 여겨서 치료에 임하더라도 완치에 실패하는 한계를 보일 수밖에 없다.

　후기 산업사회는 환경성질환의 발생을 가속화하고 있는데, 현대의학이 이것을 필두로 한 각종 질병을 제대로 치료하지 못하고 있다면, 선진국 시민의 입장에서는 다른 방도를 강구하지 않을 수 없다. 바로 이런 배경에서 대체의학이 대두하기 시작했다. 말 그대로의 의미로 보면, 서양 현대의학이 한계에 봉착했으니 이것을 대체할 새로운 의학을 추구하자는 것으로 미국과 서유럽 등 서구 선진국에서 태동하였다.

　영국의 경우 현대의학의 구조적 문제를 인식한 찰스 황태자가 일찍이 1982년에 대체의학을 호의적으로 언급한 이후 의학계가 검토를 거쳐 세부적 연구를 진행하였고 이를 현장에 적용하는 과정에 있다. 독일도 영국과 비슷한데 18세기 말에 하네만S. Hahnemann에 의해 창안된 동종요법의 흐름을 더욱 증폭시키면서 허브 등 천연약제의 의약적 효용성을 계속 발굴하고 있고, 심지어 중국의학의 침술요법도 수용하여 서양의학과 교류하는 협력적 통합의학의 방도를 가장 적극적으로 개척하고 있다. 프랑스도 마찬가지다.

　미국의 경우에는 현대의학의 메카라고 해도 좋을 정도로 탄탄한 체계가 구축된 상태이니 만큼 다른 의학적 치료 여지를 허용하기가 쉽지는 않다. 결국 1970년내부터 미국인들이 대체의학의 방안을 찾아서 타국으로 떠나는 의학적 엑소더스가 두드러지기 시작했다. 그 치료가 제도적으로 허용되는 멕시코나 서유럽으로 떠나는 행렬이 계속 이어지자 마침내 변화가 모색되었다. 미국 제도권 의학의 본산인 국립보건원NIH이 마침내 1992년에 대체의학국을 두었고, 1998년에는 내부에 두는 전문 연구기관으로 보완대체의학센터NCCAM(2014년에 보완통합보건센터NCCIH로 명칭 변경)를 출범시키기에 이른다. 이런 사회적 추세에 맞추어 하버드의대도 2002년에 통합의학센터를 설치하여 대체의학에 대한 시대적 요구를 과학적이거나 합리적으로 수용하는 태도를 보이고 있다.

　1998년에 발간된 미국의학협회저널에 따르면, 미국인 가운데 보완대체의학의 치료를 받는 미국인의 수가 1990년에 34%였는데 1998년에는 42%로 늘어난 것으로 나타났다. 이런 추세에 맞추어 의학교육 기관에서도 변화가 도모되고 있는데, 전체 의과대학 가운데 50% 이상의 대학에서 대체의학을 가르치고 있는 것으로 드러났다. 전국의 병원도 보완대체의학의 요법을 시행하기 시작했는데, 1999년에 7.8% 수준이던 것이 2008년에는 37.7%로 대폭 늘어난 것으로 보고되었다.

대체의학의 기본 특성

대체의학이란 용어는 서양의 시민들이 답답한 의료 현실에 비추어 발굴한 것이다. 서양인이 자신들의 현대의학에 한계가 있다고 판단하여 이를 극복하기 위한 의학운동을 전개하는 과정에서 나온 표현인 것이다. 이런 맥락에서 대체의학은 과학적 방법을 사용하여 수집된 증거에 근거한 것이 아니지만 의학적 치료와 치유 효과를 내는 것 일체를 나타낸다. 보완의학complementary medicine은 대세 흐름상 현대의학이 대체의학을 일정하게 수용하지 않을 수 없게 된 사태 속에서 과학적 방법을 사용한 것으로 입증되지 않았다고 하더라도 주류의 제도권 서양의학 발전에 도움이 되기 때문에 보완적 차원에서 끌어안는 형세의 의학을 나타낸 것이다. 보완대체의학CAM은 대체의학과 보완의학을 함께 묶은 줄임말이다. 그리고 통합의학integrative medicine은 말 그대로 서양 현대의학과 대체의학이 하나로 융합되는 의학을 나타낸다.

대체의학은 오늘날 두 방향으로 전개되고 있다. 하나는 제도권인 서양 현대의학의 시스템 속에서 그 단점을 보완하거나 서로간의 통합을 모색하려는 방향이고, 다른 하나는 비제도권 진영에서 모든 가능성을 열어놓고 자유롭게 새로운 의학을 추진하는 방향이다.

먼저 제도권의 접근을 살펴보자. 미 국립보건원 산하 당시 보완대체의학센터는 보완대체 치료법을 다섯 가지의 주요 유형으로 분류한 바 있다. 제1유형은 전체성 의학체계whole medical systems인데, 전통의 중의학과 자연요법, 동종요법, 인도 아유르베다 의학을 포함한다. 제2유형은 심신상관mind-body interventions 분야로 정신의 상태가 신체 기능에 영향을 끼친다는 전제 아래 정신과 영혼, 신체 사이에서 일어나는 상호결속을 연구하여 적용한다. 제3유형은 생물학biology 근거 요법으로 허브나 음식, 비타민, 천연물질과 같이 자연에서 발견되는 것으로 치료하는 분야다. 제4유형은 신체body의 조작요법으로 운동이나 척추 및 골격 바로잡기를 통해 치료하는 것인데, 카이로프락틱이나 정골요법이 이에 해당한다. 제5유형은 에너지의학energy medicine으로 전자기 등의 에너지를 이용하여 치료하는 방법인데, 다른 치료 유형에 비해 실험을 통한 검증이 가능한 분야라고 할 수 있다.

  (서양)의사 로젠펠드I. Rosenfeld는 비제도권 진영에서 벌어지고 있는 시민사회의 대체의학을 집중적으로 연구하였는데, 그것(특히, 전체성 의학)의 핵심 원리를 다음과 같이 다섯 가지로 분별하고 있다. 첫째, 마음과 신체를 분리하지 않고 하나로 본다. 둘째, 건강을 인체의 최적 상태로 보아 병이 난 후의 치료보다 사전 예방을 중시한다. 셋째, (앤드류 와일이 밝힌 바와 같이) 인체가 자연치유력을 갖고 있다고 믿는다. 넷째, 환자의 병을 살필 때 발병의 국소적 부위에만 초점을 맞추는 것이 아니라 몸 전체의 상황을 파악하려고 한다. 다섯째, 환자의 식습관과 음주, 운동, 삶의 만족도 등 전반적 환경요인을 고려하여 살핀다.

  원리직 차원에서 대체의학은 서양 현대의학과 대조적이다. 두 가지를 핵심으로 꼽을 수 있는데, 방법론과 자연치유의 기준에 따른 분별이다. 첫 번째 대조적 측면은 인체의 건강과 질병을 파악하는 방법상의 차이가 있다. 현대의학이 개체론적 원자론을 채택하고 있고 대체의학은 전체론(또는 전인주의)을 수용하고 있다는 점이다. 현대의학의 생물(기계)의학 모델은 인체가 낱개 단위(즉, 개별 물질)의 단순 집합체이고, 그 관계에는 외적인 기계론적 법칙이 통용된다고 본다. 반면 의미 있게 수용되는 대체의학은 인체의 각 부분이 전체론적인 관계성을 내적으로 띠고 있어서 신체의 특정 질병을 파악할 때 그것의 기능 약화가 다른 장부나 정신상태, 심지어 사회적(최근에는 환경적) 여건과도 결부되어 있다고 본다.

  두 번째 대조적 측면은 자연치유를 간과하느냐 북돋느냐로 갈린다. 현대의학은 기계문명에 맞추어 (병원 및 제약)산업의 성장에 부응하고 돈이 되는 방향으로 실험실 연구와 임상실험을 진행하는 탓에 자연치유를 무시하기 일쑤인 공격적 치료도 선뜻 구사하는 반면, 대체의학은 시간이 걸리더라도 자연치유력을 돕는 방향으로 치료와 치유를 수행한다. 예컨대 현대의학은 생활 속에서 유해한 세균에 노출되지 않도록 청결을 유지토록 하면서 몸 속 세균에 대해서는 항생제를 투입해서라도 이를 박멸하는 조치를 취하는 반면, 대체의학은 각종 세균에 노출되더라도 병에 걸리지 않도록 자연치유 체계를 강건하게 유지하는 데 주안점을 둔다. 여기서 보듯이 우리는 질병의 상태에 따라 각각이 나름의 특성으로 기여를 하고 있지만, 또 그에 따른 한계를 지니고 있음을 알 수 있다.

대체의학의 실제

대체의학이 서구인의 입장에서 태동된 깃임을 감안할 때, 대체의학의 총아로 한의학(거의 중의학으로 알려져 있음)을 들 수 있다. 그것은 와일도 많은 기대감을 드러낸 바와 같이 자연치유를 중시하면서 침구와 약초 등을 효과적으로 사용하여 치료를 하는 체계로 구축되어 있다. 한의학이 주역과 유학사상, 도교의 양생술養生術에서 커다란 영향을 받은 데서 알 수 있듯이 인체를 자연의 소우주로 파악하여 음양오행의 관점에서 다가가면서 마음가짐도 몹시 중요하게 여기고 있는데, 수천 년 임상 경험의 축적에 의해 효용성이 탁월한 것으로 판명된 침구학과 본초학을 보다 특별하게 발전시킨 이력을 갖고 있다. 자세한 것은 다음 여러 장에 걸쳐서 그 철학적 원리와 임상적 효용에 대해 설명을 할 것이다.

대체의학의 다른 분야로 인도의 아유르베다Ayurveda의학을 꼽을 수 있다. 그 형성은 종교와 밀접하다. 기원전 1,500년 경 인도대륙에 침입한 (인도)아리안 족은 선조 유목민 시대의 자연관을 정리한 베다 경전을 편찬하여 이를 숭앙하는 브라만교를 만들었는데, 그 계급차별적 특성으로 인해 기원전 5세기에 태동한 불교의 융성에 자극을 받아, 인더스문명을 구축했던 선주민의 토착신앙을 포용하는 양상의 힌두교로 재탄생시키게 된다.

힌두교의 주요 경전으로서 마하트마 간디가 성경처럼 암송했다는 바가바드기타는 해탈에 이르는 길을 세 가지로 설정하고 있다. 첫째는 영혼과 육체의 바른 관계를 인식하는 지식의 길jñāna yoga이고, 둘째는 욕심 없는 마음으로 의무를 다하는 행위의 길karma yoga이며, 셋째는 어떤 사회적 지위에 있든 신(실제로 무수히 잡다한 신)에게 헌신을 다함으로써 해탈에 이르는 신애의 길bhakti yoga이다. 오늘날 수많은 인도의 하층민들이 차별적 문화풍토에도 불구하고 혁명적 제도개혁에 선뜻 나서지 않는 데는 그들에게 주어진 신애의 길을 깊은 신앙심으로 추구하고 있다는 데서 찾을 수 있을 것이다. 어찌 되었든 여기서 주목해야 할 바는 인도인이 해탈에 이르는 나름의 깊은 정신세계를 구축하고 있고, 그 길이 바로 요가yoga라는 점인데, 이것이 신체동작과 강하게 결부되어 미국 등 서유럽으로 전파되어 대체의학의 정신수양과 신체단련의 한 방안으로 중시되고 있다는 점이다.

아유르베다의학은 영혼과 정신의 세계를 중시하는 힌두교의 우파니샤드 문헌과 그 영향으로 탄생한 상키야, 요가, 베단타 철학 등을 배경으로 신체의 사종 질병을 고치는 방도를 적극 구사하고 있다. 다만 힌두교가 지역에 따라 다른 복잡한 다신교 체계를 갖추고 있듯이 그 의학도 보편적 체계화가 어려운 혼합적 양상을 띠고 있다는 점도 간과해서는 안 될 것이다.

아유르베다의학은 복잡하지만 한 방향에서 단순화하여 다가가면, 인간의 생명이 영혼과 마음, 감각, 몸으로 구성되어 있다고 보고, 또 몸은 세 가지(공기와 불, 흙/물) 요소의 결합으로 이루어져 있다고 판단한다. 이를 기초로 각 질병을 체질과 관련지어 파악하고 있다. 첫째, 공기로 상징되는 바타vata 위주의 체질은 에너지가 넘쳐서 바쁘게 활동하는 삶을 사는데, 허리가 약하고 관절염, 신경계질환에 시달리기 쉽다. 둘째, 불로 상징되는 피타pitta 위주의 체질은 급한 성격의 소유자로 경쟁을 좋아하고 쉽게 화를 내며 공격적인 삶의 태도를 갖는데, 간이 약하고 담석증과 위궤양 등에 시달리게 된다. 셋째, 흙 또는 물로 상징되는 카파kapha 위주의 체질은 온순하여 매사 느리게 행동하는 자세를 갖고 있는데, 기관지염과 폐렴 등 호흡기가 약하다는 결점을 지닌다. 바로 이 세 가지 요소의 상관성에 의해 진맥을 하고, 음식이나 약초로 질병을 고치는 처방을 내리고 있다. 독소를 배출하는 해독에도 많은 주의를 기울이는 편이다. 무엇보다도 인도 전통의학은 명상을 강조하는 등 질병의 치료보다 건강한 영혼과 마음, 신체를 유지토록 인도함으로써 병의 예방에 주안점을 둔다고 볼 수 있다.

현대의학의 출현 이전까지만 해도 약초요법herbal therapy이 서양에서도 전래되고 있었으므로 대체의학이 이것을 수용하는 것은 자연스러웠다. 예컨대 화란국화feverfew는 고대 그리스 문헌에 염증과 부종, 생리통에 효과가 있고 열을 내리는 데 사용된다고 기록되어 있는데, 요즈음에도 수용되고 있으며 편두통 치료에도 쓰이고 있다. 과학적 조사에 따르면, 여기에는 뇌혈관 팽창(이로써 야기되는 편두통)을 억제하는 파르테놀라이드라는 화학물질이 함유되어 있는 것으로 밝혀졌다. 의사 로젠펠드는 임상적 관찰을 토대로 이것에 부작용이 없어서 계속 복용해도 좋지만, 편두통 예방의 치유 기능은 없고 단지 통증을 사라지게 하는 것으로 판단하고 있다.

감국과 아스피린, 화란국화

감국(산국화)은 한의학의 본초학에 따를 경우 성질이 약간 차면서 맛이 달고 쓰다. 그것은 열을 내려주고 눈을 밝게 하며 두통을 치료한다. 특징적인 것은 그것이 '간양기의 과잉상승肝陽上亢'에 따른 기운을 끌어내린다는 것에 주목해야 한다. 이점은 현대의학이나 서구의 대체의학이 간과하거나 놓치고 있는 부분이다. 국화차나 결명자가 눈에 좋거나 두통을 해소한다는 것은 간기 항진에 따른 팽창 기운(뇌압 등)을 끌어내림으로써 충혈 된 눈을 정상화하고 (편)두통을 사라지게 한다는 뜻이다. 이에 주의할 점은 두 가지다. 간기가 약해서 눈에 혈액을 제대로 공급하지 못해서 나타나는 눈 흐릿한 증상의 경우 감국이나 결명자의 복용은 사태를 더욱 악화시킬 수 있다는 점이다. 또한 그것들은 주로 상승된 간기를 끌어내리는 데 작용하므로 어떤 이유로든 간양상항의 지속 상태를 원천적으로 해소하는 데는 한계가 있다. 근본 해결책은 단방이 아니라 관계성을 고려한 여러 약재를 구사하는 복합처방에 의해서 이루어져야 할 것이고, 그런 연유로 한의학은 군신좌사의 복합처방을 하는 것이다.

현대의학의 약품인 아스피린은 두통에 효과적이고 고혈압을 억제하지만 인공적 화학물질이어서 약간의 부작용(예, 피를 묽게 함으로써 출혈 시 지혈이 어려워짐)을 동반하면서 또한 근원적 해소를 못해냄으로써 환자에게 평생 복용토록 만든다. 화란국화 역시 로젠펠드가 경험적으로 살핀 바와 같이 일시적 통증 해소에 그칠 뿐 원천적 치유를 하는 데는 그 한계가 명확하다고 할 것이다.

대체의학의 약초요법은 서구적 인식체계의 한계로 인해 대부분 단방, 즉 한 가지 약초 처방에 초점이 맞추어져 있다. 에키나세아echinacea는 아메리칸 인디언들에게 애용되던 것으로 종기와 화농성 상처, 해충에 물린 상처 부위를 치료하는 데 효과적일 뿐만 아니라 비타민C를 많이 함유하고 있어서 감기와 독감 치료에 쓰이고, 면역체계의 세포 생산을 돕는 것으로 알려져서 애용되고 있다. 카모마일chamomile은 독성이 없는 약초인데 차로 마실 경우 불면증을 완화시켜주고 근육경직을 풀어주며 관절통과 생리통을 경감시켜준다. 또한 연고로 사용할 경우 습진을 치료하고 상처를 빨리 아물게 한다. 알팔파alfalfa는 단백질과 칼슘은 물론 미네랄과 각종 비타민과 엽록소를 함유하고 있어서 피로를 풀어주는 강장제 기능이 있고 입덧과 알레르기, 관절염에 좋다고 알려져 있다. 다만 상시 복용할 경우 혈소판과 백혈구, 적혈구를 감소시키는 부작용도 있는 것으로 파악되고 있다.

아로마요법aroma therapy은 식물에서 채취하여 압축한 에센셜오일로 향기를 쐬게 하거나 이를 마사지 해줌으로써 병을 치료하는 방도이다. 이것은 1920년대에 프랑스의 한 화학자가 손에 심한 화상을 입은 상태에서 라벤더lavender 오일에 손을 담근 결과 흉터가 빠르고 쉽게 치료되는 것을 경험한 것이 계기가 되어서 태동하였다. 전문적 의학잡지『랜싯The Lancet』이 20세기 말에 파악한 연구보고에 따르면, 라벤더 향수를 맡을 경우 침실의 노인도 어린아이처럼 쉽게 잠에 빨려들 수 있다고 한다. 천식을 완화시키기 위해서는 가습기에 유칼립투스 eucalyptus 오일을 첨가하여 사용하기도 한다.

<사진 4-2> 유칼립투스와 로즈마리, 라벤더 제품

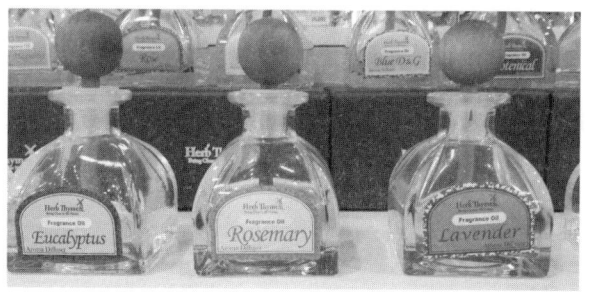

　　동종요법 homeopathy은 그 기원을 고대 그리스의 히포크라테스에게서 찾을 수 있다. 그는 건강한 사람도 무엇인가 다량의 천연물질을 복용했을 때 특정 질병의 유사 증세를 나타내게 되는데, 이런 물질을 소량으로 복용할 경우 그 특정 질병을 낫게 할 수 있다는 사실을 포착한 바 있다. 독일의 의사 하네만은 당시 주류 의학이 매우 야만적인 데 대해 경악하고 있었던 까닭에 히포크라테스의 언급을 중시하여 1790년대에 다양한 실험을 시행하면서 희석을 거듭하여 추출한 극미량의 천연물질이 특정 질병에 대한 신체의 자발적 방어체계를 강화할 뿐만 아니라 그 증상도 치료할 수 있다고 판단하였다. 이런 원리에 따라 식물의 꽃과 뿌리, 열매 등에서 추출한 극미량의 희석한 물질을 물약(추후 알약이나 분말)으로 만들어서 여러 질병을 치료하는 데 사용하고 있다. 물론 현대의학의 약리학적 관점에서 보면 이것은 비합리적이어서 위약효과만 갖는 것으로 치부된다. 그러나 제너의 종두법이 유사한 방도로 천연두를 치료했다는 점을 상기할 필요가 있다. 우두에 걸린 젖소 분비물에 살짝 노출된 하녀들의 경우 그 면역체계가 천연두로 간주하여 방어적 항체를 용이하게 만들어냄으로써 천연두에 걸리지 않게 하는 것처럼, 극소량의 천연물질이 질병을 예방하거나 낫게 할 수도 있다고 추정할 수 있다. 동종요법이 약리학적으로는 취약하지만 면역학

적으로 의미가 있을 수 있다는 점이다.

　　질병을 신체 골격의 이상에서 찾아 이를 바로 잡음으로써 고치는 대체의학의 방도도 여럿 개발되었다. 정골요법osteopathy이 그것의 하나인데, 창시자는 미국의 앤드류 스틸Andrew T. Still이다. 그는 의대를 다니던 중 남북전쟁에 참전하게 되었고, 이때 많은 환자들을 겪으면서 인체에 자연치유 기능이 있음을 깨달았다. 인체는 병에 맞서는 스스로의 치유 기능을 갖고 있는데, 골격에 이상이 발생하면 근육과 신경에 영향을 끼쳐 각종 병리적 증상을 호소하게 되고, 이때 척추와 관절을 손으로 주물러 재배열을 시킬 경우 적지 않게 치료되는 것을 확인하였다. 오늘날에도 그 전통의 맥을 잇는 계열이 존재하고 있지만 드문 편이라고 한다. 반면, 약물과 수술을 병행하는 방식으로 변질된 경우가 다수인 것으로 알려져 있다.

　　일생에 걸쳐 허리 부근의 통증, 즉 요통을 느끼지 않는 사람은 거의 없다고 해도 과언이 아닐 것이다. 약하게 느낄 경우 찜질 성격의 파스를 붙이거나 아스피린 또는 타이레놀을 복용하는 정도로 이겨내는 경우가 많다. 그러나 문제가 조금 깊어서 병원을 찾아가면 X선이나 CT, MRI를 찍는 수순을 밟게 되고, 이어서 외과수술을 받게 되는 사례가 적지 않다. 그런데 대체의학은 현대의학이 마지막에나 취해야 할 강공책의 수술을 너무 남용하고 있다고 지적한다. 그러면서 다른 대안을 찾고자 한다. 이때 카이로프락틱chiropractic이 강구될 수 있는데, 역시 척추를 교정하여 병을 치료하는 대체의학의 한 요법이다. 19세기 말 정골요법에 관심을 갖고 이를 연마하여 진료소를 차리게 된 한 치료사는 입주 건물의 관리인이 오래 전에 허리를 다친 이후 청각도 잃게 되었다는 사실을 알게 되었고 진찰 결과 척추의 뼈 하나가 돌출해 있음을 발견하였다. 손을 사용하여 뼈를 정상 위치로 회복시키자 곧바로 청각도 회복되는 놀라운 경험을 하게 된다. 이 실제 사례가 계기가 되어 척추 교정에 따른 질병 치료법이 발전하게 된 것이다. 이것은 한의학에서 척추를 따라 흐르는 경락에 침이나 뜸, 또는 지압 마사지를 하는 것과 유사하다고 할 수 있다.

　　에너지 의학도 대체의학의 한 분야이다. 현대의학의 생물(기계)의학 모델은 뉴턴역학에 기반을 둔 까닭에 질병을 일으키거나 그것이 발생하는 개체의 국소성에 초점을 맞추는 반면, 에너지 의학은 인체를 분리된 기계적 실체로 보는 것이 아니라 우주적 에너지가 흐르는 관계적 망의 한 매듭, 즉 에너지 흐름이라는 과정에 속한 관계적 실체로 조망한다. 에너지 의학은 양자역학quantum mechanics에 의거하여 인체를 포함한 만물이 각각의 에너지 파동으로 서로 얽히고설킨 에너지 바다 속에서 밀접하게 연결되어 있다고 본다. 에너지의학은 현대의학과 다른 관점의 차이를 나타내고 있는데, 패러다임의 전환을 요청한다. 인체가 고압선 전압기나 TV, 핸드폰 등의 전자파에 과다하게 노출될 경우, 해로운 영향을 받는다는 것은 잘 알려진 사실이다. 그렇다면 역으로 이로운 광선이나 전자파를 활용하여 인체의 질병도 고칠 수 있다고 보아야 한다. 신체의 자기 에너지를 해독하여 영상으로 내부를 세세히 들여다보는 MRI는 부분적으로 양자역학의 패러다임에 속하는 것으로써 진단 분야에서 활용되고 있는 기계이다. 그렇다면 같은 패러다임에 따라 이를 치료 기법으로 활용하는 것도 가능할 것이다. 현재는 초기 단계라서 매우 미흡하지만 빛을 이용하는 광선요법이나 전자기와 자석을 활용하는 방도 등이 강구되고 있다.

에너지에는 실험기기로 측정이 가능한 것이 있는 반면, 아직 측정해낼 방도를 찾지 못해서 측정이 안 되는 것도 있다. 한의학(특히 침구학)이 상정하는 기氣나 아로마요법의 향기가 측정 안 되고 있는 에너지 범주에 포함될 것이다. 침구학鍼灸學은 기가 흐르는 핵심 통로인 경락체계 선상에서 요충지인 특정 혈위穴位에 자극을 주고, 여기서 형성된 에너지가 파장을 조성하며 파급되다가 마침내 연관된 장부에 전달됨으로써 그 자연치유력을 회복시켜서 건강을 유지하거나 질병을 치료하는 접근 방법이다. 이런 관점에서 침구학은 에너지의학에 포함된다고 할 것이다.

심신요법mind-body therapy은 신체의 질병이 마음의 병에서 유래하거나 이와 결부되어 있는 경우가 많으므로 마음의 상태를 건강하게 조성하는 데서 질병의 치료가 이루어져야 한다고 판단한다. 현대의학은 눈에 보이는 질병이 경험적으로 파악되는 특정 병인에서 기인한다는 인과적 물리주의의 기계론적 지평에서 벗어나지 못하고 있지만, 오늘날 대다수 의사들이 스트레스를 언급하고 있다는 데 주목할 필요가 있다. 본래 스트레스는 한 사물에 압력을 가할 때 그것에 팽팽하게 조성된 물리적 긴장상태를 나타내는 것이었는데, 유사하게 인간도 가정이나 학교, 직장 등 다양한 사회물리적 여건에 노출되어 있을 때 긴장상태에 놓이게 되는 경우가 많다. 인간을 기계로 볼 경우 물리적 스트레스만 조성된다고 간주하면 되지만, 인간이 물리적 신체와 더불어 비물리적 정신을 함께 구비하고 있다고 볼 경우 정신적 스트레스가 조성된다고 볼 수 있다. 즉, 외부의 물리적 자극이 정신상태에 영향을 주게 되는 것이다. 물리주의에 따르면, 외부의 한 물리적 자극이 원인이 되어 인체 내에 아드레날린과 같은 특정 물질을 결과로 분비하게 될 뿐이고, 이런 기계론적 법칙 선상에서 인간이 자유의지에 따라 무엇인가를 해낼 여지는 전혀 없게 된다. 그러나 현실은 물리주의의 생물(기계)의학 모델과 판이하게 다른 양상으로 전개됨을 알 수 있다.

심신요법은 우리가 마음먹기에 따라 외부에서 오는 물리적 자극을 정신적 스트레스로 완화시켜서 받을 수 있고, 때로는 해소를 통해 아예 무력화할 수도 있다는 것을 제시해준다. 여기서 기계론적 법칙에 포섭되지 않는 정신의 자율성autonomy of the mental을 확인할 수 있게 된다. 서울올림픽이 열리던 1988년에 재미과학자 이상구 박사 신드롬이 형성된 적이 있었다. 그가 전국에 채식주의 열풍을 불게 하였지만, 진짜로 전하고자 한 메시지는 따로 있다. 즉, 그는 짜증과 신경질로 뭉친 부정적 성격의 소유자는 사소한 물리적 자극에도 아드레날린의 분비를 가능하게 만들어서 자신의 몸을 점차 병들게 만드는 반면, 즐거운 마음가짐을 가진 긍정적 성격의 소유자는 심리적 스트레스도 덜 받거나 해소하며 종종 엔도르핀을 분비하게 함으로써 건강한 삶을 영위할 수 있다고 주장하였다. 심신요법의 필요성은 바로 여기에 있다. 현대인은 복잡한 사회 속에서 온갖 스트레스를 받지 않을 수 없다. 이때 기도와 묵상, 명상 등 종교적 영성에 의지하거나 공동체 구성원과 즐겁게 나누는 정서적 공감의 대화, 스포츠와 같은 각종 모임에 동참하는 즐거운 행위 등을 통해 신체의 질병을 위축시키거나 해소할 수 있다는 점이다.

대체의학에는 언급한 것 이외에도 많은 것들이 시행되고 있다. 단식과 최면술, 수(水)치료법, 이미지요법, 각종 식이요법 등이 있다. 여기에는 과학적 방법을 사용하여 수집한 증거에 근거하고 있지 않지만 질병의 치료나 사전 예방에 효과적인 방도가 모두 동원되고 있다고 할 수 있다. 이런 방도가 모색되는 연유는 현대의학이 갖는 근원적 한계 때문일 것이다.

대체의학의 한계와 성찰적 지향

대체의학은 서양에서 현대의학의 한계를 극복하기 위해 요청되었다. 서유럽의 경우, 적어도 수십 년에 걸쳐서 대체의학의 방도가 여러 분야로 개척되었다. 비록 발전 도상에 놓여 있기는 하지만 이에 대한 중간 점검이 가능하다고 본다.

대체의학과 현대의학을 저울추에 올려놓고 평가를 하면 압도적으로 현대의학으로 기울고 있음은 분명하다. 이것은 현대인 대다수가 어쩐히 병에 걸렸을 때 서양의학의 병원을 찾는다는 데서 확인할 수 있기 때문이다. 현대의학이 진단과 치료에 위력적임은 뚜렷하며, 이 점은 주지의 사실이다. 이것이 뜻하는 바는 대체의학이 아직 제 역할을 못하고 있음을 나타낸다. 실제로 중의학(또는 한의학)을 제외하고 말할 경우, 대체의학 종사자 가운데 수준 이하로 분류할 수 있는 경우가 대다수라고 해도 과언은 아닐 것이다.

대체의학을 연구한 의사로서 이에 우호적인 로젠펠드는 아유르베다의학의 처방에 황당무계한 방안이 적지 않게 포함되어 있음을 소개하고 있다. 알코올중독에는 염소 똥을, 변비에는 우유와 오줌을 섞어서, 발기불능에는 오줌으로 관장한 뒤 공작의 고환을 갈아 먹이는 방식으로, 출혈이 계속될 때 멈추게 하려면 동물 피로 관장하는 등의 처방이 제시되어 있다. 인도에서 유구한 역사와 전통을 갖고 있는 아유르베다의학조차 왠지 합리성을 결여한 요소들이 적지 않게 함유되어 있다면, 역사가 일천한 다른 대체의학의 분야 역시 의구심의 눈으로 보지 않을 수 없다. 이제 대체의학도 옥석을 가릴 단계가 되었다고 본다.

대체의학은 지향하는 바의 성격을 명료하게 인지하는 선에서 발전을 도모해야 한다. 서양 현대의학이 개체론의 방법에 따라 원자론적 미세화로 접근하는 강점을 갖고 있기 때문에, 이와 대조적인 대체의학은 전체론(또는 전인주의)의 방법으로 접근하는 경향을 띠고 있다. 그런데 대체의학이 갖는 바로 이런 특성으로 인해 그 단점도 분명히 드러나게 된다.

전체론의 의학은 인체의 장부나 신체적 질병에 대해 내부 서로 간에 그리고 외부와의 긴밀한 연관성 속에서 나타나는 온갖 다양성을 고려하는 방식으로 접근하므로 객관성 확보와 체계화 자체가 본래적으로 어려울 수밖에 없다. 대체의학의 분야에서 돌팔이가 난무하는 연유가 바로 여기에 있다. 이 점은 서양의학이 손쉬운 객관적 표준화에 따라 양질의 의사를 다량으로 배출하고 있는 것과는 사뭇 대조적이다. 결국 대체의학이 신뢰할 만한 의술로 거듭나려면 다양한 성공적 치료 사례를 축적하는 가운데 드러난 원리적 노하우를 지혜롭게 분별하여 장인의 의학으로 정립하여 전수토록 하고, 그렇지 않은 것은 일단 제쳐두는 방식으로 전진해야 할 것이다. 특히 그것이 양자역학에 부응하는 방식의 과학적 의학으로 발돋움을 하게 될 때 매우 의미 있는 역할을 할 것으로 기대된다.

향후 대체의학은 두 방향으로 나아가게 될 것으로 판단된다. 서양에서 태동한 대체의학은 현대의학을 대체할 수준에 이르기 어렵다고 판단되므로 이를 보완하는 방향으로 전개될 것이다. 실제로 그것은 현대의학을 보완하는 방향으로 나아가고 있으므로 보완(대체)의학이라 불리고 있다. 반면 동아시아의 경우는 이와 다르다고 판단된다. 왜냐하면 동아시아 의학은 유구한 역사와 전통을 자랑할 만한 수준에 있기 때문이다. 물론 합리성과 풍부한 임상경험을 바탕으로 치유 및 치료를 위한 원리적 체계화도 차츰 갖추고 있다. 오늘날의 중국은 전통의 중의학을 세계로 수출하는 단계에 있다. 우리나라의 한의학은 근대화의 우여곡절을 겪은 탓에 침체 국면에서 아직 못 벗어나 있지만 조만간 부활할 수 있을 것이라고 전망된다.

동아시아의 관점에서 보면 한의학이나 중의학을 대체의학으로 부르는 것이 적절치 않다. 동아시아에서는 그것이 주류의 전통의학으로서 지금도 의미 있게 유지되고 있기 때문이다. 한의학은 심신이 음양오행의 자연적 질서에 순응할 때 천수를 누릴 수 있으므로 이에 순응하는 방식으로 예방적 치유의 삶을 살도록 권유하고 있다. 한의학은 인체가 음양오행의 질서에서 이탈할 때 질병에 걸리게 됨을 경고하고 있는데, 이런 경우에도 해로운 사기를 배출하고 부족한 것을 보충하여 본래적 조화를 구현하는 사후 치료를 행하고 있기 때문에 원리적으로 인체의 자연치유를 돕는 방향으로 나아가고 있다.

향후에 한의학이 같은 패러다임에 속한 서구적 대체의학을 포용하고 환경성질환을 해결코자 하며, 더 나아가 양자역학에 일치하는 방향으로 발전적 도모를 꾀하게 될 때, 서양의학의 생물의학 모델과 대비되는 생태의학 모델 eco-medical model의 주축으로 스스로를 구체화시키는 것이 가능할 것이다. 이렇게 격상되는 한의학은 서양 현대의학과 대등한 지위에서 서로의 장단점을 나누어 갖게 된다고 보기 때문에 상보성의학으로 나아가는 과정에서 융합의 한 주체가 될 수 있다. 다음 장부터는 관계적 합리성의 견지에서 경험적 성과노 석지 않게 거둔 한의학의 원리적 특성과 구체적 사례를 살피고자 한다.

【참고문헌】
· 오홍근, 『자연치료의학』, 도서출판 정한PNP, 2004.
· 로이 포터, 여인석 옮김, 『의학: 놀라운 치유의 역사』, 네모북스, 2010.
· 앤드류 와일, 김옥분 옮김, 『자연치유』, 정신세계사, 2009.
· 이사도르 로젠펠드, 박은숙·박용우 옮김, 『대체의학』, 김영사, 1998.
· Frawley, D. & S. Ranade, *Ayurveda Nature's Medicine*, Delhi: Motilal Banarsidass Publishers, 2011.
· http://en.wikipedia.org/wiki/Alternative_medicine
· http://nccih.nih.gov/news/press

2부 동아시아 한의학의 생태적 인체 이해

5. 동아시아 자연관과 황제내경, 한의학의 치유

황제내경과 동아시아 자연관

한국과 중국, 일본을 포괄하는 동아시아의 전통의학은 고대 중국에서 기원한다. 중국은 오늘날 자신들의 전통의학을 중의학Chinese medicine이라 표현하고 있는데, 과거에는 한의학漢醫學이라고 불렀다. 우리나라도 중국의 과거식 표현을 수용하여 사용했는데, 1986년에 국민의료법을 개정하면서 주체성을 반영하고자 한의학韓醫學이라 명명하여 오늘에 이르고 있다. 물론 우리가 이렇게 할 수 있었던 데는 조선의 허준이 『동의보감東醫寶鑑』을 1613년에 간행하면서 전래의 최고 의서를 종횡무진으로 인용하고 있을 뿐만 아니라 우리 산하의 향약을 세세하게 열거하여 효능을 밝히면서 중국의 그것과 대비하고자 동의東醫라고 표현한 것에서 그 연유를 찾을 수 있다. 다만 동의보감이 우리 고유의 의학적 처방을 적지 않게 담고 있다고 해도 문헌상에 있어서 중국의 의서를 빈번하게 인용하고 있고, 그 대다수 의서가 최고의 권위로 삼고 있는 것이 있으니 이에 시선을 돌리지 않을 수 없다. 그것은 다름 아니라 한의학의 최고 경전으로 꼽히는 『황제내경黃帝內經』이다.

한국이든 중국이든 한의학의 근원적 원류는 황제내경인데, 「소문素問」과 「영추靈樞」 두 편으로 구성되어 있다. 그것은 형식에 있어서 황제가 의학적 질문을 던지고 의관인 기백이 답변하는 것으로 꾸며져 있다. 그 출간 연대는 확실하지 않

<사진 5-1> 황제내경 소문과 영추

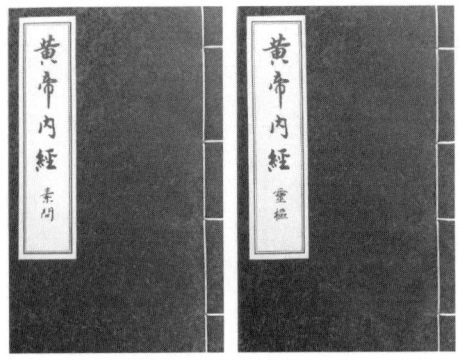

만 시황제의 진秦나라를 무너뜨리고 일어난 한漢나라(B.C.206~A.D.220) 때에 최종적으로 편집되어 간행되었다고 보는 게 정설이다. 당시 이런 저술이 나오게 된 데는 이미 상당한 수준에 이른 춘추전국시대의 의술이 있었던 덕분이다. 오늘날 중국을 영어로는 진나라에서 유래한 표기 China로 부르듯이 전통의학을 한의학이라 명명하게 된 까닭은 한나라 때 의학의 수준이 이미 깊은 경지에 도달했기 때문이다. 황제내경의 영향이 으뜸이었지만, 그것 이외에도 약물을 일목요연하게 정리한『신농본초경』과『상한론』,『금궤요략』등 고전 4대경전이 모두 이때 출현했다. 이런 의학적 토양에서 한나라 말기의 회타華陀가 약초로 마취를 하여 개복수술까지 해내는 정도에 이르면서 대표적인 명의로 추앙을 받게 된 것이다.

화타(華陀, A.D. 145?~208?)
한나라 말기에 활약하였고 앞선 주나라 때의 전설적 인물인 편작扁鵲과 더불어 중국의 대표적 명의로 꼽힌다. 침과 뜸, 약물을 사용하여 질병을 치료하였는데, 경우에 따라서는 자신이 개발한 마취제 마비산麻沸散을 활용하여 전신마취를 한 상태에서 복부를 절개하여 수술하는 등 외과수술에서도 매우 탁월했다고 전해진다.
환자의 안색이나 진맥을 통해 병의 정도를 판단하고 이후 진행 경과까지 예견할 정도로 뛰어났는데, 호랑이와 곰, 사슴, 새, 원숭이의 자연스런 동작에서 본을 딴 오금

희五禽戱라는 기공체조를 창안하여 익히는 방식으로 100세 가까운 나이에도 장년의 기력을 가졌다고 한다. 독화살을 맞은 관우를 수술하여 치료하였고, 조조의 만성두통을 고쳐주곤 하였지만 귀향한 후에는 조조의 거듭된 부름에 핑계를 대면서 응하지 않음으로써 미움을 받아 압송되어 옥사한 것으로 알려져 있다.

    황제내경은 병을 예방하거나 질병을 치료하는 방도를 원리principle에 의거하여 제시하고 있는데, 사람이 태어나서 천수를 누릴 수 있도록 양생養生에 주안점을 두고 있다. 그러면서 핵심 개념으로 도와 기, 음양 및 오행에 대해 언급하고 있다. 따라서 동아시아 전통의학도 서양의 고대의학과 마찬가지로 시대적 철학사상과 밀접하게 관련되어 있을 수밖에 없다.

    중국은 전설상의 삼황오제 시대를 거쳐 하나라와 은나라(또는 상나라), 주나라로 이어지고, 공자의 춘추시대와 맹자로 대표되는 전국시대를 거쳐 시황제에 의해 천하가 통일되는 진나라에 이르며, 곧바로 한나라의 태동으로 나타난다. 유가儒家의 대표적 사상가인 공자가 여섯 가지 경전으로 중시한 육경에는 서경(곧 상서)과 역경(곧 주역)이 포함된다. 『주역周易』「계사전」에서 "한 번은 음이 되고 한 번은 양이 되는 것을 일러 도라고 한다一陰一陽之謂道"고 하면서 "추위가 가면 더위가 오고 더위가 가면 추위가 온다"고 밝히고 있는데, 천지만물을 생성하는 근원이 도이고 그것은 음과 양이라는 대조적 양상의 연속적 뒤바뀜 속에서 드러난다고 본다. 가장 오래된 문헌의 하나인 『상서尙書』 역시 음양을 땅과 하늘, 달과 해, 물과 불, 여자와 남자 등의 대조적 실체로 표현하고 있다.

    동아시아 의학의 발달에는 도가道家와 도교道敎가 유가 이상으로 커다란 영향을 끼치게 되는데, 이는 양생술養生術을 중시하였기 때문이다. 도가의 양주楊朱는 자신의 생명은 귀한 것이어서 천하의 벼슬과도 바꿀 수 없다고 하였고, 노자老子 역시 제 몸을 천하같이 아끼는 사람에게 천하를 줄 수 있다고 하였다. 기氣의 개념은 도의 개념보다 다소 늦게 출현하는데, 유가와 도가 등에서 두루 쓰이기 시작한다. 장자莊子는 자연이란 본디 기를 호흡하는 거대한 땅덩어리라고 언급하였는데, 시초에 흐릿한 가운데 기가 생성되고 이것이 흩어져 있다가 결집되면서 형체를 만들고 마침내 생명을 낳게 되었다고 하였다. 이제 후대에 속하는 장자의 시각에서 앞선 시대의 노자의 우주론을 해석할 수 있게 된다. 즉 "도가 기를 낳고, 하나의 기가 음기와 양기의 둘로 분화되고, 음양의 둘이 조화를 이루는 화기를 낳아 셋으로 발전하며, 셋이 어우러져 만물을 낳는다道生一, 一生二, 二生三, 三生萬物"고 말할 수 있게 된다.

도와 기, 음양의 개념이 출현하여 회자되는 가운데 오행五行에 대한 견해도 자리를 잡기 시작했다. 오행에 대해 신뢰할 만한 언급은 상서의「홍범洪範」에서 오행을 물水과 불火, 나무木, 쇠金, 흙土으로 상징한 것에서 찾을 수 있는데, 홍범은 기원전 3~4세기에 나온 것으로 추정된다. 오행에 대한 구체적 설명은 역시 한나라 건국 당시 이념적 기틀을 세운 동중서董仲舒에게서 찾을 수 있다. 그는 저서『춘추번로春秋繁露』에서 하늘과 땅, 사람이 만물의 근본인데, 하늘이 만물을 낳고 땅은 이를 기르며 사람은 완성한다고 보았다. 그리고 자연에는 음양과 더불어 오행의 이치가 작동한다고 여겼다. 그래서 그는 오행이 목화토금수의 순방향으로 상생相生을 조성하고, 목토수화금의 방향으로 상극相克을 형성한다고 하였다. 상생은 자연적 흐름에 맞추도록 돕는 것이고 상극은 과잉의 부조화로 내닫지 못하게 하는 제약을 나타낸다.

한의학의 최고 경전인 황제내경은 앞선 시대와 당대의 철학사상이 펼쳐낸 자연관에 힘입어 인체를 의학적으로 조망함으로써 샤머니즘의 의술서 탈피하여 경험적 합리성의 지평으로 성큼 올라서게 된다. 다시 말해서 선사시대의 주술적 의술에서 벗어나 천일합일에 따른 인체 소우주론小宇宙論의 시각으로 사람의 양생을 파악하게 된 것이다.

황제내경과 동의보감, 인체

동아시아는 인간이 자연과 다소 다르지만 양자는 내적으로 연계되어 있다고 보았다. 『순자荀子』는 「왕제편」에서 이렇게 말하고 있다.

물과 불은 기가 있지만 생명이 없고, 풀과 나무는 생명이 있지만 지각을 못하고, 금수는 지각을 할 수 있지만 이성적 능력이 없다. 사람은 기가 있고, 생명이 있고, 지각을 할 수 있으며 또한 이성적 능력도 있다. 이런 까닭에 인간을 일러 천하에서 가장 귀하다고 한다.

전국시대 유가인 순자는 성악설을 주장하면서도 인간에게 이성이 있기 때문에 예의를 가르침으로써 선해질 수 있다고 보았던 것인데, 집필자가 주목하고자 하는 바는 사람이나 금수, 식물은 물론 물, 불 등의 사물에도 두루 기가 깃들어 있어서 서로 연결되어 있다는 점이다. 기의 연속적 흐름에 비추어 볼 때 천인이 합일되어 있고 또 오행이 기를 지닌 것으로 파악된다.

황제내경은 이런 자연관에 힘입어 자연 4계절의 운행과 변화에 맞추어 인간이 순응하는 삶을 살 때 천수를 누릴 수 있다고 보았다. 『황제내경: 소문』은 「사기조신대론」에서 이렇게 전하고 있다.

이에 음양과 사계절의 변화는 만물의 생성과 소멸의 시작이자 끝이고, 생사의 근본이다. 그 법칙을 어기면 재해를 입게 되고, 그것을 따르게 되면 질병을 얻지 않게 되니, 이에 도를 얻었다고 한다. 양생의 도는 성인이 따를 수 있지만, 어리석은 자는 이를 지키지 못한다. 음양의 법칙을 따르면 삶을 얻고, 그것을 거역하면 죽음에 이른다. (…) 이런 연유로 성인은 병에 걸린 후에 치료를 하는 것이 아니라 병이 나지 않도록 미리 예방을 한다.

황제내경은 음과 양의 기운이 주기적으로 바뀌는 가운데 4계절이 연속으로 나타나고, 이에 순응하는 삶을 유지할 때 비로소 천수를 누릴 수 있게 된다고 본다. 『동의보감』도 「내경편」에서 사람이 천지간의 음양의 기운을 받고 태어나서 정신적 삶을 고유하게 누리게 됨을 말하고 있다.

사람은 천지의 좋은 기운을 받고 태어나게 되며 음양에 의하여 형체를 이룬다. 그러므로 사람의 몸에는 정精·기氣·신神이 기본이다. 신은 기에서 생기고 기는 정에서 생긴다. 때문에 수양하는 사람이 만일 자기 몸을 수양한다면 이것은 정·기·신의 3가지를 단련하는 데 지나지 않는다.

동의보감은 기와 정, 신 각각에 대해서 보다 특별한 주의를 기울이고 있다. 기는 현대적 의미에서 본다면 자연에서 생성되어 순행하는 물리적 에너지인데, 내적 연계성을 특징으로 하고 있다. 정이란 사람의 생명유지 활동에 기본이 되는 것으로서 부모로부터 선천적으로 받게 되지만 후천적으로도 부양된다. 신은 보이지 않는 무형의 실체인데 인간으로 하여금 의식적인 지향적 삶을 살아가도록 추동하는 것이다.

인간이 동식물과 다른 연유는 정신을 지닌 데서 연유한다고 파악한다. 그러나 정과 신이 기와 내적으로 직간접적 관계를 맺고 있어서 생명을 유지하게 된다고 본다. 바로 이런 맥락에서 동의보감은 아래의 구체적 언급에서 보듯이 인간의 건강한 삶이 기와 정, 신의 고유성 실현과 서로 간의 유기적 조화에 있다고 설파하는 것이다.

사람이 산다는 것은 정신이 있기 때문이고 형체를 유지하고 있는 것은 기가 있기 때문이다. 만약 기가 소모되면 몸도 쇠약하여 오래 살 수 없게 된다. 대체로 있다는 것은 없는 데서 생기는 것이고 형체는 정신이 있어야 유지된다. 만약 생명을 편안히 하지 않고 또 몸을 수양하여 정신을 안정하지 않으면 기가 흩어져서 병이 생길 것이다.

옛적에 신성한 의사들은 사람의 마음을 다스려서 병이 나지 않게 하였다. 지금 의사들은 단지 사람의 병만 치료할 줄 알고 마음을 다스릴 줄은 모른다. 이것은 근본을 버리고 끝을 좇는 것이며 원인을 찾지 않고 나타난 증상만을 치료하여 병을 낫게 하려고 하는 것이다.

동아시아 의학을 서양의 현대의학과 비교할 때 양자 간에는 몇 가지 결정적인 차이가 드러나는데, 그 중의 하나는 전자가 사전 예방을 중시하는 가운데 사후 치료도 하는 의학인 반면 후자는 사후 치료에 집중하지만 사전 예방을 간과한다는 점이다.

미국에는 하버드의대 출신으로서 자연치유spontaneous healing 분야를 개척하여 대체의학을 활성화하는 데 기여한 앤드류 와일Andrew Weil이란 유명한 의사가 있다. 그는 현대의학이 과학기술을 활용하여 질병의 사후 치료에 적지 않은 성과를 올리고 있지만 인체의 자연치유력을 간과함으로써 사전 치유에 대한 상을 정립하지 못하면서 치료비용만 가중시키고 있다고 보았다. 또한 그는 동양의 의학이 각종 질병에 대한 내적 저항력을 향상시키는 방도를 제시하여 자연치유를 촉진함으로써 적은 비용으로 사전 예방과 사후 치료를 함께 수행하고 있고, 따라서 장기적인 관점에서는 서양이 동아시아 의학의 위대함을 결코 따르지 못할 것이라고 단언하였다.

전통의 한의학이 서양에 비해 사전 예방의 성격을 중시하게 된 까닭은 천인합일의 관점에서 사람을 조망하는데, 그것도 생기生氣의 순환이 이루어지는 역동적인 생명 실체로 바라보기 때문이다. 이런 접근은 서양의 현대의학이 인체를 복잡한 생물기계 모형bio-mechanical model으로 조망하는 것과 대조적이다. 기계는 전기 에너지를 공급받는 수동적 존재인데, 인체를 복잡한 기계에 다름 아닌 것으로 간주할 경우 당연히 능동적 자연치유 기능을 갖는 것으로 보지 않을 것이다. 예컨대 2016년 세기의 바둑 대결에 나선 구글의 알파고는 기존의 바둑 기보를 빅 데이터로 구축하고 이를 강화학습이란 방도를 통해 이기도록 설계된 프로그램을 장착하여 임함으로써 마침내 세계 최고의 기사 이세돌을 4승1패로 꺾어 세상을 경악시켰지만, 그것은 자신이 두는 착점이 이기도록 설계되어 있어서 두었을 뿐이지 그 의미를 이해하고 두는 것은 아니었다. 설혹 지능만이 아니라 감성마저도 빼어나게 흉내simulation 내도록 만들어진 미래의 AI가 뛰어난 도구로써 장차 출현하겠지만, 그것 역시 인간과 동일한 의미에서 성찰하는 정신적 삶을 사는 것으로 볼 수는 없다.

여기서 대조가 분명해진다. AI가 아플 경우, 그것은 고장이어서 기계 부품 교체나 프로그램 오류 교정, 전기 에너지 공급으로 해결하면 된다. 그것에 아픈 것을 낫도록 이끄는 자연치유 기능이 내재해 있다고 말할 수 없다. 반면 도롱뇽은 누군가에게 꼬리를 잡혔을 때 이를 잘라내고 도망을 친다. 물론 잘린 꼬리는 추후 복원되는데, 자연치유가 일어나는 것이다. 사람에게도 마찬가지 경우가 자주 발생한다. 크지 않은 상처를 입었을 때 자연스럽게 회복되는 사례를 경험하곤 하는데, 자연치유가 조성되는 것이다. 문제는 자연치유 기능을 외면하는 의학이냐 아니면 그것을 인지하고 이를 도움으로써 정상으로의 회복이 자연적으로 빠르게 이루어지도록 돕는 의학이냐는 데 그 결정적 차이가 있다고 할 것이다.

한의학은 서양 현대의학과 다르게 사람을 이해한다. 인체에 대한 접근 방식이 다르고, 그에 따른 치유 및 치료 내용이 다르며, 거기에 깃든 세계관이 다른 것이다. 한의학은 자연적 존재와 마찬가지로 사람을 그 안에서 생기의 물리적 순환이 일어나는 역동적 실체로 보고 있고, 인간에게만 특징적인 정신(이理의 영역)조차도 기와 내적으로 결부되어 있는 것으로 파악한다. 중국과 한국의 고전적 의서인 황제내경과 동의보감은 이런 것을 잘 드러내고 있다 할 것이다.

다만 이후 논의되는 한의학과 그에 따른 오장육부에 대한 설명, 그리고 약재에 대한 소개는 일반 시민의 이해를 돕기 위해 간결하게 하고자 단순화시킨 것임을 밝힌다. 특히 한약재의 경우 주로 그 주요 약성에 대해 언급하게 되는데, 실제로는 무독하다고 하더라도 사람의 몸 상태와 여러 약의 복합 처방, 투여 양의 정도에 따라 부작용이 크거나 작게 나타날 수 있으므로 실제 복용을 결정할 경우에는 반드시 전문가인 한의사와 상담할 것을 권유한다.

인체와 기, 혈, 진액

한의학은 인체 안에 있는 기를 원기元氣라고 부르는데, 이를 크게 세 가지 유형으로 분류할 수 있다. 하나는 태어날 때 부모로부터 물려받아서 사용하게 되는 신장(콩팥)의 정기精氣이고, 다른 하나는 음식으로 섭취한 것을 비위가 가동해서 만들어내는 수곡의 기水穀之氣이며, 또 다른 하나는 외부로부터 폐가 흡입한 공기空氣다. 사람의 원기는 바로 이 셋의 결합 속에서 형성된다.

원기는 오장육부나 신체 조직이 필요로 하는 에너지를 공급하는데, 이때 기가 흐르는 주요한 통로를 경락經絡체계라고 한다. 경맥이 날줄의 고속도로라면 낙맥은 씨줄의 간선도로로 비유할 수 있다. 침이나 뜸으로 인체 위의 혈위穴位에 자극을 줄 경우 에너지가 경락을 통하여 장부에 이르게 되며 그 활성화에 따른 작용이 몸의 자연치유력을 강화시켜서 각종 질병을 이겨내게 한다. 이것은 적에 해당하는 나쁜 기운인 사기邪氣가 침입했을 때, 이에 대처하는 아군에게 주요 보급통로를 통해 필요한 지원 병력과 군수물자를 보내어서 외적을 물리치는 것과 흡사하다.

물론 기가 경락으로만 흐르는 것은 아니다. 기는 혈액과 같은 궤도로 운행하면서 전신 각처로 피가 공급되도록 하는데, 물결이 원형의 파고를 그리듯이 경락의 맥이나 혈관 바깥을 순행하면서 장부를 따뜻하게 하고, 바깥으로 향해 있는 피부의 여닫이를 조절하고, 피부의 털을 윤택하게 하며, 그리고 외부의 나쁜 기운(즉, 사기邪氣)의 침입을 일차로 방어하는 등의 역할을 수행한다. 목소리도 기의 작용으로 이루어짐을 알 수 있다. 예컨대 가수가 노래를 부를 때 목만을 사용하여 소리를 낼 경우 그것이 얕은 상태에 머무르게 되는 반면, 치골 위 관원이라 불리는 혈위에서 석문, 기해氣海를 거쳐 배꼽, 목으로 올라오는 소리를 내도록 훈련할 때 그 소리는 깊으면서도 우렁차다. 기해는 기의 바다라 불리는 곳인 만큼 기가 깊고도 넓게 모이는 곳인데, 관원에서 기해에 이르는 곳 안쪽에 (하)단전丹田이 있으니 바로 여기서 끌어올리는 소리는 남다를 수밖에 없을 것이다. 전통적인 무예 역시 기의 동작이므로 단전호흡을 중시한다. 우리나라의 전통무예가 그랬고, 중국의 태극권은 그 전형이라 할 수 있다.

기는 힘차게 추동되면서 각 장기로 하여금 고유한 역할을 함에 따라 끊임없이 새롭게 되도록 하는 기화氣化를 이루고, 전신각처를 따뜻하게 하는 온후溫

<사진 5-2>

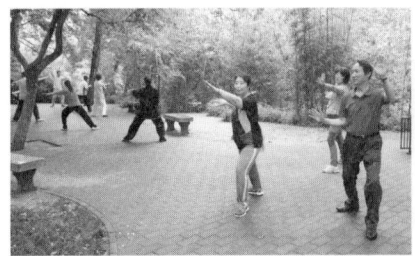
중국 진식태극권 명인과 필자

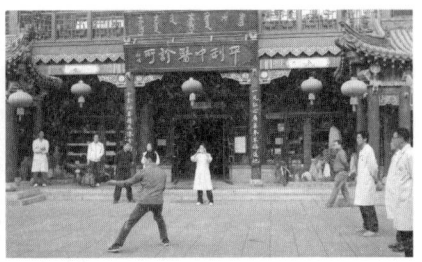
중국 태극권대회 우승 경력 류시호 박사

煦 작용을 하고, 혈액이 바깥으로 넘치지 않도록 붙잡는 고섭固攝 작용을 하며, 또한 바깥 사기의 침입을 방어防禦하는 작용을 한다.

인체 내 기의 운행과 역할에 이상이 생기면 장차 질병으로 나타난다. 이후 오장육부를 검토할 때 보다 자세히 논의할 것이지만, 여기서는 기가 허약해서 나타나는 기허氣虛와 기가 정체되어 초래되는 기체氣滯 질병만을 살펴보고자 한다. 예컨대 선천의 기를 간직하고 있으면서 수렴 기능을 하는 신腎의 기가 허약해질 경우 여성에게는 요실금, 남성에게는 소변줄기가 가늘어지는 정력 감퇴가 나타난다. 폐기가 허할 경우 말소리에 힘이 없고 목소리가 가늘어진다. 모두 기허로 인한 증세다. 위에 들어온 음식은 소화를 통해 아래로 내려가는 과정을 거친다. 때때로 급하게 먹거나 또는 과식할 경우에, 도로가 일시에 정체되는 것과 같은 양상으로 위기가 정체되고 마침내 상부로 치솟게 되어 트림을 하거나 메스꺼움, 구토를 느끼게 되는데, 이것은 위기상역胃氣上逆에 해당하는 기체의 병세이다. 기허의 일반 증세에는 보기補氣 약재를 사용한다. 인삼과 황기, 감초가 대표적이다. 기체의 증세에는 향부자와 목향, 지각, 진피를 쓴다.

보익약補益藥
병에 걸리는 주된 연유는 기혈이 허(약)하거나 음양의 손실에 따른 부조화가 초래되기 때문이다. 이에 "허할 때 보(강)하는 허자보지虛者補之, 손실 있을 때 보태는 손자

익지손자익지益之"의 방도를 구사한다. 즉, 보익약을 사용하게 된다. 이것은 보기제와 보양제, 보혈제와 보음제의 넷으로 세분된다.

보기제補氣劑

기허氣虛증에 사용한다. 예컨대 힘이 없거나 숨이 짧거나 원기가 약해졌거나 낮에 땀을 많이 흘리는 자한증이거나 탈항이나 자궁하수가 나타날 때 쓴다. 인삼이나 황기, 백출, 감초, 대추, 꿀 등이 대표적 보기제다. 인삼과 백출, 백복령, 감초의 네 약재로 구성된 사군자탕이 원기 보강의 기본방이다.

보양제補陽劑

양기陽氣가 허할 때 사용한다. 예컨대 유난히 추워하거나 손발이 시리거나 허리와 무릎에서 저린 증상을 느낄 때 쓴다. 녹용과 녹각, 자하거, 육종용, 음양곽(삼지구엽초), 익지인, 토사자, 양기석 등이 대표적 보양제인데, 추위를 많이 탈 때는 여기에 몹시 뜨거운 법제된 부자와 육계를 추가한다.

〈표 5-1〉 사군자탕의 약재

인삼人蔘	백출白朮	백복령白茯苓	감초甘草
따뜻하고 독이 없으며, 폐경과 비경에 작용. 대보원기大補元氣로 원기 보강에 탁월하고, 몸을 따뜻하게 하며 기억력과 혈당 개선에 효과적이다.	따뜻하고 독이 없으며, 비위경락에 작용. 보기건비補氣健脾로 비장의 기운을 북돋아 건강케 하고, 습사를 몰아내며 땀을 멈추게 한다.	맛은 평이하고 무독하며, 심폐비와 신경에 작용. 삼습이수滲濕利水로 습사를 배출하는 데 뛰어나고, 비장을 강화하며 심장을 편안케 한다.	맛은 평이하고 무독하며, 심폐와 비위경락에 작용. 조화제약調和諸藥으로 제반 약재의 조화를 도모하는데, 비위를 개선하고 해독 작용을 한다.

인간의 생명유지 활동에 필요한 기본물질이면서 기와 교호작용을 하는 것이 있는데, 혈血이 그것이다. 이것은 흔히 혈액으로도 표현되는데, 비위의 생성 작용을 통해 조성된 수곡의 에너지가 기화를 통해 만들어진 붉은 색의 물질이다. 혈은 간에 저장되었다가 심장으로 이송되어 그 박동에 따라 전신각처로 분사되어 영양을 제공하고 그리고 다시 되돌아온다. 이때 기는 혈의 생성과 운행을 주관하므로 기는 혈의 총수帥라고 한다. 그러나 혈에서 후천적 기가 만들어지니 혈은 기의 어머니母이기도 하다. 이런 의미에서 기를 양, 혈을 음으로 설정하고 양자가 상보관계에 있다고 본다.

혈에 이상이 생길 경우 병이 발생하게 되니 대표적으로 혈허와 혈열, 혈어를 들 수 있다. 혈허血虛는 몸에 피가 부족하여 영양이 각 부위에 제대로 공급되지 않는 상태이니 머리가 어지럽고 안색이 창백하며 피부가 건조해지는 등의 증상으로 나타난다. 혈열血熱은 몸의 고열이 혈관에까지 이른 상태로서 평소와 달리 말이 많아지거나 이상한 헛소리를 하거나 피부에 붉은색의 징표 또는 돌출된 혈괴가 생기는 것으로 드러난다. 어린이가 감기로 열병을 앓을 때 간혹 이런 증상을 나타내곤 한다. 그런데 이것은 심한 상태로서 의식 장애로 이어지므로 급히 고열을 내리는 조치를 취해주어야 한다.

혈어血瘀라 함은 타박으로 인한 외상과 같이 출혈의 내부 흔적이 있거나 차가운 한기가 깊숙이 침투하거나 또는 과다한 지방 섭취에 따른 잔류 등으로 인해 혈관 내에 끈적이는 덩어리가 진 어혈瘀血이 곳곳에 생겨난 상태를 일컫는다. 어혈이 크고 많아지면 깊은 병으로 이행하게 된다. 대표적 증상으로는 정체된 곳에 통증이 생기거나, 안색이 누렇고 검게 변하거나, 입술이 푸른 자주색을 띠거나, 또는 혓바닥이 자주색을 띠면서 씨 박힌 딸기혀 형세를 나타낸다. 어혈이 심장이나 두뇌로 이어지는 주요 통로에서 혈액의 흐름을 크게 방해할 정도가 되면, 심장마비나 심근경색으로 쓰러지는 경우가 종종 발생한다. 기름진 음식을 많이 섭취하는 현대인이 겪게 되는 비극적 양상의 하나인 것이다.

어혈 푸는 한의학의 처방

어혈은 서양의학에서 혈전이라고 부르는 것과 유사한데, 이를 포함한다. 한의학에서는 어혈을 푸는 데 특효가 있는 것으로 도인과 홍화, 천궁, 삼칠, 그리고 지네를 꼽는다. 탕약으로 복용할 보편적 처방을 다음처럼 적시할 수 있다. 당귀(1)와 천궁(2), 적작약(1), 단삼(1), 삼칠(2), 산사(2), 감초(0.5)를 괄호 안 숫자의 비율로 한 첩을 만드는데, 1제의 1/2인 10첩을 만들어 복용하면 적당하다고 판단된다. 다만 비위 기능이 약한 사람은 위 처방에 백출(1)과 당삼(2)을 추가한다. 여기서 1은 10g으로 상정해도 무방한데, 질병이 있는 사람은 한의사와 상담을 통해 복용하는 것이 좋다.

통상 어혈 푸는 약재는 활혈거어活血祛瘀하는 것으로서 피 덩어리를 깨뜨리는 작용을 한다. 따라서 단기적으로 복용해야 한다. 양약인 혈전용해제는 효과가 분명하지만 자연치유력을 저해할 소지가 높은데 반해, 한약의 활혈거어제는 효과가 다소 더 딜 수 있을지언정 자연치유에 지장을 주지 않는다. 예컨대 위대한 양약의 하나인 아스피린은 해열진통제이자 심뇌혈관질환의 치료제이지만 피를 묽게 함으로써 지혈이 안 되는 부작용을 초래한다. 이에 반해 운남성의 특산품인 삼칠三七은 어혈을 깨뜨리면서도 지혈을 돕는 양수겸장의 천연 약재라고 할 수 있다. 물론 삼칠도 장복하면 좋지 않음이 분명하다. 비록 약성은 약하지만 장복을 해도 좋은 활혈거어제로는 포도를 추천할 수 있다.

사람의 몸에서 절대다수를 차지하는 물질은 물이다. 한의학은 몸에 있는 정상적인 수분 일체를 진액津液이라고 한다. 이것은 일반적으로 체액을 뜻하는데 땀이나 침, 위액, 오줌까지도 포함한다. 진액은 오장육부와 피부, 모발, 눈, 코, 입, 귀 등에 수분을 제공함으로써 일상적 상태를 유지케 하고, 그 습도를 알맞게 보유하는 생리기능을 갖는다. 물론 혈액을 구성하는 데 주요하게 쓰이는 성분도 진액이다.

진액의 생리기능을 구체적으로 이해하기 위해서는 육부의 하나인 삼초三焦에 대해 파악할 필요가 있다. 삼초는 오장육부 가운데 육부에 속하는 것으로 보지만 다른 것과 달리 무형의 기관이다. 아니, 기관이라기보다는 유형의 생리기능을 행하는 무형의 의학적 개념이라고 보아야 한다. 부연하자면, 의학적 쓰임새用는 있는데 손으로 만져볼 대상体으로 포착되지 않는다는 뜻이다. 삼초는 상초上焦와 중초中焦, 하초下焦로 분별된다. 상초의 영역은 머리에서 가슴, 폐와 심장을 포괄하고, 중초는 배꼽 위의 복부 부위로서 비장과 위를 포함하며, 하초는 배꼽 아래로서 신장과 방광이 위치하는 곳을 가리킨다. 중요한 것은 인체 내에서 에너지가 원형으로 순환하면서 각 곳으로 분포되는데, 그 기본이 승강출입昇降出入의 형태로 이루어지며, 여기서 삼초가 핵심 기능을 담당한다는 점이다.

중초에 위치한 위와 소장은 음식을 받아들여 거듭 소화를 시켜서 조성된 영양분을 비장(지라)에 전하고, 비장은 이를 에너지와 진액으로 확보하여 전신각처로 운화運化시키는데, 호흡을 주관하는 폐가 들숨으로 받아들인 공기의 역학적 힘을 활용하여 에너지를 하강下降토록 추동함으로써 신장과 방광이 있는 하초에까지 미치게 한다. 신장(콩팥)은 폐기의 도움으로 내려온 수곡의 기혈, 진액을 필터 방식으로 정화 및 훈증 처리를 한다. 신장은 비위와 소장, 대장을 거친 음식 잔류물이 항문을 통해 바깥으로 나가는 것과 동형적으로 불필요한 수액을 방광으로 보내어 배출하는 한편, 유용한 후천적 에너지의 경우에는 이를 본래 축적하고 있던 선천적 정기에 보태어 충만한 상태를 유지한다. 신장에 저장된 에너지는 이를 필요로 하는 간의 상승기류에 힘입어 올려지고, 간은 혈을 저장하고 있다가 상초에 있는 심장이 공급받도록 혈과 기운을 상승上昇시킨다. 물론 심장의 박동과 폐기하강에 힘입어 또 다시 기혈과 진액은 전신으로 퍼진다.

이렇게 몸에서는 오장육부와의 긴밀한 관련 속에서 기와 혈, 진액의 하강과 상승이 이루어지고 또 외부 에너지의 출입出入이 항시적으로 형성됨으로써 우리가 생명을 유지하게 된다는 점이다. 여기서 확인하듯이 에너지의 승강출입이라는 관계성이 생명 유지의 관건이다. 이런 순환 과정에서 삼초가 진액의 운행을 주관하고 있기 때문에『황제내경: 소문』은「영란비전론」에서 "삼초는 도랑을 여닫는 관리로서 물길을 조성한다三焦者, 決瀆之官, 水道出焉"고 한 것이다.

진액의 소통에 문제가 생기면 병이 생기는데, 두 유형으로 나타난다. 진액의 손상과 정체로 인한 것이다. 첫 번째 유형인 진액 손상은 고열에 시달렸거나 땀을 반복해서 많이 흘렸거나 질병에 노출된 기한이 길어졌거나 약물의 과다한 남용 등으로 인해 찾아온다. 대표적 증상으로는 입이 마르고 피부가 건조하고 소변의 양이 작고 변비가 나타나며 설질舌質, 즉 혀의 질이 붉으면서 건조하게 나타난다. 때때로 오랜 지병이나 열병을 심하게 앓았을 때 진액 손상이 더욱 심해지는데, 이때도 혀의 상태로 분별할 수 있다. 즉, 혀의 부피인 설체舌体가 야위었거나 혀의 색인 설색舌色이 진홍색이거나 혀 윗면 이끼 낀 상태인 설태舌苔가 없어서 반들거리는 정도로도 진행된다.

보혈제補血劑
체내 피 부족의 혈허血虛증에 사용한다. 예컨대 안색이 희거나 누렇고 머리 어지럼증을 느끼거나 귀에서 울림소리가 들리거나 가슴이 두근거리거나 잠을 잘 이루지 못하거나 월경이 더디면서 양이 적거나 등으로 나타날 때 쓴다. 대표적 보혈제로는 당귀와 숙지황, 백작약, 하수오를 꼽을 수 있다. 사물탕(당귀, 천궁, 백작약, 숙지황)을 기본으로 처방하는데, 탁월한 순환 기능까지 갖고 있어서 유용하게 사용된다.

보음제補陰劑
체내 진액 부족의 음허陰虛증에 사용한다. 예컨대 입안이 건조하여 물을 자주 찾거나 몸 안에서 열감을 느끼거나 열기가 위로 올라오는 느낌을 갖거나 잠을 잘 못자거나 밤에 땀을 많이 흘리는 도한증에 쓴다. 보음제로는 사삼과 맥문동, 황정, 구기자, 여정자, 귀판(거북이 껍질) 등을 꼽을 수 있으며, 육미지황환(숙지황, 산수유, 산약, 백복령, 택사, 모란피)이 기본방인데 성질이 다소 차므로 단기로 복용해야 한다.

진액 정체로 인한 병은 몸 안의 수액水液이 비정상으로 정체되어 나타나는데 수종水腫과 담음痰飮의 두 양상을 보인다. 몸의 수액이 위아래로 원형적 순환을 하면서 곳곳에 진액을 유포하는 것이 정상인데, 비장의 운화 기능이 떨어지고 폐장의 기운 하강이 미약하게 되면 신장의 기화 기능도 실조된다. 신장은 한편으로 쓸모 있는 맑은 수액을 증기처럼 쪄서 사용처가 있는 윗선으로 올리고, 다른 한편으로 탁한 것은 방광으로 내려 보내서 바깥으로 배출토록 하는 승청강탁昇淸降濁의 역할을 한다. 바로 이 기능이 취약해져서 수액이 몸속에 넘쳐나서 어딘가에서 정체되면 수종이 생긴다. 또한 담배를 오래 핀 사람에게 가래가 자주 끓듯이 비장과 폐 기능의 실조가 겹쳐서 신장마저 취약하게 만들고, 이로써 수기가 위로 떠올라 어느 곳인가에 응집되어 나타나게 되는데, 이것이 일상에서 가래라고 부르는 담痰이다. 이런 까닭에 "비장은 가래 생성의 근원脾爲生痰之源"이고, "폐는 가래를 저장하는 그릇肺爲貯痰之器"이라고 하였다. 습한 수기가 비정상으로 응결되어 음이 되고 이것이 담으로 귀결되기에 담음으로 통칭한다. 담음은 곳곳에서 에너지 흐름에 정체를 초래하기 때문에 많은 병의 원인이 되므로 특별히 유의해야 한다.

진액의 손상과 정체로 인한 질병의 처치는 간단하지 않다. 물론 손상의 경우에는 진액을 채워주는 생진生津과 음액을 보충하는 자음滋陰의 약재를 복용하면 된다. 생지황과 사삼은 진액을 생성하게 해주고, 맥문동과 여정자, 귀판은 폐와 신장의 음액을 보충해주는 약물이다. 다만 진액의 정체로 인한 담음은 만병의 근원이라고 할 정도로 두루 퍼져서 오장육부와 관련된 각종 질병을 초래하기 때문에 그 구체적 양상에 따른 처방은 너무 다양해서 각자의 실정에 맞게 이루어져야 한다. 전문가인 한의사와 상담하여 자신에게 맞는 처방을 찾아야 할 것이다.

동양과 서양, 인체 소우주론의 차이

동양은 물론 서양도 인체를 소우주로 간주하기는 매한가지였다. 다만 양자 간에는 적지 않은 차이가 있기 때문에 그에 따른 의학적 성패와 완성도도 달랐다.

먼저 우주 자연을 어떻게 볼 것이냐에 따라 소우주인 인체를 조망하는 시각도 결정됨을 알 수 있다. 서양에서는 고대에 전체론holism과 개체론individualism의 인식 방법이 병립하다가 근대 이후 후자가 득세하여 오늘에 이르고 있고, 그런 배경에서 서양 현대의학은 근대과학의 개체론적 방법을 채택하고 있다. 서양에서 개체론의 출현은 데모크리토스의 원자론에서 비롯된다. 원자론은 우주자연을 더 이상 나눌 수 없는 요소인 원자들의 최상위 복합체라고 간주하므로 전체가 부분들의 합에 불과하다고 판단한다. 결국 복합물질은 그것을 구성하는 원자들의 기계론적 법칙으로 결합되어 있으므로 우주나 지구자연, 사물을 이해할 때 기초적 요소에 대한 사실과 그 관련 법칙을 파악하는 지식으로 충분하다. 이런 토양 속에서 서양 현대의학은 생물의학 모델, 즉 인체를 복잡한 생물기계로 이해하는 입장으로 정립되었다. 개체론적 기계론의 시각에서 인체를 소우주라고 본다면, 집필자는 이것을 기계론적 소우주론이라고 부르겠다.

고대 서양에서는 인체를 다른 방식, 즉 전체론의 방법으로 이해하는 시각도 존재했다. 전체론은 우주자연이나 사회와 같은 전체가 구성단위들의 유기적 연계 속에서 실재하기 때문에 전체가 부분들의 합 이상이라고 판단한다. 보이지 않는 관계성이 보이는 사물만큼 실재한다고 보는 것이다. 서양의학의 원류인 히포크라테스 학파는 전체론의 시각으로 인체를 파악하였다. 히포크라테스 학파는 4체액설에 따른 인체 소우주론을 제시하였는데, 여기에는 철학자 엠페도클레스의 4원인설이 직접적 배경이 되었다. 4원인설은 우주의 근본 물질이 물과 불, 흙, 공기라고 보는 견해다. 이에 히포크라테스 학파는 〈그림 5-1〉의 왼쪽 것에서 보듯이 4원인설을 자연 4계절에 빗대어 인체 4체액설, 즉 봄의 공기에 해당하는 혈액과 여름의 불에 견준 황담즙, 가을의 흙에 속하는 흑담즙, 그리고 겨울의 물에 비유되는 점액으로 구체화하여 적용하였다.

〈그림 5-1〉 서양 히포크라테스 4체액설과 동아시아 인체 음양오행도 비교

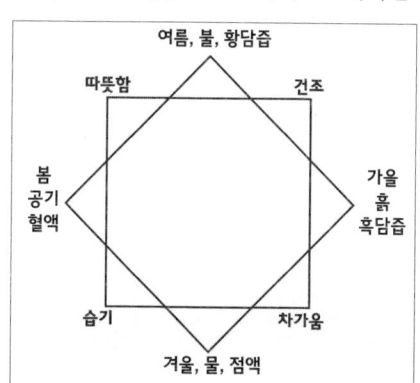
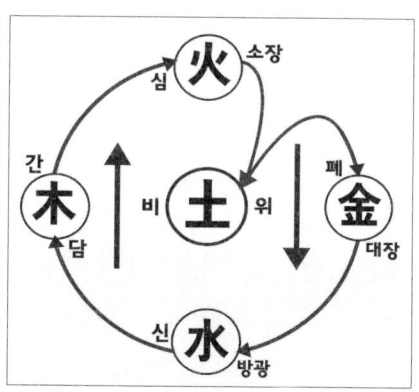

동양에서는 전체론의 방법으로 우주와 인체를 이해하는 시각이 주류를 이루었으므로 서양과 달리 개체론이 부상할 여지는 별로 없었다. 동아시아의 의서 황제내경은 전형적으로 전체론의 인식을 제시하고 있다. 집필자는 전체론의 방법으로 우주자연에 다가가면서 인체도 그것을 닮은 소우주로 파악하는 견해를 유기체적 소우주론이라고 하겠다. 따라서 황제내경과 동의보감, 히포크라테스의 의학이 모두 유기체적 소우주론의 범주에 속해 있다고 할 것이다.

　그러나 동서의 고대의학이 같은 유기체적 소우주론을 채택하고 있다 하더라도 양자 간의 차이가 분명하게 나타났다. 그것은 인체를 소우주로 보는 구체적 상에 달려 있다. 바로 이 차이가 양대 의학의 미래 운명을 결정지었다고 판단된다. 서양에서는 과학기술에 힘입은 현대의학의 탁월함 탓도 있었지만 또 달리 고대의학의 인체 소우주론이 그 취약성으로 인해 수명을 지속시키지 못했다는 점을 지적하지 않을 수 없다. 반면 동아시아의 소우주론은 인체와 우주자연의 높은 상관성을 유지하였기 때문에 고대에서 현대에 이르기까지 그 영향을 여전히 유지하고 있다 할 것이다.

　고대 서양은 4체액설의 유기체적 소우주론을 채택한 반면 동아시아는 음양오행의 유기체적 소우주론을 채택했다는 점에서 양자의 차이가 드러난다. <그림 5-1>의 오른쪽 것에서 알 수 있듯이 음양오행론은 천지자연이 부단히 변화를 겪는 가운데서도 음양의 대비와 조화로 인한 균형 유지를 지향하고 있고, 그런 기본적 토대 속에서 목화토금수로 상징되는 오행의 기운이 순환적으로 작동하고 있다고 본다. 결국 인간은 자연에 구현되어 있는 음양오행의 운행 이치에 따라 삶을 살 때 비로소 천수를 누릴 수 있고, 잘못하여 질병에 걸릴 경우에도 그 이치에 따라 대비적 조화의 상태를 회복할 때 나아질 수 있다고 확신한다. 따라서 동아시아의 의술은 인체가 내적으로 구현하고 있는 것으로서의 자연적 이치에 따라 치유 및 치료의 역량을 회복하거나 강화하는 방향으로 발전하게 되었다.

음양오행론의 치유 원리

동아시아 전통의학은 자연과 인체가 유기적으로 동형적isomorphic이라고 보고 있다. 황제내경은 4계절의 변화에 따른 양생을 상세히 설명하고 있고 현대 한의학 역시 이 가르침을 비교적 충실하게 좇고 있다.

　한의학이 자연 4계절을 상정하면서 음양오행으로 구체화한 데는 이유가 있을 것이다. 일단 겨울서 봄을 거쳐 여름으로 전진하는 시기는 따뜻함을 의미하는 양기의 상승이 이루어지는 때로 보고, 그리고 역으로 여름에서 가을, 겨울로 이행하는 시기는 차가움을 뜻하는 음기의 확장 시기로 보기 때문에 이를 음양의 대비적 전개와 뒤바뀜, 거시적 조화로 살피게 된 것이다. 또한 4계절은 바로 우리 인간이 한복판에서 온 몸으로 계절의 변화를 겪기 때문에 <그림 5-2>에서 보듯이 자연 4계절 플러스 문화적 인간을 나타내는 오행으로 설정했다고 추정할 수 있다.

　그러면 남는 것은 오행에 해당하는 오장의 기능과 역할에 대해서는 이해가 가는데, 왜 또 육부냐고 의문을 가질 수 있다. 그것은 앞서 설명한 바와 같이 기와 혈은 오장오부의 역할로 감당이 가능한 반면, 진액의 순환적 운행에 대해서는 마땅치 않아서 이를 주관하는 삼초를 상정하게 되었다고 할 것이다. 또한 경락학에 들어가면 삼초경과 음양관계인 심포경이 추가되어 전체 12경락으로 설정되고, 여기에 기경8맥 등도 추가된다. 이런 제반 조치를 취하는 까닭은 지구 자전축이 기울게 되어 받게 되는 인체 영향을 나름 보정하는 역할을 담당하는 것으로 볼 수 있다.

<그림 5-2> 인간이 겪는 자연 사계절 변화와 인체 음양오행도 비교

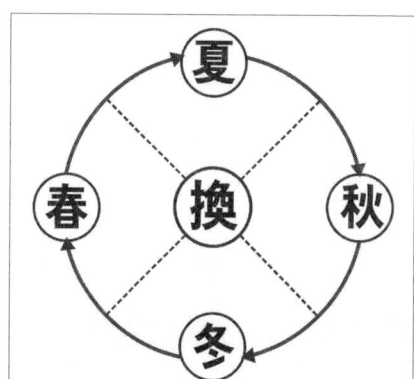
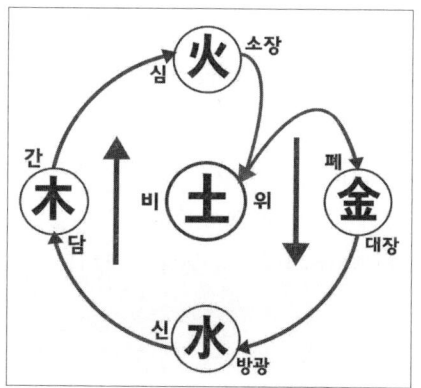

자연 4계절의 변화와 조응토록 구비된 오장육부와 그 상관성에 대해 살펴보자. 봄은 겨우내 고요하게 머물고 있던 양기가 조금씩 움트면서 천지에 생기가 돌고 만물이 점차 소생하게 되는 계절이다. 사람도 해가 일찍 비추는 만큼 조금은 빨리 일어나서 조용히 걷는 산보부터 하루의 일과를 시작하는 것이 좋다고 보았다. 이것은 한창 움츠렸던 나무가 땅의 수액을 적극적으로 빨아들여서 줄기를 통해 위로 올려주어 가지에서 새순이 새록새록 돋게 하고 또 일부는 봄꽃을 피우게 하는 것과 같은 이치이다. 요즈음 사람들은 이른 봄에 물을 위로 올려 보내는 고로쇠나무에 호스를 꽂아 수액을 채취하고 있는데, 이것은 봄철 수액의 상승 이치를 활용하는 것이다.

어찌 되었든 사람이 봄기운의 흐름에 역행하는 행동을 반복적으로 하게 되면 마침내 간기가 상하게 되고 여름이 되었을 때도 여전히 찬 성질을 띠게 되어 병을 얻게 된다고 보았다. 이런 연유로 봄春은 목기木氣에 해당하며 이를 구현하는 인체의 장부는 간肝과 담膽이라고 본다. 간은 피를 저장하고 있으면서 이를 운행할 심장으로 피를 올려 보내는 기능을 갖고 있고 또 담(쓸개)은 간의 영향을 받아 담즙을 분비하므로 계절로서의 봄과 장부로서의 간담은 높은 상관관계를 갖는다고 할 것이다. 간과 담은 같은 목기에 속하면서 음양의 표리관계에 있다고 설정된다.

여름은 양기가 무성해지면서 산천초목이 번성하여 열매를 풍성하게 맺는 계절이므로 사람들은 늦게 자고 일찍 일어나며 다른 때보다 활발하게 움직임을 보이는 것이 좋다. 이 시기는 뜨거운 열기로 가득한 불이 맹렬하게 타오르는 형세와 같은 계절이어서 일하면서 땀을 많이 흘리게 되므로 물을 충분히 마시고 마음에 울분이 쌓이지 않도록 밖으로 배출할 필요가 있다.

여름에 조성되는 자연적 흐름에 거역하는 생활을 지속하게 될 때는 심기가 상하여서 가을에 쉽게 심장 관련 질환을 겪게 된다. 예컨대 심중의 억울함을 적절히 해소하지 못했을 때와 마찬가지로 일하면서 땀을 흘려주어야 할 여름철에 에어컨 바람을 상시적으로 오랜 시간 쐴 경우에 몸 안으로 들어온 열기가 바깥으로 빠져나가지 못하여 갇히는 울화증鬱火症에 걸리게 된다. 이런 까닭에 여름夏은 화기火氣에 해당하고 이와 밀접하게 관련된 장부는 심장心과 소장小腸이라고 보았다. 심장은 펌프질을 통해 혈액을 전신각처로 보내는 움직임을 쉬지 않고 함으로써 열이 많은 기관이고 소장은 위에서 1차 소화를 통해 내려온 음식물을 2차로 소화시키며 또 에너지를 추출하느라 그 운동에 따른 열을 조용하지만 지속해서 발생시키고 있으므로 두 장부는 화기에 속하는 상관성을 띤다고 할 것이다. 이에 한의학은 상대적으로 낮과 밤에 보다 특징적으로 운동하는 심장과 소장을 화기에 속한 음양 관계의 장부로 본다.

통상 환절기換節期는 계절이 바뀌는 시기를 뜻한다. 겨울서 봄으로 또는 여름서 가을로 이행할 무렵이 전형적이다. 특히 환절기가 보다 확연한 때가 있다. 가을로 접어들기 직전의 여름 후반 무렵, 즉 장하長夏의 시기가 그렇다. 예를 들자면 알레르기 비염 환자가 환절기에 콧물을 유난히 많이 흘리는 등 고생을 적지 않게 하는데, 두드러진 시기는 바로 더위가 한풀 꺾이면서 서늘한 바람이 불어오기 시작하는 이때이다. 이 시기에는 풍성한 수확으로 인해 오곡백과가 넘친다. 그도 그럴 것이 대지가 춘하추동의 사계절을 겪으면서 생명을 낳고 키우며 유지하다가 소멸케 하고 또 낳는 것을 반복하는 방식으로 운행하는데, 각각의 때에 맞춰서 알맞게 에너지를 공급하되 장하의 시기에는 최대의 결실로 한 해의 매듭을 짓기 때문이다. 몸 안으로 들어온 음식물에서 영양 에너지를 추출하여 생성하는 인체의 장부가 있으니 바로 비위脾胃가 그것이며, 이런 관점에서 흙土의 생산적 역할을 환절기, 특히 장하의 시기에 행하는 것으로 비유할 수 있다.

다만 풍요롭지만 잦은 비로 인해 습도가 높으면서 여전히 더위가 가시지 않은 장하의 시기에 사람이 자칫하면 과식으로 체하거나 또는 상한 음식으로 설사를 하는 등 전반적으로 비위와 장의 문제를 겪기 쉬우므로 섭생에 주의해야 할 것이다. 비장(지라)과 위는 환절기 가운데서도 장하의 특성이 두드러지는 토기土氣에 속하면서 서로 음양적 표리관계에 있다. 특히 비장의 기운脾氣은 간기 상승을 도와 위쪽으로 향하는 경향이 두드러지고, 위장의 기운胃氣은 음식물을 거칠게나마 소화시켜 아래로 내려 보냄으로써 폐기 하강을 촉진시킨다.

〈그림 5-2〉에서 보듯이 비위는 춘하추동 운행의 중심부에서 상승과 하강이라는 순환의 중심축 역할을 해내고 있는 셈이다.

가을은 볕의 따가움이 한풀 꺾인 상태로 접어드는데 극성했던 양의 기운이 갈수록 쇠락하면서 서늘한 음기가 조금씩 늘어나는 때이다. 시원하다가 점차 쌀쌀해지는 바람이 불어오는 이때에는 여름에 비해 다소 일찍 잠자리에 들고 또 조금 늦게 일어나며 몸은 이완시켜주고 마음은 안정시키는 것이 좋다. 한때 무성했던 나무들이 자체 에너지 소비를 줄이고자 낙엽 지는 단계로 이행하는 과정에서 형형색색의 단풍으로 옷을 갈아입고 마침내 남은 잎마저 떨어뜨린다. 향후 닥칠 차가운 계절에 대비하고자 에너지를 안으로 수렴하는 초기 단계라 할 수 있다.

가을은 천고마비의 계절로서 시야가 확 트일 정도로 하늘이 높아 보이고 공기도 맑고 청명해지는 때이므로 이때의 흐름을 타지 못하면 호흡을 주관하는 폐라는 장기가 상하여 병을 얻기 쉽다. 쇠붙이의 차가움이 다소 느껴지기 시작하는 가을秋은 오행의 금기金氣에 해당하며 폐肺와 대장大腸이 이에 속하여 표리관계를 이룬다고 본다.

겨울은 음의 한기가 기승을 부리게 되고 양기가 안으로 한껏 수렴되는 시기이다. 차가운 기운이 강물조차 얼어붙게 만드니 물고기가 물속으로 깊이 파고드는 것과 마찬가지로 신장이라는 장기로 양기가 수렴되고 그 주변으로는 음기가 왕성하게 운행하게 된다. 잠자리도 조금은 더 일찍 들고 다소 늦게 일어나는 것이 양생에도 도움을 준다.

겨울에는 몸이 강력한 한파와 매서운 추위에 계속 노출되지 않도록 일정하게 따뜻한 곳을 찾아주어서 덥혀주어야 한다. 그런데 그 정도가 지나쳐서 겨울에도 땀 흘리는 운동을 지나치게 계속하거나 또는 한증막과 같이 땀이 뻘뻘 나는 곳에 너무 오랜 동안 머무르기를 반복하면 양기를 감싸는 신장의 수렴 기능이 닫혀 있어야 할 때 자꾸 열리게 됨으로써 기능상의 취약성이 나타나고, 결국 나이가 들었을 때 남들보다 일찍 요실금에 걸리거나 소변줄기가 가늘어지는 곤란을 겪게 되며 자신의 천수를 단축시키게 된다. 이런 관점에서 겨울冬은 수기水氣에 해당하고 이 범주에 포함되는 장부로는 신장腎과 방광膀胱이 있으며, 역시 양자는 음양의 표리관계를 이룬다고 할 것이다.

한의학은 인체의 주요 기관을 오장육부로 특화하면서도 서로 긴밀하게 연계되어 있는 것으로 파악한다. 혈이 음이고 기가 양인 것처럼, 오장은 음이고 육부는 양에 속한다. 여기서 단순화하자면 오장에 해당하는 간과 심장, 비장, 폐, 신장은 에너지를 사용하기 위해서 먼저 충실하게 저장하는 것을 주된 미덕으로 삼는 반면, 육부에 해당하는 담과 소장, 위장, 대장, 방광은 들어온 것을 이송하도록 내보내는 소통을 주된 미덕으로 삼는다고 할 수 있다. 앞서 거론한 삼초 역시 위 아래로 서로 순환토록 소통하는 것을 미덕으로 삼는다는 점에서 육부의 하나로 자리가 매겨져 있다.

동아시아는 천지자연이 음양의 대비적 조화와 사계절의 순환 속에서 생명을 낳고 키우며 소멸토록 인도한다는 세계관을 토대로 인간이 자연에 둘러싸여 맞이하게 되는 상황을 음양오행론으로 설정하여 양생을 도모하는 전통의학을 발전시켜 왔다. 자연에 기가 충만한데, 사물과 생명체는 음양의 상관적 조화로 구현되며, 목화토금수라는 오행의 작용에 맞춰 인체 오장육부가 유기적 관계 속에서 각기 고유한 역할을 수행한다고 보는 것이다. 인간은 문화적 존재로서 삶을 영위하면서 자연에 기대어 생명을 이어가고 있는데, 이때 생기는 들어오고 사용한 탁기는 배출하며, 그것도 자연의 원형적 순환에 부응하는 양상으로 오르고 내리는 승강부침昇降浮沈의 흐름에 놓여 있다고 인식한다.

물론 오행은 목화토금수의 순방향으로 진행되지만, 때로는 각 장부의 기운이 과도하게 지나칠 경우도 있으므로 이때는 일정한 제약이 이루어지게 된다. 오행의 순방향은 원활하게 돕는 상생相生이지만, 하나씩 건너뛰는 목토수화금의 방향은 제약이 이루어지는 상극相剋이다. 말하자면 상극은, 겨울서 다음 계절로 이행할 때 봄을 건너뛰어 곧바로 여름으로 직행할 경우 숱한 문제를 낳는 것처럼 흡사하게 건강에 치명적 문제를 초래하기 때문에, 이런 건너뛰기 흐름을 제약하는 것과 같다고 할 것이다. 비유하자면 상생 방향은 생성토록 지원하는 흐름으로서 적절히 속도를 유지하는 자동차 페달 밟기에 해당하고, 상극

방향은 과도한 상태일 때 힘을 빼주는 브레이크 밟기에 속한다.

이런 시각이 합리적이면서 경험적으로 의미가 있다면, 서양 고대의학의 인체 소우주론은 자연과의 상관적 밀접도가 현저히 떨어지기 때문에 많은 한계를 가질 수밖에 없다고 판단된다. 히포크라테스 4체액설에서 기반이 되는 것은 4원소설이고, 그것은 불과 흙, 물, 공기로 구성된다. 그런데 기는 모든 것에 두루 퍼져 있다는 동아시아의 견해가 옳다면, 화와 토, 수 모두에 (공)기가 깃들어 있다고 보아야 한다. 이 경우에 <그림 5-3>에서 볼 수 있는 것처럼 일직선의 형태가 되어서 인체 오장육부와의 순환적 상관성은 현저히 떨어질 수밖에 없고, 그 의술이 제 역할을 다하기 어렵다고 보지 않을 수 없다. 동아시아인은 고대 서양에 비해 천지자연과 인체 오장육부의 상관적 적합성을 제고하는 방식으로 의학적 견해를 조성하였고, 그런 만큼 의술의 임상적 효과를 훨씬 탁월하게 펼쳤다고 할 것이다.

<그림 5-3> 기 깃든 서양 고대우주론과 동양 인체 음양오행도 비교

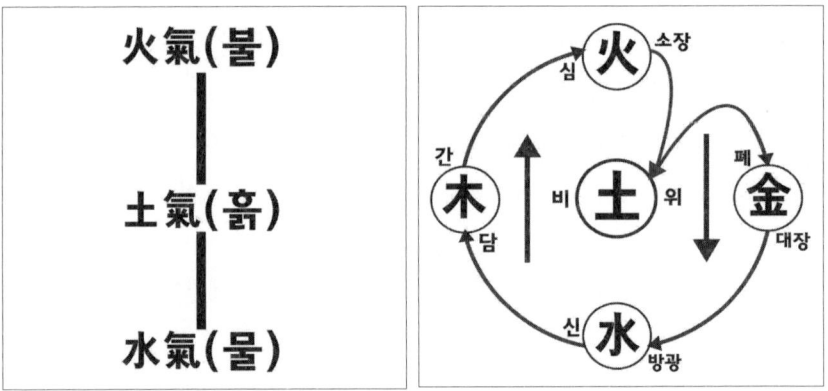

인체를 소우주로 보는 동서의 견해를 정리해보자. 서양 현대의학은 인체를 기계론적 소우주론으로 조망하는 셈인데, 이에 따르면 인체는 복잡한 생물기계에 불과하다. 서양 현대의학이 인체를 생물의학의 모델로 가정하고 있음

은 이를 잘 말해주고 있다. 이런 접근은 나름대로 큰 장점을 갖게 되는데, 과학기술을 좇아 미시적으로 정밀하게 시행하는 치료를 대표적으로 꼽을 수 있다. 그러나 한계도 분명하다. 인체는 기계가 아니라 살아 있는 유기체이므로 이 접근은 유기체적 소우주론을 채택하지 못하는 데 따른 문제를 드러내는데, 3장서 밝힌 것처럼 인체의 자연치유를 간과하게 되고 또 유기적 관계성의 질환을 제대로 치료하지 못하게 된다.

자연에 대한 이해에 있어서 전통 생물학과 궤를 달리하는 분야로 20세기에 본격 출현한 것이 생태학이다. 전통 생물학은 개체론을 채택하고 있으므로 뉴턴역학에 포섭되는 반면 생태학은 전체론에 의거하기 때문에 양자역학에 포함된다. 집필자는 서양 현대의학이 국소성locality을 전제로 한 뉴턴역학에 기초하여 과학적 의학으로 정립된 까닭에 생물의학 모델bio·medical model을 기본으로 하고 있는데 반해, 대조적으로 비국소성non-locality의 원리를 간직한 양자역학에 의거하여 유기적 관계성을 드러내는 새 의술이 생태의학 모델eco·medical model을 채택하는 게 알맞다고 판단한다.

오늘날 진화 생태학이나 카오스 생태학은 전통 생물학과 달리 자연이 일정하게 안정된 것처럼 보이지만 수동적 정체 상태에 놓여 있는 것이 아니라 혼돈 속에서도 창조적 진화와 같이 끊임없이 새로움을 추구하고 있다고 파악한다. 자연이 끊임없이 유기적 변화를 겪고 있음을 말해주는 것이다. 하물며 유기체이면서 또한 정신 활동도 영위하는 인간의 경우에는 두말할 나위가 없다. 이런 생태학적 인식에 이르면, 유기체적 소우주론으로 인체를 보는 시각이 온당하다. 히포크라테스의 의학과 동아시아 전통의학이 이런 지평에 있다.

그러나 필자는 우주자연과 인체의 상관적 유비analogy의 관점에서 살필 때, 동아시아 의학이 서양보다 인체 소우주론을 훨씬 정교하게 갖추고 있다고 본다. 4체액설에 기초한 서양 고대의학보다 음양오행에 바탕을 둔 동아시아의 유기체적 소우주론이 보다 적합하다고 평가한다. 따라서 동서의 전통적 의술이 모두 생태의학에 포섭된다고 여기지만, 그 정확도에 있어서는 동아시아의 그것이 서양보다 훨씬 낫다고 판단한다.

물론 동아시아의 접근이 고대 서양보다 뛰어나다는 것은 어디까지나 확률적 적합성의 높음에서 기인하는 것이지 완전함 그 자체는 아니기 때문에 그에 따른 한계를 지니고 있음도 분명하다. 한의학이 실제로 생리적 차원에 있어서 오장육부의 기능에 들어맞지 않는 것을 기항지부奇恒之腑로 설정하여 기이한 것으로 보고 있고, 여기에 두뇌와 골수, 자궁, 그리고 담(쓸개) 등을 포함시키고 있는 데서 알 수 있다. 오장육부 접근에서 췌장(이자)과 같은 장기를 상정하지 못한 것도 한계다. 무엇보다도 두뇌brain 작용에 대한 이해 부족으로 인해 "심장이 정신을 주관한다心主神"고 본 것이 결정적 오류의 사례이다. 이를 교정한다면, 두뇌가 정신의 운행을 담당하고 있고 심장은 이에 적지 않은 영향을 미치는 것으로 볼 수 있을 뿐이다. 물론 이에 따른 문제를 교정 및 보정하기 위한 시도가 경락체계에 따른 침구학 등에서 꾸준히 시도되고 있기는 하다. 한의학이 갖는 특성과 장점에 대해서는 다음 이후의 여러 장에서 보다 자세히 설명할 것이다.

【참고문헌】
· 류시호 외, 『한방 미용학의 이해』, 씨마스, 2015.
· 이종찬, 『한국에서 醫를 論한다』, 소나무, 2000.
· 한면희, 『동아시아 문명과 한국의 생태주의』, 철학과현실사, 2009.
· 한면희, 「환경위기와 생태의학, 건강한 밥상문화」, 『쌀·삶·문명 연구』 제3호, 2009.
· 로버트 매킨토시, 김지홍 옮김, 『생태학의 배경』, 아르케, 1999.
· 상해중의학원, 오원교 옮김, 『중의학기초』, 신아사, 2005.
· 서부일·정국영 편저, 『알기 쉬운 본초학』, 대구한의대학교출판부, 2007.
· 앤드류 와일, 김옥분 옮김, 『자연치유』, 정신세계사, 2009.
· 풍우란, 정인재 옮김, 『중국철학사』, 형설출판사, 1989.
· 홍원식 옮김, 『황제내경: 소문』, 전통문화연구회, 1992.
· 허준, 조헌영 외 옮김, 『동의보감: 내경·외형편』, 여강, 2005.

· 北京中医学院 主编, 『中国医学史讲义』, 上海: 上海科学技术出版社, 2013.
· 劉永升 等 编著, 『全本黄帝内经』, 北京: 华文出版社, 2010.
· 李庆业·杨斌 主编, 『方剂学』, 北京: 人民卫生出版社, 2012.
· 张金莲·毛晓健 主编, 『中医药学概论』, 北京: 清华大学出版社, 2014.
· 鐘赣生 主编, 『中药学』, 北京: 人民卫生出版社, 2013.

6. 한의학의 인체 소우주론과 간담의 기능

음양오행론의 속성별 분류

동아시아 의학의 관점에서 조망하는 인체의 유기체적 소우주론은 서양의 그것과 적지 않게 다르다. 그 이유는 음양오행의 관점에서 사람의 인체를 자연의 이치에 조응하는 유기체로 이해하기 때문이다. 인간은 자연에 속하지만 여느 자연적 존재와는 달리 문화를 구축하여 생존한다는 것이 특징적이다. 인간은 스스로의 생존에 어울리도록 자연을 간척하여 문화를 구축하였다. 이런 의미에서 문화적 인간은 한복판에 위치하여 빛과 어둠의 음양적 대비 속에 나타나는 자연 사계절의 변화를 역동적으로 맞이하고 있다. 동일한 관점에서 인체 장부에서는 한복판에 있는 토기土氣의 비위를 중심으로 목기木氣에 해당하는 간과 담(쓸개), 화기火氣로 상징되는 심장과 소장, 금기金氣로 비유되는 폐와 대장, 수기水氣로 집약되는 신장과 방광이 사방에 배치되어 원형 궤도를 돌듯이 운행하는 관계를 맺고 있다고 본다. 즉 소우주인 인체 안에서 오행이 작동하는데, 장과 부가 음과 양으로 표리관계를 이루면서 부응하고 있다고 판단한다.

오행의 기운은 자연의 계절과 상태, 소산과 결부되고, 인체의 장부 및 주요 신체기관과 관련되며, 더 나아가 사람의 정서와도 밀접하게 연루되어 있다.

<표 6-1> 오행의 속성별 분류

오행(五行)		목(木)	화(火)	토(土)	금(金)	수(水)
자연	오계(五季)	봄(春)	여름(夏)	장하(長夏)	가을(秋)	겨울(冬)
	오기(五氣)	바람(風)	더위(熱)	다습(濕)	건조(燥)	추위(寒)
	오미(五味)	신맛(酸)	쓴맛(苦)	단맛(甘)	매운맛(辛)	짠맛(鹹)
	오방(五方)	동(東)	남(南)	중앙(中央)	서(西)	북(北)
인간	오장(五臟)	간장(肝)	심장(心)	비장(脾)	폐장(肺)	신장(腎)
	오부(五腑)	쓸개(膽)	소장(小腸)	위장(胃)	대장(大腸)	방광(膀胱)
	오규(五竅)	눈(目,眼)	혀(舌)	입(口)	코(鼻)	귀(耳)
	오주(五主)	근육(筋)	혈맥(血脈)	살(肌肉)	피부(皮)	골수(骨髓)
	오화(五華)	손발톱(瓜甲)	얼굴(面)	입술(脣)	털(毛)	머리털(髮)
	오지(五志)	화냄(怒)	기쁨(喜)	생각(思)	슬픔(悲)	무서움(恐)

이를 단순화하여 <표 6-1>과 같이 나타낼 수 있다.

오행에 대한 속성별 분류는 목화토금수의 오행이 오장오부와 직결되고 또 그 각각이 자연의 계절과 대기의 상태, 방위, 맛은 물론 신체 부위 및 의지적 정서와도 밀접하게 상관적임을 오랜 경험을 통해 축적하고 이를 보편적 지식으로 확보한 데서 형성된 것이다.

오행의 분류가 갖는 의미를 간단히 살펴보자. 목기는 봄철에 주도적으로 조성되는데, 이에 해당하는 장부가 간과 담(쓸개)이다. 신맛의 음식은 몸속으로 들어와서 먼저 간의 에너지로 쓰이고 그 이후에 다른 곳으로 영향을 미친다. 간은 눈으로 직결되어 있고 근육을 주관하며 손톱 및 발톱의 생성에 관여하며 화를 내는 정서와 밀접하게 연루되어 있다. 토기는 환절기 가운데서도 장마를 낀 긴 여름의 후반에 두드러지는데, 이것을 상징하는 장부가 비위다. 단맛의 음식은 비위로 먼저 들어가서 영양으로 쓰이면서 또한 다른 곳으로도 파급된다. 비위는 입 안으로 직결되어 있고 사지의 살을 주관하고 입술로 그 상태를 나타내며 생각과 깊숙이 연루되어 있다. 다른 장부도 <표 6-1>에 볼 수 있는 바와 같이 고유한 연계적 특성을 지닌다.

질병 역시 음양오행과 관련해서 나타나는데, 이해를 돕고자 세 가지 사례로 살펴보자. 첫째, 간의 기운이 정상에서 이탈하여 위로 치솟는 정도가 심해지면 쉽게 화怒를 내게 되며, 역으로 화를 자주 낼 경우 간의 장기가 손상을 입게 되고 그것이 연쇄적으로 담에도 영향을 미치게 된다.

　　둘째, 지하공간과 같이 습한 곳에서 오랜 동안 거주한다거나 술을 많이 마셔서 수분을 몸 안에 쌓이게 하거나 늦은 밤에 기름진 음식을 자주 섭취하면 다습多濕이 먼저 비장에 손상을 입히고 이어서 표리관계에 있는 위에 영향을 끼치는데, 이것이 깊어지면 기혈의 순환장애를 초래하기에 이른다. 특히 생각思이 지나치게 많은 사람은 위의 기능이 저하되면서 각종 위장병에 쉽게 걸리곤 하는데, 과식이라도 하게 되면 얹히거나 신트림을 하거나 속이 더부룩해짐을 겪게 된다.

　　셋째, 사람이 슬프고 우울한 상태悲로 지속해서 지내면 금기가 영향을 받아서 숨을 쉬는 폐기도 약화된다. 여기서 벗어나려면 자연스럽게 웃을 수 있는 여건으로 일신해야 한다. 그 연유는, <표 6-1>과 <그림 6-1>을 대조하여 살필 수 있듯이 기뻐하는 웃음喜으로 조성된 심장의 화기가 상극관계의 금기에 영향을 끼쳐서 슬픔이 지속됨을 제약하여 이로부터 벗어날 수 있게 조성하기 때문이다. 그래서 우울한 여건에 놓일수록 애써 웃는 상태를 맞이하는 것이 필요하다. 물론 과유불급이듯이 너무 지나치지는 말아야 한다.

　　음식을 통해 다섯 가지 맛, 즉 시거나 쓰거나 달거나 맵거나 짠 맛을 적절히 복용하는 것은 매우 요긴한데, 역시 정도가 지나칠 경우 관련 장기를 해치기 쉽다. 예컨대 단 것을 지나치게 복용하면 순환의 주된 축인 비위가 손상되어 신진대사 기능이 현저히 떨어지고 마침내 당뇨가 올 수 있다. 따라서 무엇이든 알맞은 상태를 구현하는 것이 양생의 비결인데, 오행의 속성별 분류에 따른 실증적 경험을 참조하는 것이 요긴하다.

음양오행론과 상생·상극 활용의 치료

<그림 6-1> 음양오행의 상생상극도로 왼쪽은 상생, 오른쪽은 상극관계

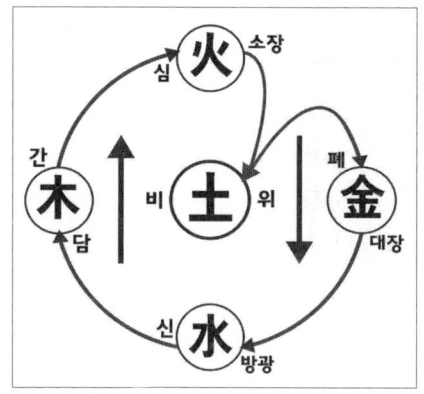 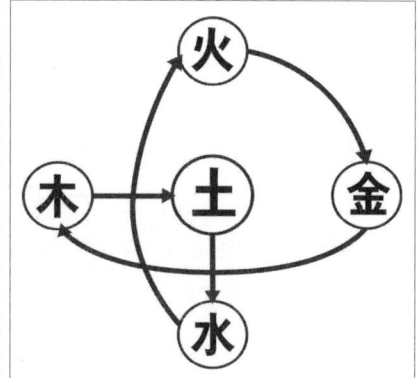

　장부가 되었든 음식의 맛이 되었든 정서가 되었든 알맞음의 상태가 정상이다. 정신과 정서, 오장육부의 물리적 상태가 적정한 정도에 이를 때가 정상正常이다. 정상을 전후로 부족함과 넘침, 모자람과 지나침은 비정상으로 장차 질병을 잉태하게 된다. 여기서 심신의 상태를 세 가지 단계, 즉 허와 정상, 과잉으로 분류할 수 있다. 따라서 질병의 승상은 내외의 어떤 요인으로 인해서든 부족하거나 모자라게 되어 야기되는 허증虛症이 있고, 넘치거나 지나쳐서 초래되는 실증實症이 있음을 알 수 있다.

　병이 났을 때 애초 진앙지가 어디인지 찾아내고, 그것이 관계적으로 다른 장부에 어떻게 영향을 미쳤는지 파악하며, 그 상태가 허증인지 실증인지 등을 분별하는 변증辨證이 요구된다. 증거에 따라 변별을 행하는 변증이 명료하면서도 구체적으로 이루어진다면, 그에 따라 축적된 경험적 지식을 토대로 치료에 맞는 처방이 알맞게 이루어질 것이다.

　통상 음양과 표리, 한열과 허실의 여덟 가지 변증八綱辨證으로 분류하는데, 음양이 나머지 여섯을 통솔한다고 볼 수 있다. 예컨대 외적이 침입하여 궁성 바깥서 아군과 대치 중이라면, 그것은 병이 몸 바깥에 다가온 상태로서 표증表證이라고 한다. 반면 적군이 궁성 안으로까지 밀고 들어와서 아군과 치열한 접전을 벌이고 있는 상태처럼 질병이 성큼 오장과 골수에까지 이르렀다면 이증裏證

이라고 한다. 성 밖의 외적은 물리치기가 용이한 반면, 적군이 성안으로까지 밀고 들어온 상태는 위태롭다고 할 것이다.

병은 바깥에서 안으로 전화되거나, 서로 겸해서 나타나거나 또는 대립하는 것이 함께 출현하는 협잡이 발생한다. 초기 감기는 한기가 폐 바깥에 이른 상태로 표증이면서 한증寒證이라고 보고, 후기 감기는 폐 안으로 들어와서 자연치유 체계의 아군과 다투는 과정에서 열을 내게 만들기 때문에 이증이면서 열증熱證이라고 볼 수 있다. 따라서 변증에 따른 치료법, 즉 시치施治도 다를 수밖에 없다. 으슬으슬 춥다고 느껴지는 초기 감기에는 따뜻한 성질의 생강과 대추, 육계(계피)를 달여서 꿀에 타서 마시고 몸을 이불로 덮어서 땀을 내어 한사寒邪를 추방하는 전략을 취하는 것이 한 방도이다. 반면 대처할 때를 놓쳐서 열이 나거나 기침을 하면서 콧물을 흘리는 복합 감기에는 성질이 차면서 폐의 진액을 보해주는 길경(도라지)이나 갈근, 금은화, 행인, 패모, 비파엽 등으로 제압하는 방도를 강구할 수 있다. 이렇듯 차가운 음의 사기가 기승을 부릴 때에는 뜨거운 양의 약재로, 열사熱邪라는 양의 사기에는 음의 약재 위주로 다스리는 방법을 취하게 된다.

병으로 인해 음양의 균형이 이지러질 때는 가능한 한 천연의 약재를 활용하여 이를 바로 잡는 조치를 취하는 것이 우선이며, 그것이 여의치 않거나 효과가 미약할 경우에는 서양의학의 화력 센 양약 처방을 받아야 할 것이다. 다만 한의학의 천연 약재는 몸의 자연치유 체계를 보전하거나 강화시켜주는 반면, 인공적 화학물질로 구성된 양약의 경우에는 효과가 빠르고 확실하게 나타나지만 자연치유 체계를 취약하게 만들 수 있다는 점에 유념할 필요가 있다.

한의학은 현대 서양의학과 비교할 때 오행에 따라 질병을 치유한다는 점에서 특징적이다. 〈그림 6-1〉의 왼쪽에서 보듯이 오행의 상생相生 방향은 목생화木生火, 화생토火生土, 토생금土生金, 금생수金生水, 수생목水生木으로 이어진다. 계절의 이행으로 비유하면, 봄에서 여름으로, 여름이 긴 여름(뚜렷한 환절기)으로, 긴 여름은 가을로, 가을은 겨울로, 다시 겨울이 다할 경우 봄으로 접어들게 되는데, 이런 순조로운 운행이 곧 상생의 방향이다. 따라서 전형적으로 목은 봄의 기운, 화는 여름의 기운, 토는 환절기 가운데서도 긴 여름長夏의 기운, 금은 가을의 기운, 수는 겨울의 기운을 나타낸다.

이제 목생화에 따른 순방향의 치료 사례를 살펴보자. 예컨대 안색이 창백하고 피부가 가려우며 매사 무력감을 느끼는 중세는 주로 심장이 전신각처에 혈액을 제대로 공급해주지 못해서 나타나는 것인데, 기혈의 순환문제가 아닐 경우에는 심혈心血부족에서 초래되는 것이다. 이때는 간의 목기가 심장의 화기를 북돋는 방도, 즉 목생화의 상생 원리에 따라 접근하면 된다. 위로 올려주는 간의 기운 미약이 간혈 부족과 더불어 초래된 경우에는 당귀와 계지를 처방하고, 간혈의 부족에서 기인하면 보간식품인 대추와 꿀, 당근, 표고버섯, 양고기 등을 복용토록 할 것이다. 이렇게 간의 피를 보충하고 그 기운이 알맞게 심장에 이르도록 조치할 때, 심장이 전수받은 충분한 혈액을 전신각처로 보낼 수 있게 되어 병세가 호전되고, 결과적으로 얼굴에 화색이 돌고 피부 가려움증이 해소되며 일상의 자신감도 회복하게 될 것이다. 이것은 상생관계를 활용한 치료의 사례다.

다음으로 한의학에서 왜 상극相克관계를 인지하게 되는지도 살펴보자. 통상 겨울에서 봄을 거쳐 여름에 이르게 되는데, 간혹 기상이변으로 봄을 건너뛰어 계절 이동이 급박하게 이루어졌다고 가정해보자. 봄에 일정한 기간 동안 꽃을 피워서 벌과 나비를 날아들게 하여 수정이 이루어지게 함으로써 마침내 여름과 초가을에 열매를 풍성하게 맺어왔던 식물이 제 기능을 못하게 될 것이다. 식물은 꽃도 제대로 피워보지 못해서 열매도 거의 맺지 못 하게 된다. 마찬가지로 사람 또한 흡사한 병중에 시달릴 것이라고 보는 것이 온당하다. 그래서 자연은 하나씩 건너뛰는 계절적 비약을 누그러뜨리는 제어를 할 것이라 보는데, 이것이 상극관계이다. 겨울의 수기는 봄의 목기를 도우므로 수생목하지만, 수기는 여름의 화기로 건너뛰는 것을 제약할 것이므로 수극화할 것이다. 이에 <그림 6-1>의 오른쪽에서 확인하듯이 상극관계를 분별할 수 있는데, 목극토木克土와 토극수土克水, 수극화水克火, 화극금火克金, 금극목金克木을 상정하게 된다.

상극은 어느 한쪽이 지나치게 강하거나 허약할 경우 부정적 영향을 주게 되는데, 바로 이런 이치를 활용하여 병을 고치는 것도 가능하다. 필자들이 교분을 갖고 있는 중국 내몽고의대 중의학대학 장밍루이张明锐교수는 상극을 이용하여 환자를 치료한 자신의 임상 경험을 밝힌 바 있다. 부자가 치료 받은 사례를 살펴보자.

어느 날 한 철도 공무원이 병원을 찾아왔다고 한다. 그는 눈꺼풀이 아래로 처지면서 가끔씩 파르르 떨리는 증세를 보이고 있었는데, 심지어 잠잘 때도 나타날 정도로 증세가 심화되고 있었다. 중풍 맞을 것을 우려하여 서양병원을 찾았지만 병인을 찾기 어렵기 때문에 해결책도 제시할 수 없는 질병이어서 물어물어 자신에게 오게 되었다고 한다. 한의학의 입장에서는 이런 경우에 원리에 따른 진단과 처방이 가능하다.

원리적으로 병인을 살펴보자. 첫째, 눈꺼풀이 아래로 처지고 있다는 것은 사지를 주관하는 장기인 비장脾主四肢이 취약하다는 것을 뜻한다. 풀어내자면 비기脾氣는 상승을 주된 속성으로 갖고 있는데, 이것이 약할 때는 그 주관 하에 있는 살이 위로 끌어주는 힘의 미약으로 인해 (중력법칙에 따라) 아래로 처지게 되는 것이다. 둘째, 비장의 허약 상태에서 몸에 찾아든 풍사風邪가 간과 비장, 특히 비장에 짙게 드리워진 결과 눈을 감싸는 눈꺼풀을 떨리게 하는 증상을 초래하였다.

〈사진 6-1〉

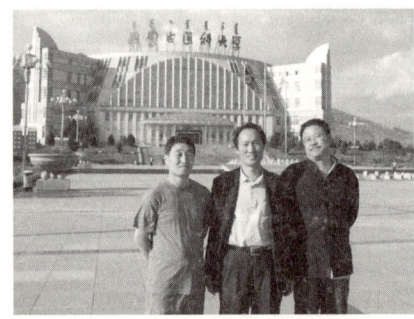 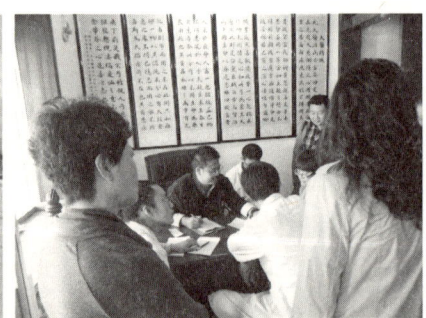

중국 내몽고의대 배경의 장밍루이 교수와 필자들, 그리고 진찰

그렇다면 왜 이런 병리적 상태에 이르게 되었을까? 여기서 병의 근본 원인을 찾아내는 핵심은 그의 간기가 과잉 상태였는데, 이것이 지나쳐서 비장의 기능을 위축시키는 목극토란 상극이 비정상으로 형성되어 있음을 파악하는 데 있다. 달리 말하면 목기, 즉 간기 과잉에 따른 상극적 제약이 너무 강해서 토기, 즉 비장이 제 기능을 못하고 있는 형세이다. 물론 간주목肝主目이라 해서 눈이 간에 의해 주관되는 상태에서 그 직접적 영향을 받은 비기의 허약에 따라 눈동자를 감싸는 눈꺼풀이 처지고 또 그것이 흔들리는 증상으로 나타나게 되었다.

병의 원인을 이와 같이 분별하게 된다면, 처방은 그리 어렵지 않을 것이다. 첫째, 목의 과도한 기운인 간기를 누그러뜨려서 토의 기능을 정상화시킨다. 사실 이것이 핵심인데, 목극토란 정상적 상극관계를 활용하는 조치이기 때문이다. 둘째, 간에서 영향을 받아 토의 비기에 드리워진 풍사를 해소한다. 셋째로 이미 취약해진 토기, 즉 비(위)를 정상화하는 것이다. 바로 이럴 때 쓰기에 유용한 처방이 오랜 임상을 통해 확증되기에 이르렀으니 바로 통사요방痛瀉要方이다.

통사요방은 방풍과 백작약, 진피, 백출 넷으로 구성되는데, 약의 성질을 파악하는 것이 중요하다. 이름에 나타니 있듯이 방풍으로 토기의 풍사를 제거하고, 목의 항진된 간기를 빼주는 백작약을 사용하여 비위에 미치는 과도한 제약을 누그러뜨리며, 진피와 백출로 비위의 기능을 정상화시켜줌으로써 마침내 문제를 해소시킨다.

〈표 6-2〉 통사요방의 방풍과 백작약, 진피, 백출

방풍防風	백작약白灼藥	진피陳皮	백출白朮
맛은 맵고 달며, 따뜻하고 독이 없으며, 간과 방광, 비경脾經에 작용. 해표거풍解表祛風으로 바깥 사기인 풍사를 몰아내고, 가려움증을 해소한다.	맛은 쓰고 시고 달며, 약간 차고 무독하며, 비와 간경肝經에 작용. 평억간양平抑肝陽으로 간양기 내려주고, 피를 만들면서 음으로 수렴한다.	맛은 맵고 쓰며, 따뜻하고 독이 없으며, 비와 폐경肺經에 작용. 이기건비理氣健脾로 비장의 기운을 돕고, 습사와 담(가래)을 제거한다.	맛은 쓰고 달며, 따뜻하고 독이 없으며, 비와 위경胃經에 작용. 보기건비補氣健脾로 중초中焦에 들어가 비기를 돕고, 습사를 말려준다.

철도 공무원은 통사요방을 기본으로 한 처방에 의해 낫게 된 후 얼마 안 있어서 자신의 아들을 데리고 또 다시 장교수에게 찾아왔다고 한다. 아들은 엄지발가락의 발톱이 살을 계속 파고드는 상태인데, 발톱을 깎아주는 것으로 해결되지 않는 참으로 난처한 질병이었다. 장교수는 부자가 동일한 몸의 구조적 이상 상태에 놓여 있다고 보았다. 따라서 이 병의 치료도 결코 어려운 것은 아니었다.

근육과 손발톱을 기르는 것이 간肝養筋爪이고 비장은 살과 같은 사지를 주관한다. 따라서 아들에게도 간의 기운이 과도하여 발톱은 쑥쑥 자라면서 비정상으로 굽어지는데 그 넘치는 간기가 또한 비장을 제약하여 살은 약한 지경에 이르렀으니 발톱이 살을 파고드는 병으로 나타난 것으로 변증할 수 있게 된다. 그렇다면 시치에 따른 치료 역시 아버지의 경우와 별로 다르지 않을 것이다. 역시 통사요방을 기본으로 약간 가미한 처방을 내렸더니 아들의 병도 치료되었다고 한다. 이런 경우 한의학은 이병동치異病同治라고 하는데, 외형상 증상이 달라도 발병의 원리가 같기 때문에 동일한 처방을 구사하는 것이다. 위 사례는 오행의 상극관계를 활용한 성공적 치료법이라 할 것이다.

장상학과 오장육부 이해

한의학은 여러 분야로 세분되어 있는데, 가장 중요한 분야의 하나가 장상학臟象學이다. 장상학은 인체 조직의 구조와 생리적 기능을 전문적으로 탐구하는 분야이다. 따라서 그것은 해부학에 근거한 인체 이해를 수반하고 있지만, 이를 파악하는 방식에 있어서 유기체적 소우주론, 그것도 음양오행론의 관점에서 접근한다는 특징을 갖추고 있다. 중국 고대 한나라의 역사를 서술한 『한서漢書』에 따르면, 고대인은 오래 전부터 식량을 얻고 목숨을 지키기 위하여 사냥을 하고 전쟁을 치르면서 부수적으로 동물과 인체의 장기를 관찰하여 이를 질병의 상태와 결부 짓는 경험적 지식을 습득한 것으로 알려져 있다.

다만 동아시아인은 인체의 물리적 상태를 건강과 관련을 짓더라도 전체론적인holistic 연계적 사유를 하는 데 익숙했다. 예컨대 무더운 여름에는 땀을 많이 흘리면서 소변을 적게 보는 반면 추운 한겨울에는 그다지 땀을 흘리지 않으면서 소변은 자주 보게 됨을 근거로 인체의 신진대사가 자연 사계절의 기후변화와 유기적으로 연결되어 있다고 본 것이다. 같은 맥락에서 인체 표면에 나타난 특징적 상태가 내부 장기기관의 상태와 연루되어 있다고 여겼을 것이다. 이런 가설이 실제의 임상적 경험에 일치하는 숱한 사례에 의해 확증되면서 마침내 체계적 지식에 도달했다.

일례로 원기가 왕성하고 안색이 밝게 빛나고 혀의 색이 엷게 홍색을 띠며 맥이 완만하면서 힘차게 뛰고 있다면, 그의 심장은 정상이라고 판단하게 된다. 반면 누군가는 몇 년 사이에 살이 계속 찌는데 흐물거리는 물살이고 그 혀가 사방의 치아에 부대낄 정도로 부풀어 치아 자국이 나타나는 치흔설을 보이고 있다면, 몸의 습기가 제대로 배출되지 못한 채 가득하여 살을 주관하는 비장을 손상시키고 이로써 물만 먹어도 살찐다고 하는 비정상 상태라고 볼 수 있다. 이런 경우 추후 살펴볼 것이지만, 비장을 정상화하는 보중익기탕에 몸의 과도한 습사를 빼주는 약재(백복령 등)를 첨가하는 방식의 기본 조치를 한 방안으로 강구할 수 있다.

장상학은 발전을 거듭하면서 몇 가지 특징을 갖추게 되었는데, 이를 셋으로 분별이 가능하다. 첫째, 『황제내경 영추靈樞』 「사객邪客」에서 "이에 사람과 천지자연은 서로 조응한다此人與天地相應者也"고 한 데서 알 수 있듯이 자연과 인체의 유기적 통일성을 견지한다. 그것도 음양오행론에 따라 인체 내 수기는 상승하고 화기는 하강한다는 수승화강水昇火降의 원리에 따라 원형적 순환이 이루어지는 양상으로 파악한다.

둘째, 인체 겉모양象을 살펴서 안의 장기內臟의 생리적 상태를 파악하는 견해를 갖는데, 장상학이라는 이름 자체가 여기서 연유한 것임을 알 수 있다.

셋째, 오장육부와 각 인체 조직기관을 탐구하되, 오장에 최우선의 주안점을 두어 접근하는 정체성을 갖는다. 간과 심장, 비장(지라), 폐, 신장이 음으로 분류되는 오장인데, 물질 에너지 채우는 것을 일차적 미덕으로 삼는다는 특징을 지닌다고 본다. 담과 대장, 위장, 소장, 방광과 삼초는 양에 해당하는 육부로 분류되는데, 유입된 물질 에너지를 전달하는 소통을 주된 미덕으로 삼는다고 여긴다. 그리고 두뇌와 골수, 자궁 등의 조직이나 신체기관은 기이한 장부, 즉 기항지부寄恒之腑로 설정하고 있다. 이것 이외에도 눈과 코, 입, 귀, 음부 등의 기관과 모발이나 피부, 살, 혈맥, 근육 등의 조직이 있는데, 이런 것은 모두 장부와 긴밀하게 결부되어 있다고 본다.

다만 침구학鍼灸學의 분야에서는 12경락을 언급하는데, 이때 오장육부와 더불어 심포心包가 추가된다. 심포는 핵심 장기인 심장을 궁성으로 비유할 경우 이를 보호할 일종의 외곽 성에 해당하는 것으로써 심장을 보호하면서 그 기능의 일부를 대리하는 것으로 상정된 것이다. 심포는 삼초와 마찬가지로 생리적 기능은 있지만 눈에 보이는 방식으로 형체를 갖추고 있지 않은 무형의 실체라 할 수 있다.

장상학은 오장육부를 필두로 한 신체의 각 기관 및 조직을 고유하면서도 유기적 연계성을 지닌 것으로 파악하는 한의학 특유의 분야인데, 서양 현대의학의 그것과 해부학적으로 적지 않게 공유하면서도 생리적으로는 매우 다른 양상으로 접근하는 분야라 할 수 있다. 이제 장상학의 관점에서 오행의 장부에 대해, 다만 일반 시민들의 흥미를 자아내는 본초학本草學의 이야기를 곁들이는 양상으로 오장육부의 기능과 특성에 대해 구체적으로 살펴보고자 한다.

간담의 장상학적 기능

봄을 상징하는 기운은 목기인데, 이것에 해당하는 인체의 장부가 간담이다. 간은 상체 오른쪽에 위치하고 있고 담은 간에 붙어 있는데, 양자는 경락經絡을 통해 연결되어 있으면서 표리관계에 놓여 있다.

1) 소설 주관의 간

첫째, 간은 소설을 주관肝主疏泄하는 기능을 가짐으로써 상승적 발산을 시행한다. 소설은 전파처럼 발산하는 것인데, 간의 특성으로 인해 상승 방향으로 전개된다. 간이 소설 기능을 갖는다는 표현 자체는 송나라 때 제기되었고, 이후 명과 청나라를 거치면서 확립되기에 이른다.

인체는 자연을 닮아서 기운의 원형적 순환이 반복적으로 일어나는 운행 기제를 띠고 있다. 오장육부 사이에 기혈의 소통과 조달, 에너지의 순환이 상관적으로 이루어지는데, 이때 간은 특징적으로 기운을 파장 그리듯이 상승적 조달로 쏜다는 의미의 소설 기능을 갖는다는 점이다. 그것은 봄이란 계절이 겨울의 찬 기운을 끌어올려 따사로운 햇빛에 노출시키고 마침내 여름으로 치닫게 하는 것과 같은 작용을 한다. 결국 간의 소설 기능에 힘입어 피가 심장으로 전해지고 또한 신장서 올라온 찬 기운이 상부로 전해져서 상시적 운동으로 열을 많이 내는 심장의 열기를 안정적으로 식혀주게 된다. 간이 음양관계인 담에게 영향을 미치는 것도 소설 기능의 일환이다.

기의 운행 기제에 따라 인체 곳곳에 기운과 혈애이 부족히거나 알맞게 또는 과도하게 전해지게 될 터인데, 이로써 인간의 정서 활동이 중요한 영향을 받게 된다는 점에도 유의할 필요가 있다. 인간의 칠정인 희喜·노怒·우憂·사思·비悲·공恐·경驚, 즉 기쁘거나 화내거나 근심하거나 사념에 젖거나 슬퍼하거나 무서워하거나 놀라는 등의 정서는 사람이 어떤 무엇과 특수한 관계에 놓일 때 두뇌를 통해 형성되는 것이지만, 이것이 장부로부터 강하게 영향을 받거나 역으로 그것에 영향을 끼친다고 본다. 여기서 간의 소설 기능이 보다 두드러지게 영향을 미친다고 여긴다. 예컨대 조울증은 어떤 무엇에 영향을 받아 간의 소설 기능이 난조에 빠져서 나타난다.

2) 피를 저장하는 간

둘째, 간장혈肝藏血이라 했으니 간은 피를 저장하면서 그 양을 조절하는 기능을 수행한다. 사람은 식사를 통해 음식을 받아들이고 수시로 물을 마시게 되는데, 이때 생리적으로 비위는 수곡에 작용하여 피를 만들어내고, 만들어진 피는 간에 저장되었다가 이를 필요로 하는 심장으로 올려 보내진다. 여기서 간은 피를 저장하는 장혈이라는 고유한 기능을 갖는다.

3) 해독 작용의 간

셋째, '간은 해독의 근원肝者 罷極之本'으로서의 역할을 하고 있어서 몸의 피로 여부를 결정한다고 해도 과언이 아니다. 독(성)은 외부에서 들어오는 나쁜 기운, 즉 사기邪氣로서 몸에 이롭지 않은 까닭에 이를 제거할 필요가 있다. 이것은 마치 외적이 침입했을 때 물리치는 것과 같으므로 황제내경은 군사적 용어에 빗대어 간을 장군의 기관將軍之官으로 비유하고 있다. 상대적인 의미에서 간이 갖는 소설 기능은 연계성을 주된 특성으로 하는 반면, 장혈과 해독 기능은 고유성을 띤다고 할 것이다.

4) 손발톱 및 눈을 주관하고 오장육부와 연계된 간

넷째, 간은 신체 일부 기관을 주관하거나 다른 장부와 연계된 역할을 수행한다. 먼저 간의 직접적 주관 기능을 살펴보고, 다음으로 그것과 깊숙이 연루된 오장육부와의 상관성을 살펴보자.

먼저 간은 근육과 더불어 손발톱의 생성을 주관한다. 간주근肝主筋이라 했으니 간이 근육을 주관한다는 의미다. 그리고 손발톱의 생성에 직접 관여肝主筋爪한다. 다음으로 간은 눈으로 직결肝開竅目되어 있다. 『황제내경: 영추』「맥도편脈度篇」에서 "간기는 눈으로 통하므로 간이 조화로우면 눈이 오색을 분간할 수 있다"고 하였다. 이것은 눈의 시력이 간의 기혈의 뒷받침에 의해 유지됨을 말해준다. 물론 눈은 오장육부의 정기가 모두 수렴하는 곳이기도 하지만, 보다 특별하게 간의 기능과 밀접하게 연루되어 있음을 드러낸다고 하겠다.

다음으로 간은 오장육부와 일정한 연계적 역할을 수행한다. 앞서 언급한 바와 같이 간은 저장한 피를 심장으로 보내어 운행토록 돕고 또 소설의 강약 정도에 따라 일정하게 영향을 미친다는 점에서 심장과 긴밀하게 결부되어 있다.

또한 간은 혈을 갈무리하고 신장은 정을 갈무리하는데, 양자가 서로 영향을 주고받으므로 양자는 같은 뿌리에 속한다고 한다. 더 나아가 간은 봄의 기운에 해당하는 목기의 상승에 해당하는 반면, 폐는 가을의 기운인 금기 하강에 상응한다는 점에서, 양자는 기의 원형적 순환이 원활히 이루어지도록 대조적인 승강의 주축이라는 특징적 관계를 지닌다는 점이다.

5) 담(쓸개)의 기능

다음으로 담(쓸개)의 기능에 대해 살펴보자. 첫째 담은 담낭 내에 쓸개즙을 저장하고 있다가 이를 필요로 하는 시점, 즉 음식(특히 육류)이 소장에 이를 즈음 분비되어 전달되면서 소화시키는 데 기여한다. 다만 쓸개즙의 생성과 분비 그 자체는 간이 담당하는 것으로 파악하고 있다. 간의 소설 기능에 의해 담즙이 분비되어 소장으로 이송된다고 여긴다. 이렇게 담의 역할이 매우 소극적으로 묘사되기 때문에 한의학에서는 담을 매우 낯설게 여겨지는 기항지부奇恒之府의 하나로 간주하고 있다. 물론 간과 담은 음양의 표리관계에 놓인 것으로 본다.

둘째, 담은 의지작용 가운데 결단을 주관한다膽主決斷고 본다. 우리말에 어두운 밤 공동묘지 주변을 지날 때처럼 "간담이 서늘해진다"고 표현하는 경우가 있는데, 이것은 간과 담이 정서와 관련해서 음양의 상관성 속에 있다는 것을 나타낸다. 또 달리 겁 없이 용감한 사람을 일러 "그는 담력이 세다"고 표현하거나 우유부단한 사람을 가리켜서 "저 사람은 담이 약하다"고 하는 경우가 있는데, 이것은 담이 결단과 관련된다는 것을 드러낸다.

다만 담이 결단을 주관한다는 말의 의미를 두 가지로 분류해볼 수 있다. 하나는 담이 전적으로 의지적 결단을 결정한다는 강한 의미가 있을 것이고, 다른 하나는 다른 무엇(즉 두뇌)에 의해 결단이 내려지는 데 이때 유의미하게 영향을 끼친다는 약한 의미가 있을 것이다. 집필자는 과거와 달리 후자로 해석하는 것이 온당하며, 이것 또한 그 상관성을 검증해야 할 것으로 본다. 예를 들자면 현대의학은 쓸개에 다소 문제가 있을 때 그것을 제거하는 데 별로 주저하지 않고 있다. 이때 담 절제수술을 받은 사람들의 경우, 건강했을 때와 담이 약해지기 시작한 이후를 비교하여 정말로 결단성이 약해진 것으로 볼 수 있는지를 통계적으로 유의미하게 조사해볼 필요가 있을 것이다.

간담의 질병 양상과 원리적 치료

간담의 기능에 이상이 생겨서 질병으로 이행하게 되는 구체적 양상과 주요한 치료 방안에 대해 살펴보도록 하자. 여기서 특히 유념할 바의 것은 간병의 경우, 대체로 간의 소설 기능 이상에서 으뜸으로 나타나고, 그 다음으로 장혈 기능의 이상에서 발생한다는 점이다. 그리고 이런 이상이 다른 장부에 영향을 끼쳐서 연계된 문제를 불러일으키게 된다.

1) 간의 소설 이상 치료

첫째, 간의 병은 소설 기능에 문제가 생겨서 나타나는 경우가 가장 빈번하다. 실제로 간과 관련된 대부분의 질병은 소설 기능 실조에 따른 것이라고 해도 과언이 아니다. 무엇보다도 간의 소설 기능은 연계적 성질을 띠기 때문에 간 자체의 문제로 끝나지 않는다. 이와 직접적으로 연루되는 심장과 비위, 그리고 담의 문제로까지 비화하게 된다.

간의 소설은 정상을 기준으로 미약과 과잉으로 나타날 때 병으로 발전하는데, 임상에서는 대부분 과잉으로 나타난다는 것이 간병의 특징이다. 간의 소설 실조는 크게 둘로 분별이 가능하다. 하나는 기가 엉키어 맺히는 울결의 상태이고, 다른 하나는 간음의 부족에 따른 간 양기의 과잉 상승이다.

사람은 유한한 존재로서 사회생활을 영위하면서 물리적으로나 정신적으로 압박감이나 상처, 갈등을 겪게 되는데, 이로 인한 온갖 스트레스로 인해 간이 일차적으로 부담을 안게 된다. 숙명적으로 간기울결이 초래될 수밖에 없다. 문제는 각 개인이 이를 사회적 관계로든 또는 정신적·영성적 수양을 통해서든 적절하게 해소하지 못할 경우 점차 질병으로 발전하게 된다는 점이다.

간의 생리적 울결은 방치할 때 열기로 누적되듯이 화기로 조성되는 기울화화氣鬱化火의 상태가 되고, 다음으로 그 열기가 간의 음액을 손상시키며, 마침내 음이 양을 제어하지 못하게 되어 간의 양기가 고삐 풀린 망아지처럼 위쪽을 향해 과잉으로 치닫는 간양상항으로 발전하게 된다. 물론 간양상항은 간과 신장의 양자 음허인 간신음허肝腎陰虛가 간의 양기를 제어하지 못하여 간양이 지나치게 솟구친 상태이므로 간울 이외의 다른 요인에 의해서도 발생한다.

스트레스 등으로 인한 간의 울증은 정서적으로 감상적이면서 우울하게 만든다. 그리고 이것이 발전하여 간양상항에 이르면 사소한 일에도 쉽게 흥분하거나 화를 내며 조급해지는 조증을 야기한다. 이때 목기木氣의 울증이 해소되지 않는 상태에서 간양상항에 이르고 이에 영향을 받은 심장의 이상과 결부되어 양자의 협잡까지 이루어지면, 조울증躁鬱症이라는 정신적 이상 상태를 촉발하게 된다. 간양상항은 그 자체로 큰 질병이다. 더군다나 이것을 방치할 경우 장차 간풍내동으로 발전하고, 그에 따라 중풍이 찾아오는 최악의 사태로까지 전개된다는 점에서 몹시 주의해야 할 병적 상태이다. 간의 양기 과잉으로 형성되는 간병을 제압할 방도는 원리적으로 간의 음양 조화를 회복하는 데서 찾게 되고, 이것은 넘치는 양기를 누그러뜨리고 모자라는 음액을 보충하는 데서 성취됨을 알 수 있다.

양의학은 간을 일러 침묵의 장기라고 비유하고 있을 정도로 그 속을 자세히 알기는 용이하지 않다. 다만 바깥으로 드러나는 여러 유형의 증상에 의해 그 병적 상태와 정도를 가늠하는 것이 가능하므로 이를 세부적으로 분류하여 단계적으로 살펴볼 필요가 있다.

1.1) 간기울결肝氣鬱結 치료

간기울결은 임상의 여러 병리적 증상으로 나타나는데, 정신적으로 우울감에 젖게 되거나 외부의 사소한 자극에도 강렬하게 반응하고, 가슴이 아프거나 답답한 상태에 이르며, 맥은 마치 손으로 거문고 줄을 누르고 있는 상태인 현맥

弦脈으로 잡힌다. 이 상태는 담과 비위에도 영향을 미쳐 여러 관계적 질병을 초래한다.

간기울결은, 예컨대 전화상담원과 같이 감정노동에 종사하는 사람들에게 일차적으로 나타나기 쉬운 질병의 초기 단계이다. 간기울결의 치료 원칙은 간기를 원활히 소통시켜 울결을 풀어주는 소간해울疏肝解鬱이다. 치료 약재로는 시호를 필두로 울금, 향부자, 천련자, 진피 등을 꼽을 수 있고, 기본 처방으로는 고전의 시호소간산柴胡疏肝散을 추천할 수 있다. 현대인이 쉽게 취할 수 있도록 탕으로도 복용 가능하다. 시호소간탕은 한 첩의 양으로 시호 12g와 진피 12g, 백작약 9g, 지각 9g, 천궁 9g, 향부자 9g, 구)감초 5g의 구성 비율로 만드는데, 상태에 따라 조절할 수 있고 여러 첩을 복용토록 한다.

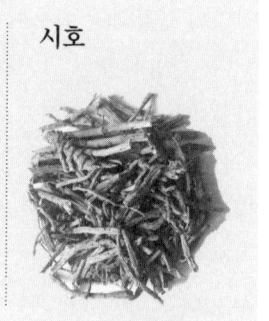

시호소간탕柴胡疏肝湯
스트레스 등으로 인한 간기울결肝氣鬱結을 푸는 데 효과적이다. 대표 약재인 시호는 간의 울결을 풀어주면서 양기를 끌어올리고, 향부자는 간기가 체하여 울결이 온 것을 흩뜨리면서 기의 소통을 돕는다. 여기에 포함된 천궁과 백작약이 상승과 하강을 돕는 만큼 본 탕은 간의 울결을 풀어주면서 또한 기운을 순환토록 한다는 특징을 갖는다.

시호

1.2) 간양상항肝陽上亢 치료

간양상항은 간기울결에서 더 발전한 상태로서 기운이 상부에 정체되어 있는 연유로 쉽게 흥분하는 사태로 빠져들거나 사소한 일에 화를 내는 정도가 심하거나 두통을 느끼거나 안색이 자주 붉거나 눈 충혈이 잦으면서 실핏줄이 터지거나 시야가 흐릿하게 보이거나 입이 계속 마르는 등의 여러 증상으로 나타난다. 맥은 현맥이고, 혀의 상태인 설질舌質은 빨갛게 조성된다.

간의 화기가 위로 타오르는 초기의 간화상염肝火上炎일 때는 청간사화淸肝瀉火의 원칙으로 간을 시원하게 하여 화기를 빼주도록 하는데, 용담초와 하고초,

상엽, 국화, 결명자 등을 사용한다. 초기를 지나 본격적인 간양상항의 단계에 이르렀을 때는 이에 대한 치료로 간을 평이하게 조절하는 평간平肝과 음액을 기르는 자음滋陰, 양기를 가라앉히는 잠양潛陽의 원칙으로 다가간다. 평간에는 조구등과 천마를, 자음에는 생지황과 구기자, 여정자, 맥문동을, 잠양에는 모려와 석결명을 사용한다. 여기서 일반인에게 다소 생소한 모려와 석결명에 대해 첨언하고자 한다. 모려는 굴 껍데기고 석결명은 전복 껍데기인데, 약재로는 곱게 간 가루를 쓴다. 둘 다 음을 상징하는 것으로서 바다에서 생성된 무거운 성질을 지닌 것인 만큼 양기를 가라앉히는 데 효과적이라고 판단할 수 있다.

<표 6-3> 간양상항의 주요 치료 약재

하고초夏枯草	천마天麻	구기자枸杞子	석결명石決明
맵고 쓰고 차며, 간과 담의 경락에 작용. 청열사화淸熱瀉火로 간의 화기가 위로 치솟은 상태를 해 견뎌고, 안입을 약화시켜 눈을 정상화한다.	성질 평이하고 달며, 간의 경락에 작용. 평억간양平抑肝陽으로 간의 양기를 평이한 정도로 억제하고, 풍사를 세서하여 성락을 소통시킨다.	성질 평이하고 달며, 간과 신장 경락에 작용. 자보간신滋補肝腎으로 신정과 간의 에너지를 채우며 눈도 밝게 하지만, 양기보다 음액이 조금 많다.	짜고 차고 무독하며, 간의 경락에 작용. 평간잠양平肝潛陽으로 간의 양기를 고요히 끌어내려 침잠케 하고, 수렴과 제산, 지혈 작용을 한다.

1.3) 간풍내동肝風內動 치료

간풍내동은 간양상항이 더욱 진전된 상태로서 방치할 경우 중풍을 맞거나 뇌출혈로 쓰러질 수 있으므로 심각한 사태로 보아야 한다. 주요 증상으로는 목덜미가 뻐근해지면서 사지 일부에서 마비 증세가 나타나고, 근육경련이 잦고, 눈이나 얼굴 부위가 실룩거리게 되고, 입술이나 손을 다소 떨게 되고, 말이 어눌하게 된다.

간풍내동의 치료 원칙은 바깥으로 간을 고르게 하여 풍을 축출하는 평간식풍平肝熄風과 안으로 음을 길러서 양기를 누그러뜨리는 육음잠양育陰潛陽하는 데서 찾는다. 평간식풍하는 약물로는 천마와 조구등, 지룡, 전갈, 백)강잠을 사용하고, 육음잠양하는 약재로는 지황과 백작약, 귀판, 별갑, 모려를 쓴다. 심각하게 대처해야 하는 만큼 한의원을 찾을 필요가 있고, 그럴 때 대정풍주大定風珠나 영양각탕羚羊角湯을 기본으로 이에 가미한 처방을 줄 것으로 판단된다.

2) 간장혈 이상 치료

둘째, 간은 피를 저장하고 혈량을 조절하는데, 여기에 이상이 생기면 병이 발생하므로 그 치료 방도를 찾아보자. 우선 간의 피 부족이 초래되면, 앞서 언급한 간의 네 번째 역할 수행과 관련해서 문제를 드러낸다. 간이 눈을 주관하는데 피 부족으로 인해 눈에 에너지 공급이 원활히 이루어지지 않으면, 눈이 침침해지고 건조하여 떫은 상태가 되며 야맹증이 나타나게 된다.

간혈이 충족하면 손발톱에 빛이 나면서 윤기가 흐른다. 그런데 간혈의 부족으로 에너지를 제대로 지원하지 못하면 근육경련이 일어나고 몸을 굽히고 일으키는 데 어려움을 겪게 되며, 여성의 경우에는 월경의 양이 감소하고 심할 때 무월경으로 지나가게 된다. 다음으로 간이 저장하고 있는 피를 갈무리하는 기능이 감퇴하게 되면, 피가 누출되면서 자궁출혈이나 월경과다 등의 출혈이 나타난다.

간의 장혈 기능을 강화하고 피를 충만토록 하려면, 피가 되고 살이 되는 음식을 취해야 할 것인데 간을 보호하는 대표적 식품으로 꿀과 대추, 당근, 표고버섯, 양고기 등을 추천할 수 있다. 대추로 저민 꿀차를 상시로 복용하는 것이 좋음을 알 수 있다. 전문적으로는 피를 보충하여 간을 부양하는 보혈양간補血養肝이 원칙인데, 보혈제의 정석인 사물탕四物湯을 일차로 권할 수 있다. 사물탕은 당귀 9g과 천궁 6g, 백작약 9g, 숙지황 9g의 네 약재로 구성된다.

<표 6-4> 사물탕과 약성

당귀當歸	천궁川芎	백작약白灼藥	숙지황熟地黃
따뜻하고 무독하며 간과 심, 비경에 작용. 보혈활혈補血活血로서 피를 만들어 충원하므로 간에 요긴하고 심장을 이롭게 한다.	따뜻하고 무독하며 간과 담, 심포경에 작용. 활혈행기活血行氣로서 피를 만들고 기를 소통시켜 심장을 이롭게 하면서 통증을 제거한다.	약간 차고 무독하며 간과 비경에 작용. 피를 만들되 평억간양平抑肝陽으로 간의 양기를 억제하는 방식으로 기운 하강을 돕는다.	약간 따뜻하고 무독하며 신경과 간경에 작용. 보혈자음補血滋陰으로 피와 음액을 만들고 정精을 길러서 신장을 강화함으로써 간도 이롭게 한다.

여기서 한의약의 약재가 양약과 확연히 다른 특성을 지님에 유의할 필요가 있는데, 사물탕에서 그 전형을 살필 수 있다. 그 특징을 단순명료하게 기술하자면 당귀는 간의 에너지를 보충하고 천궁은 심장을 이롭게 하므로, 두 약재는 상승을 돕는 방향성을 갖는다고 할 수 있다. 반면 백작약은 담의 기운을 끌어내리고 숙지황은 신장의 정을 충만케 하므로, 그 둘은 하강을 촉진하는 방향성을 띤다.

과거 여인들은 아침에 일어나서 부뚜막에 앉아 밥을 지어 가족이 식사할 수 있도록 챙기고, 해가 뜨면 방구석에 갇혀서 길쌈을 하거나 또는 호미를 들고 밭에 나가 김매기를 하는 정도였다. 움직임의 반경이 적었고 허리를 굽히는 경우가 많았기 때문에 몸 안에서 기혈이 정체되기 십상이었다. 이럴 때 몸의 혈을 보충하되, 기혈의 순환이 원활히 이루어지도록 처방한 것이 바로 사물탕이다. 여기 네 약재는 다른 어떤 것보다도 원형궤도로 운행하는 몸 속 승강부침을 일깨워서 활성화시키는 데 매우 유용함을 알 수 있다. 사물탕이 보혈제로 쓰이는 연유는 당귀와 숙/건)지황, 백작약이 피를 만들어주기 때문인데, 승강부침과 수

승화강水昇火降의 균형을 맞추기 위해 여기에 하나 더, 즉 심장에 이로운 천궁을 추가한 것이다. 간혈허를 해결하는 보다 구체적 처방으로 보간탕補肝湯을 들 수 있는데, 이것 역시 사물탕에 산조인과 맥문동 등을 가미한 것이다.

사물탕의 약재와 비교할 때, 양약은 목표로 하는 곳에 효과를 미치는 것만을 고려하지 순환과 같은 유기적 관계성을 살피지는 않는다. 여기서 양자의 차이를 알 수 있다. 물론 한의약에도 인삼이나 백출, 감초처럼 방향성이 없거나 미약한 것들도 적지는 않다. 예컨대 옛 남성들의 경우, 움직임이 많아서 기혈의 순환은 원활한데 일을 많이 하여 기가 소진되는 경우가 적지 않았으므로 이럴 때 보기제로 사군자탕(인삼과 백출, 백복령, 감초)을 처방했다. 이름에 군자라는 표현을 쓴 데서 알 수 있듯이 주로 활동적 남성을 위한 처방이었음을 알 수 있다. 현대사회에서는 남성만큼 활동적인 여성들도 적지 않으므로 기력이 쇠할 경우에는 남녀를 가리지 않고 사군자탕을 복용하는 것이 가능할 것이다.

사물탕과 사군자탕을 합친 팔진탕도 유용하며, 팔진탕에 황기와 육계(계피)까지 추가하면 일반적 보약의 대명사로 불리는 십전대보탕이 되는데, 그 이치를 이렇게 자세히 살필 수 있게 된다. 기와 혈을 보충하면서 순환작용까지 도우니 그것이 바로 보약임을 알 수 있다. 녹용이나 홍삼의 경우, 이것을 꼭 써야 할 때가 있지만 상시 복용할 이유는 없다. 값이 비쌀 뿐만 아니라 기혈의 순환 촉진에 별다른 기여를 하지 않기 때문이다. 양의학이 추천하는 종합비타민 제재도 마찬가지다. 더군다나 비타민 제재 가운데 값싼 것은 대부분 인공적 조성으로 만들어진 것이므로 몸의 자연치유력에 저해되는 까닭에 필요할 때 일시 복용하는 것으로 그쳐야 한다. 물론 천연 한약재의 경우에도 재배된 것은 농약에 많이 노출된 것도 있어서 문제가 됨을 짚고 넘어가지 않을 수 없다. 가능한 한에 있어서 생태적으로 건전하게 재배와 유통이 이루어져야 할 것이다.

3) 간의 해독기능 강화

셋째, 간은 파극지본으로 해독의 기능을 갖고 있는데, 무리를 지속할 경우 해독 여력이 취약해지면서 몸 곳곳에 독이 쌓이게 되고 이로써 몸의 피로는 물론 여러 질병까지 발생하게 되므로 이에 따른 대처도 요청된다. 현대인의 음식 일부에 포함된 화학물질은 인체에게 낯선 것이어서 독으로 간주되고, 이에 간은 해독을 수행하게 된다. 다만 그것이 해독 용량을 넘쳐날 정도로 지속적으로 많이 유입될 경우, 초과된 독성은 관련된 신체 기관으로 옮겨가서 아토피와 같은 피부질환이나 알레르기와 같은 면역체계 이상, 각종 암 등을 유발할 것이다. 술 역시 분해효소가 약하거나 없는 사람에게는 주독이 빨리 전파되어 금방 취하게 되고 설사 주량이 강한 사람이라도 지속적으로 다량을 취할 경우 주독에 따른 부작용이 알코올 중독으로 나타날 것이다.

현대인은 간의 해독성을 돕는 음식이나 자연약재를 취하는 데 보다 많은 노력을 기울여야 할 것이다. 대표적 음식으로는 죽순과 녹두(빈대떡), 양파, 생강, 미역 등을 꼽을 수 있다. 간의 기능을 보호하는 데에는 꿀과 대추, 표고버섯과 당근, 양고기 등을 들 수 있다. 숙취 해소에 꿀차를 마시는 이유가 여기에 있다. 다만 숙취 해소를 위해 헛개나무(호깨나무)를 잘라 그 가지를 다려먹는 일이 빈번한데, 문헌상으로 볼 때 나무 자체의 효과는 미약한 편이다. 효험이 뛰어난 것은 나무의 열매, 즉 지구지이다. 지구자를 얻기 위해서라도 헛개나무를 벨 것이 아니라 오히려 잘 키워야 한다.

4) 간의 주관 및 연계 기능 강화

넷째, 간은 일부 신체기관을 주관하고 또한 다른 장부와 유기적으로 연계되어 있는데, 여기에 문제가 생기면 질병의 연쇄적 파급이 초래되므로 이를 바로 잡아야 한다.

먼저 간이 주관하는 신체기관의 문제를 살펴보자. 간의 혈 부족으로 에너지 공급이 원활히 이루어지지 않으면 눈의 경우에 시력이 떨어져서 침침하게 되고, 손톱 및 발톱의 경우에 두께가 얇아지면서 쉽게 갈라지고 그 색도 칙칙해지며, 근육의 경우에 쉽게 처지게 되어 몸을 수그리고 펴는 것이 어려워질 뿐만 아니라 잇몸의 힘도 약화되어 이를 견고하게 잡아주지 못하는 등의 문제가 나타나게 된다. 이럴 때는 간의 혈을 충족시키는 데서 찾아야 한다. 앞서 언급한 것들이 있지만, 보다 효과적인 약재로 구기자를 추천할 수 있다. 구기자는 무독하므로 상복도 가능하다.

다만 우리가 직면하는 문제가 단일하지 않을 수 있음에도 유념해야 한다. 예컨대 눈의 시력이 떨어지는 데는 여러 요인이 있다. 일단 노화로 인한 생리적 시력 저하의 경우에는 자연스러운 현상이므로 막는 것은 불가능하다. 다만 이를 최대한 늦출 수 있을 뿐이다.

통상 간양상항으로 머리와 눈에 압력이 가중되어 시력에 지장이 야기될 경우에는, 눈의 에너지 압력을 아래로 빼주어야 하는데, 이때 효과적인 것이 감국(국화차)과 결명자, 하고초다. 이런 경우 침구학의 시침 자리로는 족궐음간경(맥)의 행간行間이 으뜸이다.

반면 간의 에너지 제공 미약으로 안색이 창백하면서 시야도 흐릿할 경우 감국이나 결명자를 사용하면 큰일이다. 조달이 안 되는 상태에서 더 빼주니 몹시 나빠질 것이다. 이럴 때는 대추와 꿀, 구기자를 복용케 하고 침의 자리로는 족궐음간경의 원혈인 태충太衝을 최고의 자리로 추천할 수 있다.

오늘날 현대 도시인들의 시력 감퇴에는 TV나 컴퓨터, 핸드폰을 너무 많이 보아서 야기되는 경우가 많은데, 이때는 그런 노출을 최대한 자제하는 가운데 간기를 보충해야 할 것이다. 간기를 충족시키면, 그것은 눈만이 아니라 손톱과 발톱도 강건하게 하고, 운동과 배합되면 관절을 포함하는 근육 자체도 강화시켜줄 것이다.

다음으로 간과 연계된 다른 장부와의 관계 이상에 따른 대처 방안을 살펴보자. 오행의 순방향 측면에서 살피면, 목생화木生火이므로 간의 목기는 심장의 화기를 북돋는다. 간의 기혈이 정상으로 심장에 이르면 심장이 전신각처로 피를 보내주게 되고, 이로써 에너지를 전달받은 오장육부와 신체 기관 모두가 정상으로 작동하게 된다. 예컨대 얼굴에 홍조를 띨 정도로 화색이 돌면서 윤기가 날 것이다. 반면 간이 장혈 부족으로 심장에 혈을 적게 공급하게 되면, 연쇄적 문제를 초래하게 된다. 또는 간양상항으로 간기가 지나치게 상부로 치달아 심장을 압박하게 되면, 그러지 않아도 연신 혈액 펌프질로 화기가 조성되어 있는 상태에 군불을 지필 바람까지 세차게 공급되는 지경이니 심장의 화기가 맹렬하게 불꽃을 피우는 심화상염心火上炎에 이르게 된다. 결국 각종 심장병을 초래할 것이다. 따라서 간과 심장의 관계 이상으로 나타나는 질병의 경우, 일차적으로 간의 병을 다스리는 데서 시작해야 한다. 위에서 언급한 바와 같이 간장혈 이상이나 간양상항 등을 다스리는 데서 병의 고삐를 잡아야 한다.

간은 비장과 목극토木克土라는 상극관계에 놓여 있다. 간이 정상일 때 토기에 해당하는 비위의 기능도 정상으로 유지된다. 그런데 간기의 과잉이 지속적으로 야기될 경우, 토기의 정상 작동을 제약하게 되어 비장의 기능이 약화되기에 이른다. 역시 위에서 언급한 철도청 공무원의 사례에서 살펴볼 수 있다. 간기를 다스리는 가운데 비장의 기능을 북돋우어야 할 것이다. 다만 한 가지, 간의 울증이 비장의 기능 약화와 함께 나타날 경우가 있다. 비위가 약한 사람이 온갖 스트레스로 인해 간의 울증을 심하게 겪는 경우가 많다. 이럴 때 유용한 처방이 소요산逍遙散이다.

소요산

비위가 허약한데 스트레스에 따른 울증이 초래될 때 복용한다. 시호 30g과 당귀 30g, 백작약 30g, 백복령 30g, 백출 30g, 구)감초 15g, 생강 6g, 박하 3g으로 산제를 만들어 하루 3번 먹도록 한다. 울증을 풀어내야 하니 흩뜨리는 산제가 원칙이다. 편의상 탕으로 조제할 경우 분량을 알맞게 줄여서 한 첩으로 삼는다. 간편하게 취할 수 있도록 정량의 제재로도 만들어져 있으니 구입해서 복용하는 것도 한 방도이다.

소요산을 그 구성 약재의 특성에 비추어 단순화해서 살펴보자. 시호는 울증을 풀면서 간기 상승을 돕고, 당귀는 피를 만들면서 상승케 하여 심장에도 이롭게 작용하고, 백작약은 담에 작용하여 하강을 유도하고, 백복령과 백출은 비습脾濕의 제거를 통해 비장의 기능을 강화하고, 생강은 몸을 따뜻하게 하여 비위를 보호하고, 박하는 열과 풍사를 축출하면서 간기울결을 풀어주며, 감초는 중초를 보호하면서 모든 약성의 균형을 잡아준다. 이렇게 각각의 약성과 그 연계적 관계성을 살필 때 소요산은 간과 비장의 기능을 서로 조화롭게 하는 것임을 알 수 있다.

　간과 심장, 비장은 협력적인 분업의 역할을 수행하고 있다. 전래의 의서는 말하기를, "비장은 피를 만들고脾生血, 간은 저장하며肝藏血, 심장은 운행한다心行血"고 하였다. 간은 또한 폐와 대칭적인 역할을 수행한다. 수승화강, 즉 수기는 오르고 화기는 내려오는 순환관계에서 간기는 기의 상승을 이끄는 주축이고, 폐기는 하강을 유도하는 주축이다. 이때 간기의 정상적 오름에 이상이 생기면 균형이 깨짐으로써 폐의 역할에도 문제가 생긴다는 것에 유의해야 한다.

　간은 신장과도 밀접한 관계를 맺고 있다. 왜냐하면 수생목에 의해 신장이 간을 지원하기 때문이다. 신장이 정기를 저장하면서 간을 제대로 기를 때 비로소 간의 혈도 충족된다. 이런 상태가 유지될 때 남성과 여성은 생리적으로 정상적인 성적 생활을 유지하면서 건강한 자녀를 얻을 수 있다. 반면 간혈의 부족이 비장과 심장에 영향을 끼쳐서 혈의 생성과 운행에 차질이 빚어지면 신정도 사후 충원이 안 되는 까닭에 쇠약해지는 길로 들어서게 된다. 또 달리 신음腎陰이 유약하면 간음肝陰을 기르지 못하게 되어 간양肝陽이 상대적 강세 속에 간양상항으로 치닫게 된다. 오장육부에서는 어느 하나도 이지러짐이 없어야 천수를 누리는 양생이 온전할 수 있다. 특히 간은 매우 중요한 장기이므로 그 병리 상태를 점검하여 바로잡도록 해야 한다.

5) 담의 병리상태와 치료

　쓸개라고도 불리는 담은 적극적인 기능을 갖고 있지는 않지만 쓸개즙을 저장하고 있다가 이를 적시에 배출하는 소극적 역할을 수행하고 있으므로, 이 기능에 문제가 생기면 여러 병리 상태에 노출된다. 특이한 점은 담즙膽汁이 간의 소설 기능에 의해 촉발되기 때문에 간의 문제가 담의 문제로 비화된다는 점이다.

　간과 결부된 담의 문제 몇 가지를 살펴보자. 간의 소설 기능 실조로 육류를 먹었음에도 담즙이 소장으로 전달되지 않으면, 지방을 제대로 소화시키지 못하게 되어 복부 옆구리가 아프고 가슴이 팽창되는 느낌이 든다. 여기에 비위의 순환 기능 약화와 겹쳐서 담즙이 위기胃氣의 정체에 따라 상부로 올라오게 되면 당연히 담의 쓴 맛이 입에 느껴지게 된다. 또한 간의 기능 이상으로 담즙에 있던 빌리루빈이 쌓이면 황달이 오는데 그 색소로 인해 전신이 노랗게 되고 기미가 자주 끼며 검버섯도 생성된다. 더 나아가 담 속의 즙이 배출되지 않고 안에서 점차 굳어지면 곧 담석으로 변화된다. 대부분은 담 자체에서 유래하기보다는 간의 소설 이상 등에서 발생한다고 보므로 간의 기능을 제고하면 해결된다고 여긴다.

담이 간과 결부되어 나타나는 주요 병변 중의 하나는 간담습열肝膽濕熱이라고 하는 증세다. 축축한 물기인 습이 몸 안에서 쌓이면 습사濕邪라고 해서 쉽게 고칠 수 없는 병으로 나타난다. 습은 풍과 달리 한곳에 정체되기 쉬운데 축축하면서 무겁기 때문에 기혈의 운행에 저해를 초래한다. 이런 습이 차가운 한사나 화기를 동반한 열과 결합되기도 하는데, 습열濕熱로 나타나면 치료하기에 가장 까다로운 질병으로 드러난다.

간담의 습열은 달고 기름진 음식을 빈번하게 취하거나 또는 비위가 약한 상태에서 열이 많은 독주를 취하는 등으로 인해 습열이 발생하고 이것이 간담에 쌓여 소설 기능을 실조하게 하는 병이다. 이로 인해 옆구리가 뻐근하게 저리고 배는 더부룩하게 느껴지고 밥맛도 없고 간혹 구토증세를 느끼며 소변이 노란색을 띤다. 이럴 때 사용할 주요 약재로는 인진호와 용담초, 시호, 치자, 황금, 황백, 대황 등을 추천할 수 있다.

【참고문헌】
·류시호 외, 『한방 미용학의 이해』, 씨마스, 2015.
·박찬국 편역, 『장상학』, 성보사, 1992.

·상해중의학원, 오원교 옮김, 『중의학기초』, 신아사, 2005.
·서부일·정국영 편저, 『알기 쉬운 본초학』, 대구한의대학교출판부, 2007.
·홍원식 옮김, 『황제내경: 소문』, 전통문화연구회, 1992.
·劉永升 等 编著, 『全本黃帝內经』, 北京: 华文出版社, 2010.
·李庆业·杨斌 主编, 『方剂学』, 北京: 人民卫生出版社, 2012.
·张明锐·李鸿涛 主编, 『中医学』, 呼和浩特: 内蒙古大学出版社, 2010.
·张金莲·毛晓健 主编, 『中医药学概论』, 北京: 清华大学出版社, 2014.
·鐘贛生 主编, 『中药学』, 北京: 人民卫生出版社, 2013.
·周仲瑛 主编, 『中医内科学』, 北京: 中医药出版社, 2005.

7. 한의학의 질병 극복 원리와 심장의 기능

발병의 원인

한의학은 질병 발생의 원인을 동아시아 고유의 자연관과 정합적인 방식으로 규명하고 있다. 사람이 생리적으로 정상인 경우는 신체 내 음양과 기혈, 장부, 경락 등이 서로 돕거나 제약하는 가운데 이루어지는 평형 지향의 안정상태에 놓여 있을 때다. 그런데 어떤 이유로든 균형의 상태가 어디선가 무너지기 시작할 때 병이 발생하게 된다. 여기서 질병 발생을 초래하는 일정한 원인을 일러 병인病因이라고 한다. 병인은 크게 외적 요인과 내적 요인, 2차 발병 요인 그리고 기타 요인으로 분류할 수 있다. 이를 하나씩 살펴보자.

1) 발병의 외적 원인인 육음과 역기

사람이 외부 요인에 의해 병에 걸리게 되는데, 이런 것으로 육음과 역기를 들 수 있다. 육음六淫은 풍·한·서·습·조·화라는 자연 상태의 여섯 가지가 사람에게 해를 끼치는 사기邪氣로 나타난 것을 말한다.

풍사風邪는 자연의 세찬 바람이나 에어컨 바람이 인체 안에 유입되어 일으키는데, 갑작스럽거나 변화가 빠르며 이동한다는 특성을 띤다. 이로 인해 두통과 피부병, 관절염, 안면 및 신체 마비 등이 찾아온다. 다만 풍사에는 외적 풍사도 있지만, 간풍이 그렇듯이 체내 양기의 과잉 강세로 인해 내부서 풍이 야기되는 경우도 있음에 유념할 필요가 있다.

한사寒邪는 매서운 추위에 노출되었을 때처럼 한기가 침입하여 사지 냉함과 아랫배 통증, 맑은 콧물, 물설사 등을 초래한다. 한사는 기의 소통을 정체시켜서 피를 굳게 하는 어혈을 만들고 경락에 들어가서 근육을 경직시키는 등의 연쇄적 문제를 초래한다.

서사暑邪는 계절성이 유독 강하여 무더위가 기승을 부리는 여름철에 나타나는데, 흔히 더위 먹게 만들거나 폭염으로 혼절시키기도 한다.

습사濕邪는 비가 오랫동안 내리는 여름의 계절에 빈번하지만 호숫가처럼 습기가 많은 지역에 거주하는 사람들에게는 계절에 관계없이 나타난다. 그것은 축축함의 속성으로 인해 몸 어딘가에 머물며 기혈의 순환을 정체시키고, 한번 발생하면 쉽게 낫지 않는 골치 아픈 병인이라 할 수 있다. 또한 술을 지고 갈 수는 없어도 먹고는 갈 수는 있다고 호언하는 주당들의 경우에도 들이마신 수분이 다 빠져나가지 않고 몸 안에 정체되거나, 야식으로 먹는 기름진 음식으로 인해 조성되기도 한다. 무엇보다도 습사는 비장을 가장 먼저 손상시키기 때문에 이로 인해 살이 갑자기 찌는 등 연관된 질병을 유발하는 특성을 지닌다.

조사燥邪는 기후가 건조한 계절이나 지역에서 많이 나타나는데, 입술이 말라 터지거나 콧속이나 피부가 건조해지며 마른기침이 나타나게 된다. 특히 폐는 촉촉한 상태를 좋아하므로 가을철에 폐기 손상이 나타날 수 있다는 데 유념할 필요가 있다.

화사火邪는 여름철에 두드러질 수 있지만 열사이기 때문에 사계절 어느 때든 나타날 수 있으므로 서사와 흡사하면서도 다르다고 할 수 있다. 그것은 실열實熱, 즉 실제로 열이 오르는 양상으로 나타나서 몸속 진액을 고갈시키므로 갈증을 느끼게 하고, 얼굴과 혀가 붉어지며, 끈적거리는 콧물과 더불어 진하고 누런 가래를 조성한다. 화사는, 방치할 경우 신명을 어지럽혀서 의식장애에 이르게도 한다. 다만 외적 요인으로서의 화사는 실열을 초래하므로 몸속 음양의 부조화에 따른 허열虛熱과 다름에 주의할 필요가 있다. 허열은 음기(음의 진액) 부족에 따른 상대적 양기 과다로 초래되는 것이어서 실제 체온의 오름 상태와는 다르다. 흔히 일반 사람의 체감 온도와 달리 유난히 "덥다 더워!"를 반복해서 외치는 사람들 다수는 허열 상태에 있다고 할 것이다. 반면 화사는 실열을 초래하기 때문에 그 추이를 살피면서 이를 바로 해소할 방도를 찾아야 한다.

육음 이외에도 여러 가지 외적인 질병의 원인이 있다. 대표적인 것이 역기 疫氣인데, 현대적 언어로 세균이다. 과거에도 바이러스가 전파하는 전염병이 세계 전역서 창궐하여 인류를 곤경에 빠뜨린 적이 빈번하게 있었다. 주로 위생 여건이 불결한 곳에서 발생하는데, 산업사회의 보건위생 시설이 그 빈도를 현저히 줄이는 데 기여했고, 이와 병행하여 현대 서양의학도 백신을 개발하여 이를 효과적으로 제압하여 왔다. 전통 한의학도 양의학에 비해 미흡하지만 치료 방도를 발전시켜온 것이 사실이다.

2003년에 중증급성호흡기증후군인 사스SARS가 한국과 일본을 제외한 아시아와 유럽, 북아메리카를 유행하여 8만3천여 명을 감염시키고 그 10% 가까이 사망에 이르게 한 적이 있었다. 당시 중국은 양의와 중의 두 방면으로 대처하였는데, 양의의 화학요법 접근은 많은 부작용을 낳은 데 비해 중의의 온병학 溫病學 처치는 부작용 없이 성공적이었던 것으로 평가를 받고 있다. 우리나라도 역병, 즉 세계적 전염병에 대해 과거 선조들이 적극 대처한 것을 본받아 한의학적 예방 및 치료 방안을 마련하여 현대의학과 상보적 차원서 협력을 도모해야 할 것이다.

끝으로 현대인에게 치명적 질병을 가져다주는 외부적 요인 하나를 거론하지 않을 수 없다. 그것은 바로 산업사회의 산물인 인공적 화학물질이다. 이것은 환경성질환을 초래하고 있는데, 특히 환경호르몬으로 불리는 내분비장애물질은 각종 암과 더불어 생식기능 이상을 유발하는 것으로 알려져 있다. 오죽하면 세계보건기구WHO가 2015년에 산하 국제암연구소의 연구결과를 토대로 대량의 가공식품인 햄과 소시지를 담배나 석면과 같은 1급 발암물질로 선정하여 발표를 하였겠는가? 장기적 관점에서 추적한 결과 소금과 각종 화학첨가제가 들어간 햄과 소시지 등이 직장암이나 대장암의 발병 위험을 높이는 것으로 확인되었다. 현대의 환경성질환에 대해서는 서양 현대의학이 겉으로 드러난 현상만을 제어할 뿐 근본 원인 치료에 성과를 거두지 못하고 있으며, 전통 한의학 역시 제대로 손을 못 쓰고 있음은 안타까운 현실이라고 하지 않을 수 없다. 향후 동서의학이 교류와 협력, 창의적 접근을 통해 근본적인 대처 방안을 강구해야 할 것이다.

2) 발병의 내적 원인인 칠정과 기타

동아시아에서는 인간에게 사단四端과 칠정七情이 있다고 보았다. 조선 유학사에서는 사단칠정론이 논쟁으로 비화하여 학문의 발전을 도모하는 계기가 되기도 했다. 퇴계 이황은 인의예지仁禮智의 사단이 이理의 발로인 반면, 희·노·애·구·애·오·욕喜怒哀懼愛惡慾이라는 칠정은 기氣의 발로라고 판단하였다. 기대승이 이에 대해 이의를 제기함으로써 논쟁이 촉발되었는데, 후일 율곡 이이에 의해 재론되기도 했다. 퇴계의 입장은 이와 기가 독자적으로 발생한다는 이기호발설理氣互發說로서 이기가 둘로 나뉘는 이기이원론에 서게 되는 반면, 율곡의 입장은 기가 먼저 발생하고 이는 그 발생의 이치所以然, 즉 주재 원리라고 여김으로써 일원론적인 기발이승론氣發理乘論을 전개하였다.

한의학은 전통사상에 근거하는 까닭에 이가 정신에 의해 파악되는 것인 반면, 기는 자연과 만물에 깃들어 있으면서 생성되고 또 그 일부가 인체 안으로 유입되어 운행된다고 본다. 이런 연유로 한의학은 칠정이 감각적 정서이므로 오장과 직접 결부되어 있고, 그것이 부족하거나 넘치는 이상 상태에 반복적으로 놓일 때 발병하게 된다고 여겼다. 물론 한의학의 칠정은 약간 다르게 희·노·우·사·비·공·경喜怒憂思悲恐驚으로 상정되는데, 어찌 되었든 사람 안에 있으면서 이지러질 때 병을 생성하므로 발병의 내적 원인으로 간주된다.

전통의 여러 의학서는 비정상의 칠정이 질병을 일으키는데, 그것이 오장과 관련됨을 언급하고 있다. 지나치게 기뻐하거나 놀라는 것은 심장에 부담을 주는데, 희喜는 기를 늘어지게 하고 경驚은 기의 운행에 혼란을 초래하기 때문이다. 크게 성내기怒를 반복하면 간을 손상시킨다. 우울함에 너무 젖는 근심憂

이나 슬픔悲에 오래 잠김은 폐를 상하게 한다. 생각思이 너무 많으면 소화기능이 떨어져서 비위를 해치게 된다. 또한 공즉기하恐則氣下, 즉 공포감에 젖으면 털썩 주저앉게 되는데, 여기서 알 수 있듯이 무서움은 신장을 상하게 한다. 따라서 칠정이 비정상에 이를 때 오장을 손상시키므로, 그런 정서적 상태가 오래 지속되지 않도록 해야 한다.

칠정이 발병의 내적 원인인데, 그것 이외에도 여러 원인을 꼽을 수 있다. 음식실조를 우선으로 꼽을 수 있다. 식사의 불규칙은 인체의 리듬을 깨뜨려서 소화력을 훼손하고, 편식은 오장육부의 관계를 불균형으로 유도하여 각종 병을 초래한다. 영양공급을 못 받는 것은 기아에 따른 큰 병을 낳지만, 반복된 과식이나 폭식, 야식도 병을 불러온다. 예컨대 잠 잘 밤 시간에 야식을 반복하게 되면, 제대로 소화되지 않은 음식이 몸 안에서 독으로 변하여 누적되고 이것이 후일 큰 병을 초래하게 된다. 불결한 음식을 통해 들어오는 기생충이나 문란한 성적인 생활, 과로 역시 병을 초래하는 요인이다.

3) 발병의 2차 원인인 담과 어혈, 결석

내외의 요인으로 야기된 병이나 이상 상태가 몸속에서 또 다른 병을 초래할 수 있는 병적 요인을 부산물로 만들어내는데, 이를 2차 발병 원인이라고 할 수 있다. 이런 유형의 것으로는 담(즉, 가래)과 어혈, 결석을 꼽을 수 있다.

담음痰飮, 즉 가래는 폐와 비장의 수액대사 기능 실조로 진액이 필요한 곳에 제때 전달되지 못한 채 정체되어 있거나 또는 외부 열이나 간의 울화로 인해 농축된 병리적 산물이다. 이것은 담배 피는 사람들에게 전형적으로 나타난다. 이것이 기도와 폐에 걸려 있으면 기침이 잦고 가슴이 답답해지며, 심혈관 언저리를 가로막고 있으면 심장 두근거림과 치매, 의식의 혼미함을 조성하며, 경락에 끼어있으면 사지저림과 구안와사 등을 초래한다.

어혈瘀血은 기의 순환이 약화될 경우에 혈의 흐름도 약화되어 어느 곳에선가 정체되어 축적되거나 한기가 체내로 유입되어 혈이 굳거나 또는 돌연한 외상으로 혈이 응고되어 나타나는 피 덩어리이다. 최근에는 현대인에게 많이 나타나는 것으로서 기름진 음식의 과다 섭취로 조성된 혈전이 이 유형에 포함된다고 할 수 있다. 몸에 어혈이 많으면 안색이 어둡고, 혀의 색이 청자색을 띠며, 혀에 딸기 씨와 같은 깨알 같은 반점이 나타나게 된다. 어혈은 혈액순환을 방해하여 각종 심혈관 및 뇌질환을 초래할 수 있으므로 몹시 주의해야 할 것이다.

결석結石은 몸 안에서 생기는 모래알이나 작은 돌덩어리에 해당한다. 생성 원인은 다양한데, 대표적으로 그릇된 생활습관이나 기름지면서 매운 음식을 많이 취하는 등의 음식 부절제로 인해 습열濕熱이 오랫동안 적체되어 굳어지거나 또는 간의 소설기능 이상으로 담즙이 말라버려서 형성된다. 이런 결석은 담과 신장, 방광 등에서 발생하여 신진대사를 막고 경락을 손상시킴으로써 질병을 초래한다.

발병의 기제와 극복 방안

동아시아 의학은 서양의 현대의학과 기본적으로 다르다. 후자는 인체를 복잡한 기계로 보는 반면, 전자는 살아있는 존재로서 스스로의 생명을 유지하려는(곧, 병으로부터 자신을 지키려는) 유기체로 본다는 점이다. 한의학은 서양의 고대의학과 비교할 때 인체를 유기체로 본다는 데 있어 견해를 같이 하지만, 또한 음양오행론의 관점에서 조망한다는 점에서 다르다고 할 것이다. 따라서 한의학은 질병이 초래되는 원인 규명과 그에 따른 대처 방안을 고유하게 설정한다고 보아야 한다.

한의학의 관점에서 사람이 병에 걸리는 것은 다 이유가 있어서인데, 이해를 돕는 방식으로 그 발병의 기제를 파악해보자. 크게 두 가지로 분별하는 것이 가능하다. 하나는 사정투쟁邪正鬪爭이고, 다른 하나는 음양실조陰陽失調이다. 외부로부터 병이 도래하는 경우, 병적 요소를 사기邪氣라 하는데, 이에 내부의 자연치유 체계, 즉 정기正氣가 어떻게 맞서느냐에 따라 병이 생기거나 아니면 이겨내느냐의 승부로 가려지게 된다. 이것을 일러 사정투쟁이라고 한다. 이에 반해 어떤 이유로든 몸 안에서 음양의 균형상태가 이지러지거나 파괴될 때 그 부조화로 인해 질병이 나타나는데, 이것을 일러 음양실조라고 한다. 물론 양자는 서로 분별되지만, 병의 진행 경과에 따라 혼합되어 나타나기도 하고 또 서로 전환되기도 한다.

한의학이 발병의 기제를 사정투쟁과 음양실조의 두 가지로 분별하고 있는 만큼, 질병에 대처하는 방식도 그에 조응하는 것일 수밖에 없을 것이다. 이제 발병 기제의 구체적 양상과 그에 대응하는 방안을 살펴보도록 하자.

1) 사정투쟁과 승리

바깥에서 병이 들어오는 요인이 여럿 있는데, 그 가운데는 풍한서습조화와 같은 육음과 전염병 등이 있음을 알 수 있다. 이런 사기가 몸에 침입하게 되면, 내부의 자연치유 체계인 정기와 승부를 겨루게 된다. 흔히 오한으로 추워하거나 열이 오르거나 땀이 나는 것 등이 사정투쟁의 상태임을 나타낸다. 이때 몸이 약한 사람의 경우에는 사에 정이 밀리는 양상으로 나타난다. 즉, 사기가 성하고 정기가 허한 상태, 즉 사성정쇠邪盛正衰가 되고, 이를 그대로 방치하면 마침내 병이 찾아오게 된다.

『황제내경: 소문素問』은 「평열병론評熱病論」에서 "사기가 끼어든 곳에 그 정기가 반드시 허하다邪氣所湊, 氣虛必虛"고 하였다. 건강한 사람은 병적 요소가 침입해도 정기의 강건함으로 맞서서 이겨내지만, 그렇지 않은 사람은 병에 걸리게 되니 의학이 이를 돕지 않을 수 없다. 이런 경우 한의학은 정기가 사기를 제압하여 사기가 쇠퇴하는 상태, 즉 정승사퇴正勝邪退로 귀결되도록 조치하게 된다. 물론 양자 간에 치열한 전투가 벌어지기도 하고 일시적으로 정이 위축되는 양상을 보일 수도 있지만 마침내 정이 이겨낼 때 병은 낫게 된다.

정승사퇴로 이끄는 한의학의 대처 방도 역시 분명하다. 분류상 세 가지를 거론할 수 있다. 첫째는 정기를 강건하게 돕는 부정법扶正法이다. 질병의 요인이 들어와도 이를 이겨내는 자연치유 체계가 탄탄하면 병으로 발전하지 못하기 때문에 인체의 정기를 강고하게 하는 부정법을 취하는 것이 으뜸이다. 의학의 구체적 도움 없이 일상적인 정신 자세와 건강한 식생활 습관으로 이를 유지하는 것이 가능하다. 따라서 생활상의 부정법은 사전예방의 방도다. 물론 질병이 도래했을 때도 이 방도를 구사할 수 있다. 뒤늦었지만 몸을 강건히 하는 것이 첩경이기 때문이다. 몸에 이로움을 보충하는 보익약補益藥이 그 전형이다. 보익약에 해당하는 보기제로 인삼(또는 홍삼)과 태자삼, 황기, 백편두, 봉밀(꿀)을 들 수 있고, 역시 보익약인 보혈제로 당귀와 숙지황, 백작약, 하수오를 꼽을 수 있다.

　두 번째 방도는 거사법祛邪法, 즉 사기를 제거하는 방법이다. 예컨대 해표와 청열, 해독, 거풍, 화담, 화습의 방도가 그런 것이다. 몸의 표면에 와있는 풍사와 한사를 함께 제거하는 발산풍한약發散風寒藥으로 마황과 계지, 방풍, 생강을 들 수 있고, 신체 표면의 풍사와 열사를 같이 제거하는 발산풍열약發散風熱藥으로 박하와 갈근, 시호를 꼽을 수 있다. 열을 청산하면서 습기를 말려주는 청열조습약淸熱燥濕藥으로 황금과 황련, 황백을 들 수 있고, 열을 내리면서 독을 제거하는 청열해독약淸熱解毒藥으로 금은화와 연교, 어성초 등을 꼽을 수 있다. 풍사와 습사를 제거하는 거풍습약祛風濕藥으로는 독활과 위령선을 들 수 있다.

<표 7-1> 거사법의 주요 약재

마황麻黃	박하薄荷	황금黃芩	금은화金銀花	독활獨活
따뜻하고 맵다. 사막서 자란 것으로 바깥 풍한風寒의 사기를 땀을 내어 발산시킨다. 단 사용에 신중해야 한다.	무독하고 서늘하며 맵다. 바깥 풍열風熱의 사기를 해소하고 폐기를 소통시키며 피부병을 치료한다.	차면서 쓰다. 상초上焦, 특히 폐의 열을 내리고 습기를 말려주며 독을 해제시키는데, 약성 차므로 주의한다.	차면서 달다. 인동초 꽃 말린 것으로 열독을 해제하고 풍열감기에 쓰는데, 전염성유행병의 초기에 사용한다.	약간 따뜻하고 매우면서 쓰다. 풍한습의 사기 제거에 좋은데, 주로 하지 저림에 사용 빈도가 높다.

세 번째 방도는 양수겸장으로 거사부정법祛邪扶正法이다. 즉, 거사법과 부정법을 혼합하는 방도로 구사하는 것이다. 이것은 정기를 강화함으로써 병사를 이겨낼 수 있는 힘을 기르면서 동시에 사기를 몰아내는 방도이다. 이 방법에 해당하는 단방 약재로써 피를 만들면서 어혈을 제거하는 활혈거어약活血祛瘀藥으로 천궁과 유향, 몰약, 울금, 강황을 꼽을 수 있고 또 어혈을 제거하면서 지혈을 시키는 화어지혈약化瘀止血藥으로 삼칠을 들며, 풍습을 제거하면서 근육과 뼈를 튼튼하게 해주는 거풍습강근골약祛風濕強筋骨藥으로 상기생(겨우살이)과 오가피를 상정할 수 있다. 그런데 더욱 중요한 것은 한의학이 처방을 할 때 단방보다는 복합처방을 내린다는 데 있다. 왜냐하면 단방의 경우 약효가 부분적이거나 또는 한쪽으로 치우쳐서 부작용의 소지가 커질 수 있기 때문이다. 단방으로 일정 기간을 복용해도 무방하다고 여겨지는 것들 일부를 제외하고는 복합처방에 따른 치유를 시행하는 것이 기본 원칙이다. 예컨대 거사약과 부정약을 혼합하는 것이 좋으며, 더불어 각 약성의 승강부침에 따른 순환성까지 고려하는 경우도 적지 않다.

<표 7-2> 거사부정법의 주요 약재

몰약沒藥	울금鬱金	삼칠三七	상기생桑寄生
맵고 쓰고 평하며 심과 간, 비장 경락에 작용. 산어정통散瘀定痛으로 어혈을 흩뜨리고 통증을 안정시키며, 종기를 소멸시키는데 임산부는 금한다.	맵고 쓰고 차며 간담과 폐, 심장 경락에 작용. 행기해울行氣解鬱로 기를 순행시켜 간의 울체를 해소하고, 심장으로 통하는 혈관 어혈을 깨뜨린다.	무독하고 따뜻하며 간과 위장 경락에 작용. 산어지혈散瘀止血에 으뜸이니 어혈을 풀어주면서 지혈까지 하는 양수겸장의 약재이다.	쓰고 달고 평이하며, 간과 신장 경락에 작용. 거풍습祛風濕으로 풍습을 제거하고 간과 신을 보하여 근골을 강화하며 임산부의 태를 안정시킨다.

(서)양의학이 병을 치료하는 방도로 구사하는 것은, 위에서 언급한 사례에 비추어 볼 때 거사법 하나라고 해도 틀리지 않을 것이다. 양의학은 질병의 요인을 경험적으로 식별하는 선에서 정밀하게 확인하고, 그런 후에 목표 부위를 확정하여 제거하는 방도를 취한다. 물론 시야로 포착할 수 없는 경우에는 병으로 여기지 않거나 정신과의 문제라고 치부한다. 어찌되었든 원자론적 접근의 거사법을 취하고 있는 셈인데, 목표가 분명해지면 치료의 성공 가능성은 매우 높아진다. 과학기술에 의거하는 외과수술이 전형적이어서 빠르고 확실함을 알 수 있다.

양의학의 항암제 투여도 같은 맥락에서 진행된다. 다만 항암제의 약성이 너무 강하여 그 독이 몸의 정기를 초토화시켜 버리는 경우도 적지 않은데, 이를 이겨내지 못하는 환자는 사망에 이르게 된다. 반면 암을 치료하는 일부 중국의 명의는 주로 거사부정법을 사용하되, 복용의 시차까지 세심하게 감안하여 투여함으로써 성공적 치료에 이르는 경우도 적지는 않다. 이렇게 한의학은 인체의 자연치유 체계를 감안하여 치료에 임하기 때문에 부정법과 거사법, 거사부정법을 구사한다는 특징을 갖는다.

여기서 자연치유spontaneous healing와 면역immunity에 대해 분별을 할 필요가 있다고 본다. 양자가 비슷한 것으로 사용되고 있지만, 개념적으로는 사뭇 다르다고 할 수 있다. 면역免疫은 한자로 잘 나타나는 것처럼 역병(전염병이지만 넓게는 질병)에서 벗어난다, 즉 면제된다는 회피의 뜻이다. 곧 면역력은 질병에 걸리지 않도록 피하는 능력을 의미하는 수동적 용어이다. 반면 자연치유는 4장에서 상세히 설명한 바와 같이 질병을 피하는 수준이 아니라 찾아든 질병을 스스로 이겨내거나 극복하려는 힘의 정도를 나타낸다. 대체의학의 발전 과정에서 미국인 의사 앤드류 와일이 이 개념을 극명하게 잘 드러낸 바가 있는데, 그도 인정한 바와 같이 사전예방에 초점을 맞춘 한의학에서 바로 그 정승사퇴의 정기의 힘이 자연치유력이다. 이런 의미에서 정기나 자연치유력은 능동적 개념임을 알 수 있다. 그런데 (양)의사가 병을 이겨낼 수 있는 힘을 길러야 한다는 의미에서 면역력을 언급하고 있다면, 이는 부지불식간에 대체의학이나 한의학의 개념을 차용하고 있다고 보아야 한다.

2) 음양실조와 극복 방안

한의학은 양의학과 달리 병이 생기는 또 다른 경로 하나를 중시한다. 음양실조라 일컬어지는 것이다. 사정투쟁이 인체 자연치유 체계와 외부 요인과의 승부라고 한다면, 음양실조는 인체 내부에서 서로 대립적 조화를 이루어야 할 특정 관계, 즉 음양관계의 이상으로부터 초래되는 발병 경로다.

정상적인 음양관계는 대비적 조화 속에 이루어지는 균형 상태로서 신체의 항상성 유지를 목표로 한다. 중앙의 토기土氣에 속하는 비위는 서로 음양관계에 놓여 있다. 이때 비기脾氣는 상승을, 위기胃氣는 하강을 주요 속성으로 갖고 있어서 양자의 대립적 작용으로 인해 몸의 기혈이 원형으로 순환하게 된다. 상초에 위치한 화기의 심장은 간으로부터 혈액을 공급받아 이를 전신각처로 보내느라 연신 펌프질을 하면서 열기를 발산하는 반면, 하초에 위치한 신장은 폐기의 작용으로 내려온 기를 거두어들여서 수렴하는 작용을 수행한다. 이렇게 발산과 수렴, 상승과 하강이라는 음양의 작용이 원활하게 이루어지는데, 이런 음양관계는 각각의 장부 안에서도 작동된다는 특징을 갖는다.

정상을 전후로 한쪽의 지나침이나 다른 한쪽의 모자람, 양쪽의 부족함이 발병의 원인이 된다. 이를 셋으로 분별할 수 있는데, 음양의 편성과 편쇠, 호손으로 표현한다.

음양편성陰陽偏盛은 정상을 기준으로 음이냐 양 어느 하나가 넘쳐남으로써 병을 초래한다. 6장에서 자세히 살펴본 바와 같이 간양상항은 간의 음기에 비해 양기가 지나치게 성함으로써 야기되는 병적 상태이다.

음양편쇠陰陽偏衰는 정상을 기준으로 음과 양의 어느 하나가 부족하여 초래되는 병적 상태. 예컨대 음의 진액이 부족한 신체 상태가 지속될 때 양기가 상대적으로 많게 되어 양의 열감이 돋보이게 드러난다. 그런데 양의 열은 정상이기 때문에 체온을 재볼 경우 아무 문제가 없지만, 정작 본인은 늘 덥다고 느끼게 된다. 이런 것을 일러 허열虛熱이라고 하는데, 음양편쇠에 따른 상태임을 알 수 있다.

　　음양호손陰陽互損은 정상을 기준으로 음과 양 모두가 부족한 상태이다. 보통 병을 오래 앓게 되면 나타나는데, 기와 혈 모두가 부족하니 움직임이 둔화되면서 무기력에 빠지게 되고, 점차 큰 병을 얻게 된다.

　　음양실조는 병이 나타나는 경로의 한 축이므로 이를 해결하지 않으면 안 된다. 음양편성은 통상 사정투쟁 과정에서 발생하기 때문에 거사법과 부정법을 사용하여 편승을 조정하게 된다. 예컨대 감기나 사스 등의 바이러스에 걸렸을 때 실제 열實熱이 급격히 오르게 되는데, 이 상태는 열이라는 양의 편성인 셈이다. 해결 방도의 하나로 청열(열사의 청산)하는 거사법을 구사하는 것이다.

　　음양편쇠는 주로 몸 안에서 나타나게 된다. 이런 경우는 부족한 부분을 보충하는 데서 찾게 되므로 부정법을 사용하게 된다. 양허에는 보양으로, 음허에는 보음으로, 혈허에는 보혈로, 기허에는 익기(보기)의 원리를 구사한다. 예컨대 보양제로 녹용과 육종용, 음양곽, 속단, 토사자, 사상자, 양기석, 해구신 등을 들 수 있고, 보음제로는 사삼(더덕)과 맥문동, 황정(둥굴레), 구기자, 여정자, 해삼 등을 꼽을 수 있다.

<표 7-3> 부정법의 주요 약재

보양제 녹용鹿茸	보양제 육종용肉蓯蓉	보음제 구기자枸杞子	보음제 여정자女貞子
달고 짜고 따뜻하며, 간과 신장 경락에 작용. 보신양補腎陽으로 신양을 충원하고, 정과 골수를 보태며, 근골을 강화하지만, 강한 호르몬작용으로 어린이 복용은 주의한다.	달고 짜고 따뜻하며, 대장과 신경에 작용. 보신양익정혈補腎陽益精血로 신장 양기 채우고 정과 혈을 기르며, 윤장통변潤腸通便하니 장 건조 따른 변비를 치료한다.	달고 성질 평이하며, 간과 신경에 작용. 자신정滋精으로 신장의 정을 채우고, 보간혈補肝血로 간의 피와 에너지를 보충하여 눈도 밝게 하는데, 장복도 무방하다.	달고 쓰고 서늘하며, 간과 신경에 작용. 자보간신滋補肝腎으로 간과 신의 음액 보충으로 음허와 어지럼증, 귀울림을 치료하고 눈을 밝게 하며, 허열을 청산한다.

음양호손은 보기제와 보혈제, 보양제와 보음제를 함께 사용하는 방도를 써야 한다. 첨언한다면, 발병의 두 경로인 사정투쟁과 음양실조는 고정불변으로 진행되는 것이 아니라 처한 조건에 따라 병행되기도 하고, 또 뒤바뀌기도 한다는 점에 유의할 필요가 있다. 발병의 원인과 경로를 정확히 짚어낼 수 있다면, 그만큼 치료도 용이할 것이다.

심장과 소장의 장상학적 기능

심장은 그 기능의 활동과 정지 여부에 따라 생사가 결정될 정도이니 인체에서 매우 중요한 장기임이 분명하다. 『황제내경: 영추靈樞』는 「사객邪客」에서 "심장은 오장육부의 큰 주인이고 정신이 깃들어 있는 곳이다心者, 五臟六腑之大主也, 精神之所舍也"라고 하였다. 심장은 생사 여부를 직접 가리거나 존망을 좌우하는 역할을 하는 까닭에 장부 가운데서도 군주의 역할을 하는 기관君主之官으로 간주된다. 심장은 전신각처로 피를 내보내는 박동운동을 하는 과정에서 늘 열을 간직하고 있기 때문에 오행 중에서 여름을 나타내는 화기火氣에 속한다. 경락의 관점에서 보면, 심장은 소장과 접속되어 표리관계를 이루어 이에 영향을 미친다. 이에 심장과 소장의 몇 가지 주요 기능과 역할에 대해 살펴보도록 하자.

1) 혈맥 주관의 심장

심장은 혈맥을 주관心主血脈하는 기능을 으뜸으로 갖는다. 전신에 혈(피)이 흐르도록 공급하는 것이 심장이다. 맥은 혈이 흐르는 통로이다. 결국 혈액이 심장의 고유한 작용으로 맥을 통해 전신 각처로 뻗어나가는데, 이로써 장부와 신체의 각 분야가 필요로 하는 에너지를 얻게 되니 사람이 생명을 유지할 수 있게 된다. 인체에 영양을 공급하는 기능이 심장에 의해 좌우되는 것이다.

2) 정신을 갈무리하는 심장

전통 한의학은 정신이 심장에 깃들어 있다고 보았다. 정신은 인간으로 하여금 지향적 사유 활동을 하게 함으로써 인간을 문화적 존재로 우뚝 서게 하는 특성이다. 이런 정신이 심장의 주관 속에 있으므로 심주신명心主神明이라고 했다.

필자는 정신이 심장에 깃들어 있다고 보는 견해에 한의학의 특성이 있지만, 또한 바로 이 대목에서 한의학의 한계도 잘 드러나 있다고 판단한다. 실제로 중국의 의학사에서 논란이 많았던 쟁점 가운데 하나가 이 문제였다. 동아시아의 의학은 전통사상과 결부되어 있는데, 전국시대의 맹자孟子는 "마음의 기능이 생각하는 데 있다心之官則思"고 하였다. 이것은 의학에서 심장이라는 기관이 생각하는 정신을 주관한다는 것과 일맥상통한다고 볼 수 있다. 한나라 후기에 최종 편집된 황제내경은 당대의 철학사상을 배경으로 정신이 심장에 깃들어 있다고 본 것이다.

다른 한편으로 내경 소문은 「맥요정미론脈要精微論」에서 두뇌에 대해서 가볍게 언급하고 있는데, 두뇌는 정명의 기관頭者精明之府이라는 것이다. 명나라의 명의 이시진李時珍은 이 구절을 근거로 정신적 사유의 원천을 심장이 아닌 두뇌로 간주해야 한다고 주장한 바 있다.

그렇다면 심장이 정신을 갈무리한다는 표현의 의미를 둘로 상정할 수 있다고 본다. 하나는 강한 의미에서 심장이 정신을 주관한다고 보는 것이고, 다른 하나는 이시진의 의견을 좇아 정신의 출처가 두뇌이지만 심장이 정신적 사유에 심대한 영향을 미친다고 보는 것이다. 실제로 일부 정신적 질환을 치료할 때 심장의 기능을 정상화시켰더니 적지 않게 효험을 보게 되었다는 임상 경험이 이를 입증한다고 할 것이다. 집필자는 이시진의 입장이 온당하다고 판단한다.

3) 땀과 혀를 주관하고 오장과 연루된 심장

심장은 혈맥을 주관하는데, 한혈동원汗血同源이라 해서 땀이 피와 근원이 같으므로 또한 심장이 땀을 주관함心主汗液을 알 수 있다. 몸 안에 들어온 수액은 변하여 피가 되기도 하고 또 달리 변하여 땀이 되기도 한다. 인체는 피와 땀을 포함하는 수액 일반에 의해 일정한 체온을 유지하게 된다.

심장은 인체 내 다른 기관의 기능과 직결되는데, 무엇보다도 혀의 상태로 드러난다. 물론 혀는 다른 장부의 기능과 모두 연결되어 있지만, 심장의 이상 유무가 혀의 윗면, 즉 설상舌上으로 바로 나타나기 때문에 심장은 혀로 드러난다고 본다.

심장은 다른 장부와도 밀접하게 연루되어 있다. 비위는 혈을 만드는 데 관여하고, 간은 혈을 저장하며, 심장은 혈을 운행한다. 폐는 호흡을 통해 기를 받아들여 안으로 운행토록 첫 시동을 걸고, 이런 기의 운행에 힘입어 혈도 전달된다. 이런 관계성에 미루어 볼 때 폐와 비위, 간이 제 기능을 다할 때 심장이 제 역할을 하게 된다. 어디 그뿐이겠는가? 심장은 상초에 있고 신장은 하초에 있는데, 심장의 화기가 아래로 내려가 하초에 이르러야 하는 반면, 신장의 수기는 위로 올라가 심장에 도달해야 한다. 이런 관계를 일러 심신상교心腎相交라 하고, 이에 따른 기운의 순환을 수승화강水昇火降이라고 표현한다. 심장은 이렇게 다른 장부들과 유기적으로 연루되어 있다.

4) 소장의 기능

자연에 기가 운행하듯이 인체 안에도 기가 흐르고 그것의 주된 통로를 일러 경락이라고 한다. 경락의 관점에서 소장小腸은 심장의 하강하는 기를 받으므로 양자는 표리관계에 있다. 소장은 위로는 위장, 아래로는 대장에 연결된다. 소장은 위에서 일차로 저미어 내려온 음식물을 받아들이는 수성지관受盛之官이고, 이차로 소화를 시키면서 에너지를 뽑아내는 화물출언化物出焉 기능을 고유하게 시행한다. 이때 소장은 쓸모 있는 수곡정미收穀精米는 추출하고 그렇지 않은 찌꺼기는 분리하여 다시 대장으로 내려 보내기 때문에 청탁분별淸濁分別의 기능도 함께 행한다.

역할의 관점에서 보아도 소장은 심장과 음양 관계에 놓여 있음을 알 수 있다. 양자가 운동을 부지런히 하여 열기를 배출한다는 점에서 동일하게 화기에 속한다. 다만 심장은 주로 해가 뜬 이후 활동하는 신체의 적극적 요구에 부응하여 필요한 피를 많이 내보내는 박동 과정서 열을 내는 데 반해, 소장은 대체로

달이 뜨는 밤에 접어들어 청탁을 분별하여 에너지를 추출하거나 찌꺼기를 밀어내는 부드러운 연동 작용을 거치는 과정서 열을 낸다는 점이다.

5) 심포와 삼초에 대한 이해

우리말 오장육부에서 눈으로 식별이 가능한 장기는 오장오부이다. 육부에 해당하면서 경험적 대상으로 포착되지 않는 것이 삼초三焦다. 삼초는 한의학의 장상학에서 유형의 생리적 기능을 갖고 있지만 구체적 실체로 드러나지 않는 무형의 기관으로 간주된다. 삼초는 어원적 의미에서 석 삼에 불탈 초의 개념적 결합이므로 세 가지 열원熱源을 나타낸다. 물론 각 열원은 긴밀하게 연결되어 있다. 삼초는, 인체서 기의 운행과 더불어 신진대사가 원활히 이루어지는 에너지 근원을 세 가지의 큰 단위로 포착한 것에 해당하는데, 각 단위가 순환적으로 연계되어 있으므로 에너지가 소통하는 주요 통로를 포괄한다.

삼초는 상초와 중초, 하초로 분류된다. 상초上焦는 머리와 가슴, 심장과 폐의 부위를 나타내고, 중초中焦는 비위와 배꼽 위에 있는 흉부 부위를 포함하며, 하초下焦는 신장과 방광, 배꼽 아래의 부위를 가리킨다. 간은 중초에서 하초에 걸쳐 있는 것으로 본다. 삼초는 각 단위에서 에너지가 발생하면 이를 위에서 아래로, 다시 아래서 위로 연결하는 에너지 이동의 통로이기도 하다. 이를 세부적으로 비유하자면, 내경 영추에서 언급하고 있듯이 상초는 에너지 수분이 자욱이 퍼진 안개霧에 해당하고, 중초는 그것이 더욱 짙어진 거품漚이며, 하초는 물이 흐르는 도랑瀆과 같은 격이다. 물론 도랑의 물은 증발하여 다시 안개로 올라갈 것이니, 위와 아래로 순환이 이루어진다. 이런 의미에서 삼초는 수액과 원기의 흐름 통로이다.

삼초가 양의 개념이라면, 이에 조응하는 음의 개념으로 심포心包가 상정된다. 경락학經絡學은 기 흐름의 근간을 열두 개로 상정하여 12경락으로 구체화하는데, 이것은 오장육부의 11경락에 하나 더, 즉 심포경이 추가되어 조합된다. 심포는 가장 중요한 장기인 심장을 둘러싸는 포막이다. 비유컨대 왕이 거주하는 내성인 심장을 튼튼하게 지키기 위해 그 외곽에 지어진 외성에 해당한다. 이것 역시 삼초와 마찬가지로 해부학적으로 존재하지 않지만 생리적 기능을 행하는 것으로 간주된다. 따라서 심포는 심장의 바깥을 감싸는 포막으로 이를 보호하는 기능을 수행한다.

심장 및 소장의 질병 양상과 원리적 치료

심장은 혈맥의 주관을 최우선의 핵심 역할로 갖고 있고, 더불어 정신을 갈무리하며, 소장과 음양 관계를 이루는 터이므로 그 건강 상태에 영향을 미친다. 그리고 다른 장부의 기능과 연계되어 있으므로 그 상태의 정상 여부에 따라 전체의 건강성에도 적지 않게 영향을 끼친다. 심장의 병적 상태가 어디서 연유하며, 그에 따른 변증과 대처 방안이 무엇인지에 대해 중요한 것 위주로 살펴보도록 하자.

1) 심기허 및 심양허와 치료

동아시아에서 기는 음과 양으로 분화되고 이것이 서로 조화를 이루어 만물을 조성한다. 인체에서 기가 운행하는 가운데 특정 양상으로 결집된 것의 하나가 피다. 기는 음양으로 분별되지만, 그것을 혈과 견줄 때는 양으로 분류되고 이때 혈은 음으로 간주된다.

심장은 기의 운행에 힘입어 혈을 공급하는 기능을 갖고 있다. 심장의 질병 가운데 심기와 심양의 이상을 여럿 가운데 하나로 꼽을 수 있는데, 주로 그 허약에서 찾을 수 있다. 심기허心氣虛와 심양허心陽虛가 병이 되는 것이다.

심기허와 심양허는 만성적 질병으로 신체의 기력이 약화되고 그것이 심장에 미쳐서 나타나거나 또는 신장의 양기 허약이 위쪽으로 영향을 끼쳐서 초래되거나, 최근에 빈번해지는 데서 볼 수 있듯이 어혈이나 담의 탁기, 미세먼지가 심장을 침범하는 등 여러 요인에 의해 발생한다. 이에 심부전증이나 부정맥, 협심증 등으로 나타난다.

심기가 허하면, 심장의 제반 기능 자체가 약화되고 혈의 운행에 지장을 초래하며 정신 상태에도 적지 않은 영향을 미치게 된다. 심기허의 일반적 증상은 기력의 취약에 따라 에너지 공급이 부족하면서 동시에 혈액도 덜 공급되므로 원기부족에 따른 어지럼증과 낮에 땀을 많이 흘리는 자한自汗을 겪고 또한 심장이 자주 두근거리며 안면도 창백한 상태를 보인다. 더 나아가 조금만 움직여도 숨이 차고 가슴이 답답하며 공포감을 느낄 때는 식은땀까지 흘리게 된다. 이럴 때 쓰는 치료 약재로는 인삼을 필두로 황기와 구)감초, 당삼을 쓴다.

심양허는 일반적 심기허에서 그 양기가 더욱 부족한 상태로 이행하여 나타나는 것인 바, 사지가 차게 되고 추위를 유독 많이 타게 된다. 안색은 어두운 잿빛으로 변하고, 입술은 청자색으로 나타나며, 혀도 잘 붓고 심장이 아픈 증상을 보인다. 이럴 때 유용하게 쓰는 약재는 법제된 부자와 계지다.

심양허가 더욱 발전하면 극도의 양기 부족에 따른 심양폭탈로 이어지기도 한다. 갑자기 식은땀이 많이 나고 정신 상태도 혼미한 지경에 이를 수 있으므로 유념해야 한다. 이런 경우 심기허와 심양허에 쓰는 약재가 여전히 유용한데, 으뜸은 부자이고 말린 생강인 건강도 요긴하다.

다만 심기허는 폐기허와 결합되어 심폐기허心肺氣虛로 나타날 수 있고, 또 심양허는 신양허와 결부되어 심신양허心腎陽虛로 초래되기도 한다. 이런 경우 폐기를 강화하거나 신장의 양기를 북돋는 약재와 혼합하여 사용할 것이 요구된다.

2) 심혈허 및 심음허와 치료

심장의 혈허와 음허가 나타나도 병이 된다. 오랜 지병으로 음혈이 많이 훼손되었거나 또는 정서불안으로 화내기를 반복하는 생활을 함으로써 음혈 손상이 심해졌을 경우 심혈어心血虛와 심음허心陰虛 증상이 나타난다. 이때는 전신의 영양장애로 빈혈을 느끼고 부정맥이 나타나고 정신이 불안하고 가슴 두근거림 증상과 더불어 공포감이 자주 엄습하며 잠도 쉽게 들지 않으면서 꿈을 많이 꾸게 된다.

심혈허는 앞서의 공통의 증상에 더하여 건망증이 생기고 안색도 엷은 흰색으로 윤기가 없는 상태를 나타내며 입술은 연한 색을 띤다. 치료 약재로는 심장의 피를 보충하고 길러주는 심혈보양心血補養에 해당하는 것으로써 용안육을 필두로 단삼과 숙지황, 당귀 등을 쓴다.

심음허는 앞서의 공통 증상에 다음이 더하여 나타난다. 즉, 음의 부족에 따른 상대적 양의 과함으로 인한 허열虛熱과 함께 광대뼈 부위가 붉게 나타나며, 밤에 땀을 많이 흘리는 도한盜汗의 증세를 보인다. 치료 약재로는 심장의 음기를 길러주는 심음자양心陰滋養으로써 백자인과 오미자, 산조인, 부소맥, 맥문동, 백합, 생지황 등을 사용한다.

통상 심혈 부족의 근본 연유는 피를 만드는 데 주된 역할을 하는 비장 기능의 약화에서 비롯되므로 이와 같은 심비心脾 동시의 질병 치료에는 귀비탕歸脾湯을 사용한다. 귀비탕은 한 첩 분량으로 백출과 복신, 황기, 용안육, 산조인, 인삼, 당귀, 생강(이상 각 9g), 목향, 원지, 구)감초(이상 각 6g)에 대추 6개를 넣고 달여서 복용한다. 마찬가지로 심음허는 신음허와 연동되어 나타나는 경우가 많은데, 심신음허의 처방에는 천왕보심단天王補心丹이 일반적으로 사용되고 우리나라 중국의 약국서 정량 제재로 구입하여 복용할 수 있다.

3) 심화항성과 치료

산업사회 현대인은 달고 기름진 음식을 많이 섭취할 뿐만 아니라 과음도 하게 되는데 이런 것이 누적되면 체내에 열로 쌓이게 된다. 이로써 나타나는 병

<표 7-4> 자한과 도한의 주요 약재

자한의 황기黃芪	자한의 인삼人蔘	도한의 오미자五味子	도한의 부소맥浮小麥
다소 따뜻하고, 비와 폐경에 작용. 보중익기補中益氣로 비위 강화와 폐도 이롭게 하며, 고표지한固表止汗으로 바깥을 견고하게 하여 땀을 과도하게 흘리는 것을 잡아준다.	달고 쓰고 따뜻하며, 비와 폐경에 작용. 원기를 북돋우면서 비위를 보호하고 폐를 강화하며, 생진양혈生津養血로 혈과 진액을 생성하여 땀 흘린 데 따른 에너지를 보충한다.	시고 달고 따뜻하며, 심과 폐, 신경에 작용. 수렴고삽收斂固澀으로 붙잡아 수렴하고 익기생진益氣生津으로 진액을 보충하므로 땀을 멈추게 하면서 흘린 기를 보충한다.	달고 서늘하며 심장 경락에 작용. 익기제열益氣除熱로 단맛은 기를 보태고 서늘한 성질은 열을 없애며, 고표지한固表止汗에 따라 땀을 잡아주므로 자한과 도한을 치료한다.

의 양상을 일러 심화항성心火亢盛이라고 한다. 특히 간양상항이 심장을 치받게 되는데, 이때 양자의 협잡이 이루어지는 심간화왕心肝火旺의 상태에 이르게 된다.

심화항성의 경우, 가슴에 열감을 느끼면서 답답하고 갈증을 자주 느끼고 혀끝이 빨개지면서 아플 정도가 되며 안면이 붉게 나타난다. 인체 상부에 열이 강하게 형성되기 때문이다. 여기서 심화항성에 따른 열감과 심음허로 인한 열감을 분별할 필요가 있다. 전자의 경우 화기가 실제 열을 초래하여 체온계로 재면 높은 반면, 후자의 경우 평균 상태의 양기에 비해 음기가 부족하여 상대적인 열감을 느끼는 것이므로 체온계로 재어도 정상으로 나타난다. 그래서 실제로 열이 있는 심화항성의 상태를 실증實症이라고 하고, 체온은 정상이지만 몸 안에서 열감을 느끼는 음허의 상태를 허증虛症이라고 한다. 몸에 열을 느끼는 상태는 같지만 초래되는 원인이 다르기 때문에 달리 변증해야 하고, 이에 따른 처방도 달라야 한다.

심화항성의 치료는 심장을 서늘하게 해주면서 화기를 빼주는 청심사화淸心瀉火가 기본 원칙이다. 치료에 효과적인 약재로는 황련을 필두로 연교와 죽엽, 연자심, 목통, 등심초 등을 꼽을 수 있다. 방제로는 대황 6g과 황금 9g, 황련 3g의 셋으로 구성되는 사심탕瀉心湯을 기본으로 화기를 아래로 끌어내리는 도적산導赤散의 약재 일부를 혼용하는 처방이 사용된다. 다만 황련처럼 성질이 몹시 찬 약재가 주된 성분이기 때문에 작은 양으로 짧은 기간 동안만 복용토록 주의해야 한다.

4) 심비와 치료

현대인이 겪는 대표적 질병 가운데 하나인 심혈관 질환은 자칫 사망으로 이행할 수 있다는 점에서 무척 위험스럽다. 심비心痺라 일컫는 병은 심장이 저린 상태에 있음을 뜻하는데, 뇌혈관질환과 마찬가지로 혈맥이 막혀서 나타난다. 그 원인으로는 나이 들어 찾아온 쇠약이나 오랜 지병으로 (양)기의 순환이 원활하지 않아서거나 또는 어혈이나 담이 응결되거나 등에 의해 심장의 혈액 흐름이 차단되어 발생한다.

　　어혈은 혈액이 응고된 것인데, 흔히 혈전이라고 불리는 것도 여기에 포함된다. 지방의 과다 섭취로 남게 된 어혈이 혈관을 막게 되면 가슴을 움켜쥘 정도로 저림 증상이 나타나고, 더 심할 경우 마비로 쓰러지게 된다. 또는 기의 순환이 약화되어 몸속의 습한 기운이 정체되고 이것이 한 곳에 응결될 때 가래, 즉 담으로 형성되고 이것 역시 심장으로 통하는 혈관을 막아 혈액 흐름에 지장을 줄 수 있다. 두 유형 모두가 심비를 초래하게 되므로 이것은 현대인이 겪는 대표적 질환의 한 유형이라 할 것이다. 최근에는 미세먼지도 관여하는 것으로 추정되고 있다.

　　심비는 심장의 경색 국면이므로 가슴이 저리거나 바늘로 찌르듯이 통증을 느끼게 한다. 치료는 크게 세 방향으로 잡을 수 있다. 첫째, 기의 정체가 야기되는 상태에서는 이를 풀어주어야 하므로 소합향이나 석창포, 울금을 사용한다. 둘째, 담이 탁하게 변하면서 덩어리를 이루어 초래될 때는 해백이나 과루인, 패모를 사용한다. 셋째, 어혈이 혈관을 막아서 발생하는 경우에는 단삼이나 홍화, 도인, 산사를 쓴다. 단, 이와 같이 뚫거나 풀어내는 약재는 오래 복용할 경우 심각한 부작용을 초래할 수 있으므로 단기로만 사용한다.

<표 7-5> 심비 치료의 주요 약재

석창포石菖蒲	패모貝母	단삼丹參	산사山査
맵고 쓰고 따뜻하며, 심과 위경에 작용. 뚫어주는 개규開竅 약재로 심장과 위 통로의 담과 습을 제거하여 기를 소통시키며, 이로써 심장 저림 증세를 풀어준다.	쓰고 (약간) 차며, 심장과 폐의 경락에 작용. 청열화담지해清熱化痰止咳로 해열과 거담, 기침을 멈추게 하는데, 천川패모는 폐를 촉촉케 하고 절浙패모는 해열이 더 강하다.	쓰고 미한微寒이며, 간과 심장 경락에 작용. 활혈거어活血祛瘀로 어혈을 제거하여 피를 맑게 하고, 통경지통通經止痛으로 경락을 통하게 하면서 통증을 누그러뜨린다.	시고 달고 미온이며, 간과 비위 경락에 작용. 소식건위消食健胃로 음식(특히 육류)을 소화시켜 위를 건강케 하고, 행기산어行氣散瘀로 기를 운행시켜 어혈을 흩뜨린다.

5) 소장실열과 치료

소장은 심장과 음양적 표리 관계에 있는데, 양자는 기의 흐름 체계인 경락을 통해 밀접하게 연결된다. 심장의 열이 과도할 경우 경락을 통해 소장으로 전이되기 쉽다. 따라서 소장은 열로 인한 병에 노출되기 쉽고, 이것을 일러 소장실열小腸實熱이라고 한다.

소장실열의 증상은 심장과 소장의 열로 인해 나타나는 것이므로 가슴이 답답하고 입이 자주 마르며 소변을 붉게 보면서 통증도 느끼게 된다. 심할 경우 소변에 피까지 섞여 나오게 된다. 치료 약재로는 황련과 치자를 들 수 있다.

【참고문헌】

· 류시호 외, 『한방 미용학의 이해』, 씨마스, 2015.
· 박찬국 편역, 『장상학』, 성보사, 1992.
· 상해중의학원, 오원교 옮김, 『중의학기초』, 신아사, 2005.
· 서부일·정국영 편저, 『알기 쉬운 본초학』, 대구한의대학교출판부, 2007.
· 홍원식 옮김, 『황제내경: 소문』, 전통문화연구회, 1992.
· 劉永升 等 編著, 『全本黃帝內經』, 北京: 华文出版社, 2010.
· 李庆业·杨斌 主编, 『方剂学』, 北京: 人民卫生出版社, 2012.
· 张明锐·李鸿涛 主编, 『中医学』, 呼和浩特: 内蒙古大学出版社, 2010.
· 张金莲·毛晓健 主编, 『中医药学概论』, 北京: 清华大学出版社, 2014.
· 鐘赣生 主编, 『中药学』, 北京: 人民卫生出版社, 2013.
· 周仲瑛 主编, 『中医内科学』, 北京: 中医药出版社, 2005.

8. 한의학의 침구와 경락, 비위의 기능

침구학

한의학에서 질병을 치료할 때 쓰는 가장 효과적인 방도는 자연 약재를 사용하는 본초학과 침구를 구사하는 침구학鍼灸學이다. 침구학은 쇠로 만든 침鍼을 신체에 적절히 찌르거나 쑥으로 만든 뜸灸을 뜨는 형태로 이루어지는데, 문제는 어느 부위에 이를 시행하느냐는 데 있다. 병을 치료하는 데 가장 나은 곳을 찾아야 할 것이다.

중국의 오래 된 문헌『산해경山海經』은 어떤 산에는 침석을 만들 돌이 많다고 전하고 있고, 초기의 일부 의서는 뾰족한 돌을 이용하여 신체를 찌르는 방식, 예컨대 종기의 경우 찔러서 피고름을 배출함으로써 병을 낫게 하는 해법이 동방서 전해졌다고 한다. 후일 한나라 때 최종 편집된『황제내경: 영추靈樞』는 시체 해부에 대해 언급하고 있으니 이미 앞선 시대에 뾰족한 돌이나 날카로운 쇠붙이를 이용하여 찌르거나 피를 내는 사혈의 방식으로 질병을 다스려왔고, 이것이 갖는 효용성을 시체 해부를 통해 확인까지 하고 있었음을 알 수 있다. 이런 오랜 경험이 전수되고 기록되며 축적되는 과정서 침구를 사용하는 방식이 인체를 이해하는 음양오행론과 연계되어 정초되었다고 볼 것이다.

침구를 사용한다는 것은 신체의 음양관계를 조화롭게 함으로써 건강을 찾게 하는 데 있다. 이에 (황제)내경 영추는 「근결根結」에서 다음과 같이 말하고 있다.

침을 놓는 요점은 신체의 음과 양을 조화롭게 하는 데 있음을 인지하여 음기와 양기를 조절하고 정기가 빛을 발하게 함으로써 형체와 기운이 합일을 이루어 정신이 간직되도록 하는 데 있다.

침구학은 오장육부를 음양의 조화에 초점을 맞추어 강건하게 함으로써 질병을 치료하는데, 침구를 사용하는 방식이 신체의 경락과 직결되어 있음을 밝히고 있다. 내경 영추는 「사기장부병형邪氣臟腑病形」에서 경맥과 낙맥에 대해 언급하고 있다.

신체에는 12경맥과 이를 관통하는 365개의 낙맥이 있어서 혈기가 모두 얼굴에까지 이르고 또한 각기 도처의 열린 곳에 도달한다. 그 정기는 위로 눈에 이르러 능히 무언가 볼 수 있도록 하고, 그 갈라진 기운은 위로 귀에 이르러서 귀가 능히 무언가 들을 수 있도록 하고, 그 종기는 위로 코에 도달하여 코가 능히 냄새를 맡도록 하며, 그 수곡의 기는 위장서 나와 입술과 혀에 이르러서 맛을 느끼게 한다.

물론 침을 통해 건강을 회복케 할 때도 질병의 양상에 따른 시술 방식에 차이가 있다. 이에 대해 내경 영추는 「구침십이원九針十二原」에서 전래의 아홉 가지 유형의 침의 사용 방식에 대해 거론하면서, 보사법補瀉法에 대해 언급하고 있다. "무릇 침을 놓는 사람은 정기가 허할 경우에 이를 채워주는 보법을 사용하고, 사기가 충만할 때는 이를 빼주는 사법을 쓴다凡用針者, 虛則實之, 滿則泄之"고 하였다.

보사법에도 여러 유형이 있는데, 두 가지만 소개토록 하겠다. 질서疾徐 보사법에 따르면, 침을 찌를 때는 느리게 하고 뺄 때는 빠르게 하는 것이 보법이고, 이와 반대로 빨리 찌르고 천천히 빼는 것이 사법이다. 영수迎隨 보사법에 따르면, 경맥이 진행하는 순 방향을 따라 침을 놓으면 보법이고, 경맥 진행에 거슬러 역 방향에서 침을 놓으면 사법이다.

　침구의 사용이 효과적이려면 시침을 하게 되는 신체 부위가 결정적으로 중요하다. 각양각색의 병증에 대해 침구가 보다 민감하게 반응하여 치료 효과를 내는 곳, 즉 혈위(수혈腧穴)가 있을 것이다. 그런데 이와 같은 주요 혈위穴位는 신체 내에 흐르는 경락에 위치하고 있다는 점이다. 따라서 침구는 인체 내에 혈과 진액의 운행을 주관하는 기(혈)의 흐름 통로, 즉 경락체계經絡體系와 결부되기에 이른다.

경락학

　침구를 사용하는 방식이 매우 효과적으로 정립되는 데는 경락에 대한 체계적인 이해, 즉 경락학經絡學을 통할 수밖에 없다. 왜냐하면 침과 뜸의 효과는 경락에 대한 자극을 통해 기혈을 고르게 함으로써 음양의 조화에 따른 건강성 회복에 있기 때문이다.

　인체의 경락은 몇 가지 기능을 갖는 것으로 파악할 수 있다. 첫째는 생리적 기능으로서 경락을 통해 장부와 조직, 사지가 두루 연결되어 있으니 이에 기혈이 운행되어 전신에 영양을 공급한다. 인체는 기혈이 운행되는 유기적 총체인데, 그 주된 통로가 경락이다. 둘째는 병리적 기능으로 안팎으로 나타난 나쁜 기운인 사기邪氣 역시 경락을 통해 전달된다. 즉, 질병 요인이 경락을 통해 전파되는 것이다. 셋째 진단적 기능으로 건강 상태의 이상 여부가 경락을 통해 전달되어 나타나므로 이를 통해 병의 상태와 위치를 가늠할 수 있다. 넷째 치료적 기능으로서 경락의 수혈에 침구나 약물 등을 사용하는 방식으로 자극을 주어 그 자극 에너지의 파급이 목표로 하는 바 신체 부위에까지 이르러 병을 낫게 한다.

　경락에서 경맥經脈은 종으로 흐르는 큰 줄기이고 낙맥絡脈은 경맥에서 갈라져 나와 횡으로 흐르는 가지에 해당한다. 경맥은 간선이고 낙맥은 지선인 셈이다. 낙맥에서 더욱 갈라져서 피부에 이르면서 손맥孫脈과도 만나게 된다. 경락은 음양으로도 분류되는데, 신체 안쪽이나 전면으로 흐르는 것을 음의 경락, 음경陰經이라고 하고 바깥쪽이나 후면으로 운행하는 것을 양의 경락, 곧 양경陽經이라고 한다. 음경은 음기의 운동 방향으로 아래서 위로 오르고, 양경은 양기의 운행 방향으로 위에서 아래로 내려온다.

기혈의 큰 줄기에 해당하는 경맥에는 정경正經과 기경奇經이 있다. 정경은 12개의 가닥으로 12경맥이라고 일컫는데, 가장 중요하다고 볼 수 있다. 기경에는 8개가 있고, 임맥任脈과 독맥督脈 두 가지가 요긴하다. 경락학에서 질병을 치료할 때 사용하는 혈의 위치, 즉 수혈을 중시하는데 이를 찾는 취혈의 방법이 결정적으로 중요하다. 사람마다 신체의 크기와 골격이 다른 만큼 일관되게 사용하는 방법이 제시되었다. 유용한 것으로서 골도분촌법骨度分寸法이 있다. 이것은 골절의 주요 표식을 기점으로 대소의 길이를 측량하여 일정한 비율로 나누어 가늠하는 방식이다. 팔인 상지의 경우 겨드랑이에서 팔꿈치 접합부까지 9촌이고, 팔꿈치에서 손목까지 12촌으로 설정된다. 다리인 하지의 경우, 환도인 고관절에서 무릎 가운데까지 19촌이고 무릎서 복사뼈 중앙까지가 16촌이다. 촌은 치로도 표기한다. 예컨대 족삼리足三里는 하지 슬개골 가운데 바깥쪽서 3촌 아래에 위치해 있으므로 16분의 3의 비율에 따라 그 위치가 정해진다.

12경맥의 순행과 주요 수혈

인체 5장6부에 심포가 덧붙여져서 12장부를 갖는 것으로 파악되는 만큼 기본적인 것은 12개의 경맥이다. 이것은 음과 양의 경락으로 짝을 형성하고 있는데 음경은 장臟에 속해 있으면서 부腑로 귀속되고 양경은 부에 속해서 장으로 귀결된다. 그것은 각각 위로 뻗은 손과 아래의 다리에서 어느 한 쪽에서 시작하거나 그곳으로 종결되는 경로로 이루어져 있으며, 서로 맞물린다는 특성을 띠기 때문에 전체가 하나로 이어지는 유기적 통일체를 이루게 된다. 12경맥이 순행하는 방향에 따라 서로 이어지는 순서를 좇아 치료 효과가 높은 것으로 입증된 주요 수혈을 간략히 소개하는 방식으로 서술하고자 한다.

1) 수태음폐경과 주요 수혈

수태음폐경手太陰肺經의 주축이 되는 줄기는 중초(배꼽 위 중완 부위)에서 시작하여 아래로 대장을 거치고 유턴하여 올라오면서 폐에 속하고, 다시 인후를 통과하여 팔을 향해 진행하는데, 팔꿈치의 척택을 거쳐 열결에 도착하여 분기한다. 가지의 하나는 엄지손가락의 끝인 소상에 이르러 멈추며, 다른 가지는 검지의 상양으로 향해 수양명대장경으로 이어진다. 주요 혈위 셋만 살펴보자.

가. 공최孔最: 몸 속 문이 열린 곳(콧구멍, 귀, 항문 등)의 질병 치료에 사용하므로 급성 편도선염이나 인후염, 치질, 기관지확장에 따른 객혈 등에 취한다. 목이 붓고 말을 잘 못하는 편도선염에는 소상서 사혈하고 공최에 시침한다.

나. 태연太淵: 폐의 기능이 약할 때 보하는 방식으로 취혈한다. 지해화담止咳化痰의 기능이 있으므로 해소를 멈추고 담을 제거하며, 혈맥을 조절하는 효과가 있다.

다. 소상少商: 코피가 날 때 사혈을 해주면 멈춘다.

2) 수양명대장경과 주요 수혈

수양명대장경手陽明大臟經의 주된 줄기는 검지 안쪽 손톱 옆에서 시작하여 합곡을 거쳐 팔목 접히는 곳의 곡지에 이르고, 계속 어깨로 올라가 등 뒤로 돌아가고 척추 상단의 대추를 지나서 목 부위로 온 뒤에 두 가지로 분기하는데, 하나는 하향하면서 폐를 통과하여 대장에 속한다. 다른 가지는 목을 타고 뺨을 지나 입으로 올라가 인중을 거치며 코 옆의 영향에 이르러 마치는데, 이곳서 위경과 교차한다.

가. 합곡合谷: 이기지통理氣止痛으로 약재 인삼에 해당하는 보기혈이고, 두통과 복통 등 통증을 멈추게 하며, 비위를 강화한다.

나. 곡지曲池: 상초의 열을 내리는 데 효과적이어서 고혈압 치료에 탁월하고, 무릎 통증에 교차치료(아픈 쪽의 반대편 부위서 취혈)한다.

다. 영향迎香: 향기를 영접한다는 이름에서 보듯이 냄새 잘 못 맡는 후각 기능 회복에 좋다.

3) 족양명위경과 주요 수혈

족양명위경足陽明胃經은 코 옆에서 출발하여 위로 올라가 눈 밑에 이르러 하행하면서 입술을 끼고 돌면서 두 줄기로 분화하는데, 상행선은 얼굴 측면을 따라 귀밑머리를 타면서 이마 끝에서 꺾어서 앞머리 중앙에 이르러 멈추고, 하행선은 분기점서 인후를 거쳐 위와 비장을 통하고 또 계속 내려와서 정강이뼈 바깥을 타고 흘러서 마침내 두 번째 발가락에 이른다. 가지 하나는 발등서 분기하여 엄지 내측단서 비경과 교차한다.

가. 천추天樞: 급성장염에 유용하게 사용한다.

나. 족삼리足三里: 건비화위健脾和胃이므로 비위의 조화와 강건함을 조성하여 위염 등 위장 질병을 치료한다. 통경활락通經活絡하여 위기 하강을 돕는 방식으로 경락을 순환시키므로 고혈압 등 혈압을 조절하는 데 취혈하며, 비염과 통풍 치료에도 쓴다.

다. 조구條口: 입을 가지런히 한다는 표현에서 알 수 있듯이 입의 근육 질환에 사용하고, 어깨 질환에도 좋으며, 체했을 때 이를 뚫어주는 데 효과적이다.

<사진 8-1> 12경맥의 주요 혈위

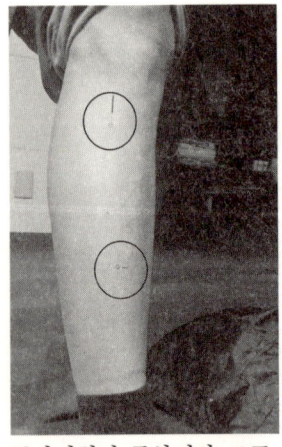

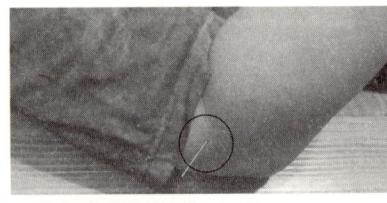

수양명대장경 곡지

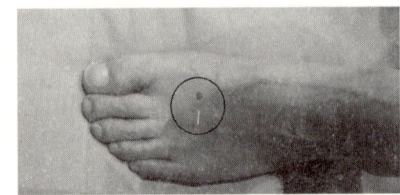

족양명위경 족삼리와 조구   족궐음간경 태충

4) 족태음비경과 주요 수혈

족태음비경足太陰脾經은 엄지발가락에서 시작하여 적백육제 사이를 타고 흘러 태백과 공손을 거쳐 복사뼈에 이르고, 여기서 다시 다리 안쪽을 타고 위로 순행하면서 삼음교와 음릉천을 통해 복부에 이르러 비장에 속하며, 이어서 위장에 연계되어 식도를 거쳐 인후와 입안을 통해 혀뿌리에 도달한다. 그 가지의 일부는 복부에서 심장으로 이어져 심경과 교차한다.

가. 태백太白: 건비청열화습健脾清熱化濕이므로 비장의 습사를 제거하여 강건케 하고 비장의 질병을 치료하며 비기 상승을 정상화시킨다.

나. 공손公孫: 비장과 위장이 함께 나쁜 비위 공통의 질병에 취한다.

다. 삼음교三陰交: 세 개의 음경이 교차하는 자리로서 부인과 질환(생리통과 월경부조화, 불임증, 산후출혈 등) 치료에 뛰어나다. 다만 임산부에게는 유산 우려가 있어서 사용하지 않는다.

라. 음릉천陰陵泉: 습사를 제거하는 최고의 혈위이므로 비습脾濕과 그에 따른 관절염 치료에 탁월하고, 여성의 대하를 치료한다.

5) 수소음심경과 주요 수혈

수소음심경手少陰心經의 주된 줄기는 심장서 시작하여 소장을 거쳐 폐로 진입하고 겨드랑이 밑 극천에까지 이르며, 여기서 팔의 안쪽과 손목 마디의 신문을 통과하여 마침내 새끼손가락 안쪽 부위에 도달하는데, 이곳서 손가락으로 이어져 소장경과 교차한다.

가. 극천極泉: 겨드랑이 안에 위치하고 있는데, 심화항진을 진정시키므로 겨드랑이 암내 치료에 효과적이고 몸 속 노폐물도 배출해준다. 지속적 마사지나 사혈, 얕은 시침을 택한다.

나. 신문神門: 신이 들락거리는 문이라는 뜻이고 익심안신益心安神하므로 심장을 이롭게 하여 정신을 안정시킨다. 불면증 및 우울증, 간질 같은 정신질환에 사용한다.

다. 소부少府: 침을 잘못 맞아서 이상이 생겼을 때, 이를 풀어주는 자리이다.

6) 수태양소장경과 주요 수혈

수태양소장경手太陽小腸經은 새끼손가락 바깥 끝마디에서 시작하여 후계를 지나 팔과 어깨를 거쳐 등뼈 대추에서 독맥과 만나고 앞면의 빗장뼈 오목골로 나와서 둘로 나뉘는데, 하행선은 앞가슴 부위로 진행하여 심장과 횡경막, 위를 거쳐 소장으로 통하고 상행선은 눈 바깥 부위로 올라가서 휘어져 마침내 귀 안쪽의 청궁으로 통한다. 진행 과정서 눈 안쪽 모서리에서 방광경과 교차한다.

　　가. 후계後谿: 서근맥舒筋脈으로 근육의 정체를 풀어주고 독맥과 통하므로 머리에서 목을 거쳐 허리 중앙으로 이어지는 요통 치료에 탁월하다. 등이 차고 시린 병과 더불어 경추 디스크에도 취혈한다.

　　나. 양로養老: 이름이 나타내듯이 노인의 양기를 북돋는 데 좋다. 노인성 시력 저하를 치료하여 눈을 맑게 하고 뭉친 근육을 풀어준다.

7) 족태양방광경과 주요 수혈

족태양방광경足太陽膀胱經의 주된 줄기는 눈 안쪽서 시작하여 이마와 정수리, 머리를 거쳐 뒤통수를 타고 하행하면서 척추 상단의 대추를 지나 신장에 얽히고 방광에 속한다. 이 과정서 가지가 뻗는데, 하나는 독맥과 만나는 정수리 백회를 거쳐 두개골 안으로 들어갔다가 목덜미로 나와 척추를 타고 하행하면서 환도를 거쳐 오금으로 내려오고, 이곳 위중서 앞선 하행선과 합류하여 다리 뒤편을 타고 내려오다가 새끼발가락 바깥 지음에 이르면서 신경과 교차한다.

　　가. 위중委中: 요통과 치질 치료에 좋으며, 사혈 방식이 효과적이다.

　　나. 속골束骨: 서경활락舒經活絡하므로 뼈 자체인 디스크 요통 치료에 탁월하고, 관절염에도 취혈한다.

　　다. 지음止陰: 방광을 경유하는 경락선의 끝에 있으므로 임산부 태아의 태위부정을 바로잡을 때 매우 유용하다. 태위부정을 바로잡지 않으면 출산 때 사산 위험이 높고, 이로써 양의학은 제왕절개를 하게 되는데, 지음을 잘 활용하여 다른 혈위와 적절히 배합하면 수술을 하지 않고서도 순산에 이르게 한다.

8) 족소음신경과 주요 수혈

족소음신경足少陰腎經은 새끼발가락에서 출발하여 발바닥 용천에 이르고, 안쪽 복사뼈 뒤의 태계를 거쳐 상행하면서 배로 들어가 신장으로 귀속되었다가 아래로 선회하여 방광에 이르며, 다시 위쪽으로 진행하여 간과 횡경막 속의 폐를 거쳐 목구멍의 혀뿌리에 이른다. 그 가지의 일부는 심장의 흉중에서 심포경과 교차한다.

　가. 용천涌泉: 혼절하거나 젖이 부족할 때 취혈하는데, 지압을 하는 것이 좋다.

　나. 태계太谿: 자음익신滋陰益腎으로 음액을 길러 신장을 이롭게 하고 장양강요壯陽强腰로 신장의 양기도 강건케 하니 천수를 누릴 수 있게 해주는데, 허리도 튼튼하게 해준다. 신장의 양기와 음기를 함께 강화하니 생식기 질환이나 신기 허약에 따른 요통과 기침을 치료하고, 허약 체질과 퇴행성 질환에도 취혈한다.

　다. 복유復溜: 보신익음補腎益陰으로 신장의 음기를 보하므로 신음 부족에 따라 눈이 뻑뻑하고 침이 마르며 피부가 건조할 때와 비문증(눈에 하루살이 등이 아른거리는 현상)에 사용한다.

9) 수궐음심포경과 주요 수혈

수궐음심포경手厥陰心包經의 주된 줄기는 흉중서 시작하여 심포에 속하고 횡경막을 지나 삼초로 이어진다. 그 가지의 하나는 흉중에서 상부 팔의 안쪽을 거쳐 진행하면서 내관을 지나고 다시 이어져 중지의 끝에 이르며, 다른 가지는 손바닥에서 갈라져 넷째 손가락에 도달하는데 여기서 삼초경과 교차한다.

　가. 간사間使: 조심기調心氣로 심기를 조절하므로 심장 자체 질병이나 가슴 답답한 흉통 등을 치료하고, 당의 수치를 떨어뜨리는 데 사용한다.

　나. 내관內關: 영심안신寧心安神하고 화위강역和胃降逆하므로 심신을 안정시키고 위기 하강에 부응하여 상부에 조성된 혈압도 내려주니 심장과 연관된 질환(협심증과 우울증, 불면증, 고혈압 등)을 치료할 때 취한다.

　다. 태릉太陵: 발목이 삐었거나 발뒤꿈치 병에 교차 방식으로 시침하여 치료한다.

10) 수소양삼초경과 주요 수혈

수소양삼초경手少陽三焦經의 주된 줄기는 약손가락에서 시작하여 손등을 타고 외관과 지구를 거쳐 어깨 뒤로 진행하다가 척추 상부 대추에 이르고 가슴 앞으로 나와서 하행하면서 상초와 중초, 하초를 관통하는 방식으로 삼초에 속한다. 이 과정에서 한 가지가 젖꼭지 사이 전중에서 상행하면서 귀로 올라와 눈초리로 이어지고 여기서 담경과 교차한다.

가. 중저中渚: 신장을 보하는 혈이어서 귓병(이명과 이농, 중이염, 난청 등)에 사용한다.

나. 외관外關: 외부의 사기를 몰아내므로 감기에 좋고, 편두통과 급성요통, 이명, 늑간신경통에 취혈한다.

다. 지구支溝: 이협이기利脇理氣하므로 신체 측면에 흐르는 기의 소통을 원활케 하여 담 들린 늑간신경통을 치료하는 데 교차 방식으로 취혈하고, 장부의 기를 소통하므로 변비를 치료한다.

11) 족소양담경과 주요 수혈

족소양담경足少陽膽經은 12개의 경락 가운데 신체의 측면을 흐르는 유일한 것으로서 몸의 앞과 뒤, 즉 음과 양의 중용적 조화를 이루게 하므로 그 역할은 매우 중요하다고 할 수 있다. 눈초리에서 출발하여 귀밑으로까지 비스듬히 내려갔다가 다시 얼굴 측면을 따라 올라가 머리서 360도 되돌기를 두어 번 한 뒤에 어깨 견정으로 내려오고, 가슴 측면을 거쳐 다리 바깥을 타고 내려오다가 무릎 아래 양릉천에 이르며, 계속 진행하여 바깥 복사뼈를 거치면서 넷째 발가락에 도달한다. 순행 과정의 귀에서 다른 한 가지가 나오는데 얼굴 측면을 휘돌아 상체 측면을 흐르면서 간에 연결되어 담에 이른다. 그리고 측면을 타고 내려온 담경은 발등에 이르러 분기하면서 엄지발가락 안쪽에도 도달하는데, 이곳서 간경과 교차한다.

가. 솔곡率谷: 주된 효능으로 머리의 측면 부위를 다스리기 때문에, 편두통과 안면질환(구안와사)을 치료하는 데 좋다. 피부와 평행 이루듯이 횡자로 시침한다.

나. 풍지風池: 움직이고 가려운 특성을 드러내는 게 풍사인데, 여기에 효과적이다. 즉 풍사로 인한 어지럼증과 편두통, 말 못하는 중풍, 구안와사, 뼈가 저리고 아픈 요통에 취혈한다.

다. 풍시風市: 풍사가 깃드는 도시를 뜻하므로 풍사 관련 하지마비와 피부 소양증 등의 질환을 치료한다.

라. 양릉천陽陵泉: 서간이담舒肝利膽으므로 담경락에만 나타나는 대상포진을 치료하고, 간염과 담낭염, 담결석, 늑간신경통에 취한다. 무엇보다도 근육 관련 질병 치료에 탁월하여서 견통과 주통, 슬통에 교차 치료한다.

마. 광명光明: 이름에서 알 수 있듯이 눈병(시력저하, 근시, 백내장, 녹내장) 치료에 탁월하다.

바. 현종懸鐘: 일명 절골絶骨로도 표현하는데 골수의 정기를 담당한다. 이에 백혈구 감소와 척수염 등 골수 질병을 치료하고, 고질적인 경추디스크를 고칠 때 취한다.

사. 구허丘墟: 발(목)이 삐었을 때 교차로 치료하고, 담경락의 통증인 편두통에 취한다.

12) 족궐음간경과 주요 수혈

족궐음간경足厥陰肝經의 주된 줄기는 엄지발가락 바깥쪽서 시작하여 발등의 태충을 거쳐 다리 안쪽을 타고 올라가다가 생식기 바깥을 휘돌아 아랫배와 위, 간으로 통하고, 다시 담을 거쳐 횡격막을 통과한 후 정수리까지 이어진다. 다만 간에서 나온 한 가지가 폐로 들어가는데, 여기서 폐경과 교차한다.

가. 행간行間: 간기울증을 풀어주고 간의 양기가 항진된 화기를 밑으로 끌어내린다. 간양상항에 따른 두통과 어지럼증, 가슴 답답한 흉통, 눈의 충혈, 고혈압, 중풍 등을 치료한다.

나. 태충太衝: 간의 에너지를 보충해주는 데 특효가 있다. 특히 간음허에 따른 간기항진으로 나타나는 신경성 두통과, 정수리 두통, 불면증, 고혈압에 취혈한다.

12경맥의 순환경로와 그 경락 선상의 주요 수혈에 대한 소개를 대략으로 행하였다. 간명하게 하느라고 대표적인 것만 추슬러서 언급하였는데, 여기서 거론하지 않은 것들 가운데 임상서 중요하게 채택하는 것들이 적지 않음을 밝히고자 한다. 한 가지 더 부연하자면, 병을 고치는 침구학은 본초학이 단방이 아닌 복합적인 군신좌사君臣佐使의 처방을 하는 것과 마찬가지로 다변적 방도를 구사하는 것이 보다 효과적이라는 점이다. 예컨대 고혈압에 시침하거나 뜸을 뜬다고 상정할 경우, 상초의 열을 내리는 데 가장 효과적인 수양명대장경의 곡지를 필두로 기운이 아래로 내려오는 양경락의 수혈을 서너 개 더 취하고, 또 몸의 순환 기능을 정상화하고자 기운이 아래서 위로 오르는 음경락의 혈위도 순방향으로 채택해야 한다. 이때 고혈압은 혈관의 압력이 높으면서 그 열기가 상부에 정체되는 경향이 강하기 때문에 기운 하강의 비율이 상승보다 높도록 3대2 정도의 비율로 조절할 필요가 있다. 혈압을 낮추는 데 필요한 곡지와 합곡, 내관 등 몇 가지 수혈을 취하고, 여기에 덧붙여 위기 하강을 돕는 족양명위경의 족삼리와 족태음비경의 공손 등을 포함하는 하나의 배치표를 채택할 수 있다. 침구학이 본초학과 마찬가지로 다양한 관계를 순환적으로 고려하는 이유는 인체를 그야말로 소우주로 간주하여 자연의 기의 흐름과 동형적으로 조성함으로써 심신의 건강을 정상화하려는 데 있다고 할 것이다. 12경맥 이외에도 여러 주요 혈위가 있으므로 좀 더 살펴보도록 하자.

임독맥의 순행과 주요 수혈

경락은 경맥과 낙맥을 합쳐 부르는 것이고, 경맥에도 정경과 기경이 있다. 12경맥은 정경이지만, 그것 이외에도 기경奇經이 있다. 기경은 기 흐름의 방향이 일정하게 정해져 있지 않을 뿐만 아니라 표리관계의 장부도 없으므로 기이한 경맥이라는 뜻이다. 흔히 기경8맥이라고 해서 기경에 8가지가 있는데, 임상서 중요하게 다루는 분야는 임맥과 독맥이다.

1) 임맥

임맥任脈은 흔히 음陰 경맥의 바다라고 한다. 다리足서 시작하는 세 개의 음경은 아랫배에서 임맥과 만나고, 손에서 비롯된 세 음경 역시 임맥에 의해 서로 연계되기 때문이다. 순행 경로는 생식기 안쪽에서 시작하여 회음을 거쳐 신체 앞면으로 나와 배꼽을 거치고 복부 중앙을 따라 계속 올라가면서 입술을 돌고난 후에 갈라져 양 쪽 눈 밑에 도달한다. 따라서 생식기와 소화, 비뇨, 여성의 자궁에 영향을 끼친다. 아래 소개하는 주요한 혈위의 경우, 내장이 위치한 곳에 있으므로 침은 얕게 놓는데, 뜸을 뜨는 것도 좋다.

가. 관원關元: 배꼽서 3촌 아래 부위에 있다. 선천지본인 신장의 양기를 북돋으면서 후천적 음기를 만나게 하여 몸의 전신을 따뜻하게 해준다. 정력을 강화시키고 각종 생식기 질병을 치료한다.

나. 기해氣海: 배꼽서 1.5촌 아래에 위치한다. 신장의 원기를 보하면서 전신각처 기의 운행을 도우므로 사지 냉한 것과 이로 인한 남녀의 불임을 해소하고 전립선염과 방광염, 신장염 등을 치료한다.

다. 하완下脘: 배꼽서 2촌 위에 있다. 중초를 조절하면서 비장의 습사를 제거하여 비위 기능을 정상화한다. 위염과 위궤양 등 각종 위장병을 치료하고 장염 및 설사에도 취혈한다.

라. 중완中脘: 배꼽서 4촌 위에 있는데, 배꼽과 기골의 중간이다. 건비화습健脾化濕하므로 비장을 강건케 하여 습사를 제거하고, 화위강역지통和胃降逆止痛이므로 위장과 조화를 이루어 위기상역에 따른 통증을 멈추게 한다. 위통과 복통, 배 더부룩함, 구토, 식용부진, 위염, 위궤양 등을 치료한다.

2) 독맥

독맥督脈은 양陽 경맥의 바다라고 하는데, 정경인 12경맥 가운데 6개의 양경맥이 모두 대추에서 독맥과 만나기 때문이다. 순행 노선은 생식기 안쪽에서 출발하여 회음으로 나와 뒤로 나가면서 척추를 따라 올라가다가 정수리에 이르며, 계속 순행하여 백회를 거쳐 앞머리로 나오면서 이마와 코, 입술 언저리에 이른다. 기의 흐름 통로에 비추어 볼 때 신장과 뇌수의 기능에 영향을 미친다.

　　가. 대추大椎: 제7경추 돌출부 아래 움푹 파인 곳인데, 피부와 접촉하여 양기를 순환시키므로 머리의 열을 내려주고 기침을 멈추게 하므로 감기를 치료하며, 소아의 경우 간질이나 정신분열증을 낫게 하는 데 취혈한다.

　　나. 백회百會: 머리 정중앙 뒷부분 다소 부드러운 곳에 위치하고 있다. 이 수혈은 승양고탈昇陽固脫이라 하여 온갖 양기를 상승시키는 과정서 각종 이탈 상태를 견고히 붙잡아주므로 탈장과 탈항, 위하수를 치료하고, 양기를 조율하므로 고혈압과 저혈압을 정상화하며, 뇌에 흐르는 기를 자극하여 조절하므로 뇌출혈과 뇌혈전, 의식불명 등에 취한다. 일상적으로 취혈하는 것이 가능하며 맑은 정신 상태를 유지할 수 있다. 침은 두피와 평행선을 긋듯이 횡자로 비스듬히 놓는다.

비장과 위장의 장상학적 기능

　　인체는 자연을 닮아 있어서 사계절의 에너지 순환과 마찬가지로 몸 안의 기혈도 원형으로 순환을 한다. 여기서 관건은 중앙에서 순환의 주축 역할을 온전하게 해주어야 한다는 것이고, 이런 기능을 맡은 장부가 바로 비위다. 중앙에서 토기土氣의 역할을 감당하는 장부가 비장과 위장인 만큼 몹시 중요함을 알 수 있다.

　　비장(즉, 지라)은 오르는 승昇을 주관하고 위장은 내리는 강降을 주관함으로써 양자는 음양적 표리관계에 놓이는데, 이에 힘입어 기와 혈, 진액이 순환하면서 장부와 전신으로 유포된다. 뿐만 아니라 비위는 소장 및 대장의 기능과 협력하여 몸 안으로 유입된 수곡정미水穀精微의 기운, 즉 영양 에너지를 추출하여 전신각처로 보내어 생명을 이어가게 하므로 후천의 근본後天之本이자 영양의 곳간倉廩之本 역할을 한다. 비와 위의 주요 기능에 대해 살펴보도록 하자.

　　1) 운화 기능의 비장

비주운화脾主運化라고 하는데, 이것은 비장이 소화된 영양물질을 흡수하여 기혈로 생성하고 이를 운반하여 전신으로 보내는 운화 역할을 주된 기능으로 갖는다는 뜻이다. 즉, 비장이 위와 소장을 통해 수곡정미의 에너지를 흡수하여 기를 조성하고 혈을 만들어내는 고유한 역할을 수행하며, 이를 필요로 하는 기관으로 운송까지 담당하는 연계적 기능을 펼친다. 따라서 들어온 음식물을 소화시키는 데 관여하고 이를 흡수하여 운반까지 하는 주체가 비장인 것이다. 다만 비장이 운화를 주관한다는 말의 의미는 음양관계에 있는 위장과 연결시켜서 넓은 의미로 살펴야 하는데, 비기가 에너지를 위로 올리는 방식으로 보내면 위기가 이를 받아 아래로 내려 보내어 그 운송이 전신으로 수포되기에 이르게 됨을 나타낸다.

가령 소화시켜서 흡수하는 비장의 기능에 이상이 발생하면 위와 장에 연쇄적 영향을 끼쳐서 식사한 후 배가 더부룩해지는 상태에 놓이거나 설사를 하거나 영양장애로 사지가 무기력해지는 증상을 보이게 된다. 또한 비장이 약해서 운송 기능에 이상이 생기면, 진액이 곳곳서 정체되어 여러 문제를 낳는다. 예컨대 비허생담脾虛生痰이라 하여 비기 허약과 정체된 습기의 응결에 따라 담(가래)이 생기고, 비허수종脾虛水腫이라 하여 비허로 인해 수종이 발생한다.

2) 통혈 기능의 비장

비장은 피를 만드는 데 직접 관여할 뿐만 아니라 혈관을 통제하고 주관하는 역할까지 하는데, 이를 일러 비주통혈脾主統血이라 한다. 비장은 위장과 함께 피를 만들어내고 그리고 조성된 피가 혈관 내에 있도록 통제하면서 그 속에서 원활이 운행토록 한다. 이에 신장은 부모로부터 받은 정기를 간직하고 있으면서 필요할 때마다 사용하게 되므로 선천지본先天之本이라 불리는 데 비해, 비위脾胃는 음식물을 소화시켜서 만들어낸 기혈을 운행시켜서 삶을 이어가도록 하는 까닭에 후천지본이라 한다. 비장이 갖는 중요한 기능 하나는 피를 혈관에서 벗어나지 않도록 제어하는 고유한 특성을 갖는다는 점이다.

3) 위장의 기능

위장의 주된 기능은 첫째로 음식물을 수납受納하고, 둘째로 이를 부숙腐熟시켜 소화하며, 셋째로 삭인 음식물을 소장으로 하강下降시킨다는 것이다. 입으로 들어온 음식물은 식도를 거쳐 위에 도달하는데, 이렇게 음식을 받아들이는 기능이 수납이다. 위는 수납한 음식물을 일차로 소화하여 에너지를 추출하는 고유한 기능을 수행한다. 소화를 시킴은 음식을 삭이면서 에너지를 추출함을 뜻한다. 다만 음식물이 위에서 체류하는 과정서, 마치 젓갈을 삭히는 것과 흡사하게 숙성 작용도 함께 일어난다. 이렇게 위는 부숙을 통해 영양 에너지를 일차로 얻는다. 물론 여전히 많은 에너지를 가진 부숙된 음식물은 이차로 추출이 가능하도록 소장으로 내려 보내지니 위기는 하강을 주된 연계적 속성으로 갖는다.

4) 비위와 기타 역할

비장(지라)과 위장은 경락을 통해 서로 교차하면서 음양의 표리 관계를 갖는다. 비위는 함께 토기에 속하는 만큼 공통분모를 이루고 있지만 그 역할은 다소 달라서 음양 관계에 따른 상보적 기능을 수행한다.

위는 음식을 수납하여 삭이면서 에너지를 일차로 추출하고 나머지를 소장으로 내려 보내어 이차 작업을 하도록 하는데, 비장은 장(즉, 위장과 소장)으로부터 거친 영양 에너지를 뽑아내어 기혈로 생성하고 이를 간과 심장 등을 통해 전신으로 공급한다. 여기서 비위는 후천적으로 생명을 이어가도록 에너지를 추출하여 생성하고 이를 공급하는 역할을 함을 알 수 있다.

비장은 기타 여러 역할 또한 담당하고 있다. 먼저 비주기육사지脾主肌肉四肢라 하는데, 비장은 사지의 살을 담당한다는 뜻이다. 비장이 정상이면 살이 튼실하지만 약할 경우 물렁거리게 된다. 유독 살이 찌는 것도 비기 이상에서 찾을 수 있다. 이에 살을 빼고자 한다면 비장을 정상화하는 데서부터 찾아야 한다. 또한 비개규우구기화재순脾開竅于口其華在脣이라고 하는데, 역시 비(위)는 입으로 직접 통하고 그 상태가 입술로 나타난다는 뜻이다. 그리고 비(위)는 생각에 직접 영향을 받거나 끼치며, 입안의 침을 관장한다. 음식물이 입에 들어올 경우,

침이 제 때에 충분히 분비되고, 되도록 오래 씹는 과정서 몸에 이로운 형태로 전환되게 하는 것은 양생에 중요하다.

비위의 질병 양상과 원리적 치료

비위는 인체 안에서 중앙에 위치하면서 그 위와 아래, 좌와 우로 기혈이 순환토록 하는 핵심 역할을 수행한다. 위는 소장과 더불어 음식 에너지를 추출하고 비장은 이를 토대로 에너지가 깃든 피를 형성하는 데 관여하는 등 나름의 고유한 기능을 갖지만, 비장은 기혈을 상승토록 하는 반면 위는 하강토록 함으로써 상대적으로 대조적인 연계적 역할도 행한다. 이런 비위의 기능에 이상이 생기면 여러 유형의 질병이 발생하게 되므로 변증시치辨證施治, 즉 발병의 양상 파악과 치료원리, 구체적 내용에 대해 자세히 살펴보는 것이 매우 유용하다.

1) 비실운화의 질병과 치료

비장(지라)이 중요하게 수행하는 운화 기능의 이상은 건강에 매우 나쁜 영향을 미치는데, 이를 일러 비실운화脾失運化라고 한다. 비실운화에 따른 질병의 도래를 세 단계로 분류할 수 있으므로 그에 따른 상태와 치료 방법을 알아보자.

첫째, 비기허脾氣虛를 들 수 있다. 피로가 지속되거나 운동 부족으로 기혈 순환이 안 되거나 또는 지병이 오래 계속되면 비장의 기운이 약해지고, 이에 따라 비장의 운화 기능이 실조된다. 비기허약과 운화실조가 동시에 나타날 즈음 병으로 발전하게 된다. 비장이 사지를 주관하는 연유로 사지가 나른하여 무기력감을 느끼고, 쉽게 숨이 차서 말하기를 싫어하며, 연쇄적으로 위기胃氣의 허약에 따른 소화기능 감퇴가 나타난다. 치료 방법은 건비익기健脾益氣의 원리에 따른 처방이다. 비장을 강건하게 하는 건비의 약재로 백출과 산약(마), 편두(까치콩)가 좋고, 기운을 북돋는 익기로는 인삼이나 당삼, 감초를 추천한다. 대표적으로 5장서 설명한 바와 같이 사군자탕이 보기제이면서 건비하는 것이므로 기본 방제라고 할 수 있다. 인삼은 원기를 기르고, 백복령은 습사를 제거하여 비장을 이롭게 하고, 백출은 습사를 몰아내어 중초를 보함으로써 비위를 함께 강화하며, 그리고 감초는 중초를 다스리면서 전체 약성의 균형과 조화를 이루게 한다. 다만 비기허약은 위기와 부조화 상태에 놓일 수 있으므로, 이런 경우에 향사육군자탕을 복용하는 것이 좋다.

둘째, 비양허脾陽虛를 들 수 있다. 통상 비기허가 더욱 진전된 상태로서 냉한 음식이나 차가운 성질의 한약을 자주 복용할 경우에 발생하므로 비기허와 한증寒症이 함께 나타난다는 특징을 지닌다. 비장의 양기가 허하고 냉한 성질의 음이 두드러지는 까닭에 비위 순환이 정체되고 소화흡수가 약해지고 변이 이전보다 많이 묽어지며 사지가 차가워지면서 추위를 몹시 타게 된다. 치료 원칙은 비장을 건강하게 하되 따뜻하게 하여 양기를 기르는 건비온양健脾溫陽이다. 앞서 건비의 약재 이외에도 온양의 약재로서 볶은 생강인 포강과 부자, 육계, 인삼이 유용하다. 종종 비양허가 신장의 양기 허약과 병행하는 비신양허脾腎陽虛를 띨 수 있는데, 이때 수종까지 발생시킬 수 있다. 이런 경우에는 백복령과 작약, 부자, 생강 각 9g, 백출 6g으로 구성되는 진무탕眞武湯을 권장할 수 있다.

셋째, 비기하함脾氣下陷을 꼽을 수 있다. 본래 비장이 신체 중앙에 위치하여 몸 전반의 기운을 상승시키는 역할을 하는 게 정상인데, 비기허가 오래 지속되면서 그 기운이 위로 올라가기는커녕 오히려 아래로 처지게 될 때 나타나는 병적 상태가 비기하함이다. 변증의 관건은 비기허 증세와 더불어 내장이 아래로 처지는 하수下垂가 나타나는 데서 찾을 수 있다. 결국 위하수와 자궁하수, 탈항이 생기고 만성설사에 처하게 된다. 치료를 위해서는 비기상승을 촉진하는 약재를 쓰게 되는데, 시호와 승마를 대표적인 것으로 꼽을 수 있다. 일반 탕제로는 중초를 보하면서 비기상승에 주안점을 두는 보중익기탕補中益氣湯을 권할 수 있다.

보중익기탕은 중국 금나라에서 원으로 이어지는 시기의 명의 이동원李東垣이 내린 처방으로 무수한 임상 경험을 통해 그 효능이 입증된 바 있다. 영토의 경우 중원이 무너지면 주변 사방이 쉽게 허물어지는 것과 마찬가지로 중앙의 토기가 허약해지면 다른 질병이 쉽게 침입할 수 있다는 점에서 중원의 토기(특히 비기)를 강화함으로써 질병을 치료하는 중요한 방도라고 할 수 있다. 비주운화의 실조가 생기면 기혈 순환에 장애가 생기는 만큼 쉽게 피로하고 맥이 약하며, 또한 비기가 오르지 않고 아래로 처져 있으니 몸이 무거우면서 안색이 창백한 병세에 특히 잘 듣는다고 할 것이다. 그 기본은 주약인 황기 18g을 필두로 인삼 6g, 백출 9g, 당귀 3g, 진피 6g, 감초 9g, 승마 6g, 시호 6g으로 구성되는데, 여기에 생강과 대추를 추가할 수 있으며 병세에 따라 가감을 할 수 있다. 약재의 역할을 전통으로 분별하자면 군약君藥이 황기이고, 신약臣藥이 인삼과 백출이고, 좌약佐藥이 당귀와 진피이며, 사약使藥이 승마와 시호, 감초라 할 것이다.

〈표 8-1〉 보중익기탕의 주요 약재

황기黃芪	백출白朮	진피陳皮	시호柴胡	승마升麻
무독함. 중초 보호로 비위를 강건하게 하고, 지한止汗으로 땀을 멈추게 하며, 승양거함昇陽擧陷으로 양기를 끌어올려 아래로 처진 것을 잡아준다.	무독함. 건비익기健脾益氣로서 비위의 허약을 돕고, 조습이뇨燥濕利尿로서 습사를 제거하면서 소변을 잘 보게 하며, 땀을 멈추게도 해준다.	귤껍질 말린 것으로 따뜻하고 맵고 쓰며 무독함. 이기건비理氣健脾로 비위를 돕고, 조습화담燥濕化痰으로 습사를 몰아내면서 담을 제거한다.	약간 참. 승거양기昇擧陽氣하니 양기를 위로 끌어올려주고, 소간해울疏肝解鬱으로 간을 소통시켜 스트레스를 풀어주며, 열을 내려준다.	약간 참. 아래 양기를 끌어올리는 네 탁월하고, 청열해독清熱解毒과 발표투진發表透疹하므로 열을 내리고 독성 없애므로 홍역 부스럼 등을 없앤다.

2) 비불통혈의 질병과 치료

비장은 또 다르게 피가 혈관 속에 있도록 붙잡아주는 통혈 기능을 수행하는데, 이것에 문제가 생기면 비불통혈脾不統血의 상태에 놓이게 된다. 변증하자면, 비기허증과 함께 출혈 증세가 있다는 것이 관건이다. 임상에 있어서 피가 제 위치를 떠나 대소변으로 새나오는 혈변이나 혈뇨가 종종 발생하거나 또는 자궁출혈, 피하출혈이 야기될 경우가 그 전형이다. 이로써 비기허의 증상에 이어 빈혈로 인한 어지럼증을 많이 느끼게 된다. 처방은 비기를 강화시켜 피를 채워주면서 또한 피가 누출되지 않도록 잡아주는 익기섭혈益氣攝血이 원칙이다. 이럴 때 황토탕黃土湯을 제격으로 사용한다. 한 첩 기준으로 양질의 황토 60g을 달인 물에 백출과 생지황, 아교 각 9g, 부자, 황금, 감초 각 6g을 넣어 달여서 하루 두 차례 복용한다. 효능은 온양건비溫陽健脾로서 양기를 보강하여 따뜻하게 하면서 비장을 강건하게 하고 또한 양혈지혈養血止血로서 피를 보충하면서 누출되지 않도록 잡아주는 데 있다.

3) 비습의 질병과 치료

비장은 혈을 만드는 데 직접 관여한다. 비장이 혈을 도구로써 다루는 까닭에 장기 자체는 건조함을 좋아하면서 습기를 싫어하는 성질, 즉 비희조오습脾喜燥惡濕의 특성을 갖고 있다. 그런데 주체로서의 비장 자체가 대상으로 다루는 수분과 분별이 안 될 정도로 습기에 과다 노출될 경우에 비습脾濕이라는 병적 상태에 처하게 된다. 대표적으로 호수로 둘러싸인 곳이나 습기가 많은 지하실에서 오랜 세월을 생활하는 사람들의 경우 그 비장이 습한 기운에 노출되기 쉽다. 또한 막걸리나 찬 맥주 등을 짊어지고는 못가도 마시고 갈 수 있다고 호언장담하는 부류의 주당들에게도 비습이 찾아오기가 쉽다. 습한 사기, 즉 습사濕邪가 몸속에 찾아드는 것이다.

습사는 장차 다른 장부나 신체부위에 깃들어서 치료하기 어려운 질병을 부르는데, 예컨대 간담에 나쁜 영향을 끼치면 중이염이나 외이도염이 나타나고, 관절에 찾아들면 관절염을 초래한다. 습사도 두 가지로 분별이 가능하다. 하나는 차가운 습기인 한습이 비장을 어지럽히는 것이고, 다른 하나는 뜨거운 습기인 습열이 축적되어 비장을 괴롭히는 것이다.

첫째, 한습곤비寒濕困脾의 증세를 살펴보자. 습한 여건에서 절제 없이 찬 음료나 음식, 맥주 등을 오랜 세월에 걸쳐 취하였을 경우에 나타나기 쉽다. 복부에 찬 기운이 드리워져서 답답한 팽만감이나 통증을 느끼고, 식욕 감퇴도 찾아온다. 비장의 한습이 음양관계에 놓인 위장에 영향을 끼치고 소장과 대장에까지 그 여파가 미치게 되므로 대변이 묽어지거나 설사를 자주 하게 된다.

한습곤비의 변증 논점은 비실운화에 한습 정체가 겹쳐서 나타나는 데 있다. 이런 경우 비장의 기운이 축축한 여건으로 인해 정상으로 상승하지 못하므로 머리가 무겁고 목도 묵직하게 느껴진다. 시치로서의 처방은 성질이 따뜻하면서도 습기를 말려주는 방향화습芳香化濕의 약재, 예컨대 창출과 백출, 사인, 곽향 등을 사용한다.

둘째, 습열온비濕熱蘊脾의 증세가 있다. 현대인이 종종 그렇게 하는 것처럼 늦은 시간에 매우 기름진 음식을 자주 취하면서 술까지 곁들일 경우에 습하면서도 더운 열기가 체내에 머무르기를 반복하다가 마침내 비장에 침입해 들어오게 된다. 변증의 기본 역시 비실운화의 증세에 습열의 정체에 따른 문제가 병행하여 복합화하게 된다. 습사가 비위의 순환 작용에 부정적 영향을 끼쳐서 복부가 탱탱해지면서 답답함을 가중시키고 메스꺼움을 느끼기도 하며 몸을 무겁게 만든다. 무엇보다도 습이 열과 결합되어 정체되기 때문에 자주 열이 나고 또 땀을 흘려도 쉽게 열이 내려가지 않는다. 한습의 경우에는 더운 약재로 차가움과 습기를 말릴 수 있지만, 습열의 경우에는 결코 용이하지 않다. 습사를 퇴출하고자 약성이 뜨거운 것을 사용하면 열이 더 날 수 있고, 역으로 열을 제거하고자 찬 약재를 사용할 경우 습사는 쉽게 해소되지 않기 때문이다.

습열에 따른 질병은 가장 까다로운 것이고, 그에 따른 증세는 다른 질병을 연쇄적으로 불러오기 때문에 세심하게 단계적으로 치료할 것이 요청된다. 이와 같은 습열온비에는 열을 내리면서 습사를 몰아내는 청열조습淸熱燥濕의 약재를 쓰게 되는데, 주로 상초의 열을 내려주는 황금과 중초에 작용하는 황련, 하초의 열을 잡아주는 황백, 간의 습열을 잡아주는 용담초, 그리고 습진 등의 피부질환까지 개선하는 고삼을 꼽을 수 있다. 성질이 몹시 찬 것들인데, 황련과 같이 소량을 넘길 경우 독성으로 변하는 것들도 있으므로 단기간에 적은 양으로 분별하여 사용해야 한다. 끝으로 부드럽게 비습을 잡아주는 것으로서 오래 복용도 가능한 의이인(율무)을 추천할 수 있다.

4) 위장병과 치료

한의의 장상학은 육부보다는 오장에 주안점을 두는 까닭에 위장병을 치료할 때도 비위의 기능을 함께 제고하는 방식으로 다가가는 경향성이 강한 편이다. 예컨대 위에서 설명한 바와 같이 비기허의 증세가 위기胃氣와 부조화를 이룰 때 긴요하게 쓰는 처방이 향사육군자탕香砂六君子湯이다.

향사육군자탕은 원기를 보강하는 보기제인 사군자탕에 반하와 진피를 더하고, 여기에 목향과 사인을 결합시킨 것이다. 반하는 위기 하강을 촉진하는 것인데, 비기 상승에 좋은 승마와 더불어 쓸 때 중초의 순환 기능이 원활해진다. 이렇듯이 반하 자체는 위장에 작용하는 약재임을 알 수 있다. 그리고 사인은 대표적인 소화제다. 목향은 중초를 보하면서 통증을 멈추게 한다. 표준적 처방은 한 첩을 기준으로 사군자탕(인삼 6g, 백출 10g, 백복령 10g, 감초 6g)에 목향 6g과 사인 6g, 그리고 반하 10g와 진피 6g을 추가한다.

<표 8-2> 향사육군자탕의 주요 약재

인삼人蔘	백복령白茯笭	목향木香	사인砂仁	반하半夏
따뜻하고 달면서 쓴데, 무독함. 대표적인 보기제로 원기를 크게 보강하며 몸을 따뜻하게 해준다.	맛이 달고 담담하며 무독함. 몸의 습사를 제거하는 데 탁월하여 습을 싫어하는 비장을 강화시킨다.	따뜻하고 맵고 쓰며 무독함. 기를 소통시키고 통증을 멈추게 하며 중초를 따뜻하게 하여 위를 보호한다.	따뜻하고 매우며 무독함. 습사 몰아내어 중초 보하는데, 소화 촉진으로 위를 도우며 설사를 멈추게 한다.	따뜻하고 매우며 독이 있어 법제한 것을 사용함. 위기 하강을 촉진하고 담을 없애며 습사를 제거한다.

향사육군자탕은 기운을 북돋고 비위를 함께 개선하고 소화를 촉진하며, 더 나아가 위통도 멈추게 하므로 여러 방도로 응용이 가능하다. 가령 찬 음료나 밀가루 음식을 많이 먹어서 소화불량과 위장장애를 겪고 있다면, 향사육군자탕에 성질이 따뜻한 건강(곧 말린 생강)과 육계(즉, 계피)를 추가하면 좋다. 배가 더부룩한 증세를 보이면서 신트림을 자주하는 위장병에는 향사육군자탕에 지각과 길경을 추가한다. 또한 만성 위염이라면 향사육군자탕에 옹종을 소산시키면서 궤양을 치료하는 포공영을 추가하면 된다. 향사육군자탕은 이렇게 여러 위장병에 요긴한 처방이라고 할 수 있다. 주요한 위장병의 사례와 그 치료 방도를 살펴보도록 하자.

첫째, 위음허胃陰虛의 증세다. 이것은 일반적으로 열병을 앓게 되어 몸의 진액이 고갈되어 나타나는데, 때로는 고추와 같이 매운 식품을 과도하게 많이 먹어서 행기행렬行氣行熱에 따른 열이 수액을 마르게 할 때도 나타난다. 즉, 위에 들어온 양의 열이 과도하여 음의 진액을 고갈시키고 이로써 음액 부족에 따라 나타나는 병증이다. 이런 경우 상복부 위통으로 나타나는데, 배가 고파도 음식 생각이 없고 입이 마르며 대변도 건조한 편이다. 방도는 위의 음액을 길러주어 치료하는 데 있으며, 맥문동과 옥죽, 사삼, 석곡, 천화분이 유용하다.

둘째, 위기허한胃氣虛寒의 증세다. 차가운 성질의 물이나 음료를 자주 마시거나 음식의 부절제가 있거나 정서불안 등의 요인으로 위기가 허해진 상태에서 한사가 겹칠 때 나타난다. 위기허한은 추위와 같은 한사가 몸에 침입하여 감기에 걸리는 등의 한사 위주의 질병과는 다소 다른데, 기본적으로 위기(특히 양기)가 허한 상태에서 한사가 결합되어 발생하는 것이므로 기허가 위주고 한사는 그 다음이라 할 것이다. 증세로는 차가운 신물의 구토를 하고 사지가 냉하며 추위를 타게 된다. 지나칠 경우 공복에 위통을 느끼며, 신트림도 하게 된다. 치료 원칙은 건중온위健中溫胃로서 중초를 보호하고 위를 따뜻하게 하는 데 있다. 소건중탕小建中湯이 기본 처방이고, 한 첩 기준으로 백작약 18g과 계지 9g, 생강 9g, 구)감초 6g, 대조(즉, 대추) 12개, 교이 30g으로 구성된다.

소건중탕 중에서 색다른 것은 교이인데, 흔히 엿이라고 하는 것이다. 맥주나

얼음물, 고로쇠 수액과 같이 찬 음료를 많이 복용해서 위가 냉할 경우가 있다. 어디 그 뿐이겠는가? 칡(갈근)이나 녹두, 메밀, 죽순 등을 많이 섭취할 경우에도 위가 냉해진다. 모두 찬 성질의 것이기 때문이다. 위가 차면 잠을 쉽게 이루지 못하고 입술도 새파래지는 등 전신의 기혈 순환에 큰 문제가 발생한다. 이럴 때 냉한 상태의 위를 해소할 좋은 방도로는 꿀이나 설탕을 따뜻한 물에 타서 음용하거나 엿을 먹는 것이다. 양기를 지닌 것이어서 몸을 따뜻하게 해주기 때문이다.

셋째, 위열胃熱의 증세다. 위열의 발생 경로는 많지만, 평소에 몹시 매우면서 기름진 음식을 즐겨 먹거나 울화가 몸 안에 쌓여서 그 열기가 위를 침범하여 발생하는 경우가 많다. 지속되거나 왕성할 경우 혀는 열기의 반영으로 빨간 홍색을 띠고, 또한 위열이 진액을 고갈시키므로 입이 건조하고 입에서 악취가 나며 쓴 맛을 느끼게 된다. 위열에 따른 기능 항진으로 소화가 빨리 되어 쉽게 허기를 느끼므로 음식을 자주 찾게 되는 편이다. 위열이 대장으로까지 옮겨갈 경우 소화된 음식 잔류물서 수분을 탈취해가므로 변비로도 나타난다. 치료 방도는 청위사화淸胃瀉火로서 위의 화기를 제거하는 데 있다. 황련과 석고, 노근, 치자, 대황 등을 사용한다.

넷째, 위기상역胃氣上逆의 증세다. 위기는 음식물을 일차로 분쇄하면서 소장과 대장으로 하여금 에너지를 추출하고 남은 것을 배출토록 아래로 내려 보내는 하강 기능을 갖고 있다. 위기가 상역한다는 것은 아래로 가지 않고 정체되어 있거나 오히려 역류하여 상부로 올라온다는 것이다. 여기에는 여러 원인이 있다. 위가 차갑거나 열이 있어서 나타나는 위한이나 위열로 인한 경우도 있고, 담(적)이 위에 쌓여서 나타나는 경우도 있으며, 위의 체기로 인한 경우도 있다. 기본적인 치료 원칙은 화위강역和胃降逆으로 위기가 역류되지 않도록 조화를 통해 하강을 정상화하는 데 있다. 여기에는 반하를 필두로 진피와 생강, 오수유, 대자석 등의 약물을 꼽을 수 있다.

다섯째, 식체食滯의 증세다. 식사에 따른 체기가 질병을 초래하는 데 임상에서 많이 나타나며, 누적될 경우 위통이나 위염, 위궤양, 위기상역으로 발전하게 된다. 식체는 음식의 부절제나 비위 허약으로 인해 나타난다. 첫 유형으로 폭식이나 폭음, 과식이 원인이 되어 체기가 조성되는 경우, 먹기 싫거나 구토가 있거나 메스꺼움을 느끼거나 배가 더부룩하면서 통증을 느끼게 된다. 소화를 잘 시키도록 이끄는 소도消導가 치료 원칙으로 곡물 소화에 탁월한 신곡과 육류 소화를 촉진하는 산사, 그리고 맥아와 지실, 내복자(무의 씨). 계내금 등을 사용한다. 방제로 보화환保和丸이 대표적이다. 두 번째 유형으로 튀김과 같이 기름진 음식이나 차가운 과일과 같이 소화가 안 되는 음식을 먹어서 나타나는 경우가 있다. 첫 번째 증상에 더하여 복부서 덩어리가 만져지며 그 통증을 느끼게 되고, 설사를 하더라도 개운치 않다. 이럴 때는 소도의 약과 더불어 하강을 강제하여 통변에도 유용한 대황과 망초 등을 배합해야 한다. 세 번째 유형으로 과거에 비해 비위가 약해진 상태에서 여느 때처럼 음식을 먹을 때 체기로 나타난다. 이런 경우는 비위를 보하는 약재인 당삼과 백출, 복령, 편두와 더불어 소도에 해당하는 약재를 병용한다.

【참고문헌】

· 류시호 외, 『한방 미용학의 이해』, 씨마스, 2015.
· 박찬국 편역, 『장상학』, 성보사, 1992.
· 상해중의학원, 오원교 옮김, 『중의학기초』, 신아사, 2005.
· 서부일·정국영 편저, 『알기 쉬운 본초학』, 대구한의대학교출판부, 2007.
· 평양의학출판사 편저, 김영진 감수, 『알기 쉬운 침구학』, 열린책들, 1991.
· 홍원식 옮김, 『황제내경: 소문』, 전통문화연구회, 1992.
· 劉永升 等 編著, 『全本黃帝内經』, 北京: 华文出版社, 2010.
· 李庆业·杨斌 主編, 『方剂学』, 北京: 人民卫生出版社, 2012.
· 张明锐·李鸿涛 主編, 『中医学』, 呼和浩特: 内蒙古大学出版社, 2010.
· 张金莲·毛晓健 主編, 『中医药学概论』, 北京: 清华大学出版社, 2014.
· 鐘贛生 主編, 『中药学』, 北京: 人民卫生出版社, 2013.
· 周仲瑛 主編, 『中医内科学』, 北京: 中医药出版社, 2005.

9. 동의보감과 폐 및 신장의 기능

동의보감의 역사적 의미와 철학

한의학이 중국에서 유래하였고, 의학 문헌의 시원적 출처가 『황제내경黃帝內經』임은 부인하기 어려운 사실이다. 고대부터 시작하여 하은주의 나라와 춘추전국시대를 거치면서 광활한 대지 속 수많은 사람들의 질병에 대처하는 노력이 체계적인 의학으로 결집되기에 이르렀고, 그것이 나름의 고유한 세계관 속에서 정리되면서 마침내 한漢나라 때 내경(황제내경)으로 편찬되기에 이르렀다. 그 무렵부터 시작해서 현대에 이르기까지 신농본초경과 상한론, 난경, 본초강목 등 중국의 대표적 의서가 수없이 출간되었다. 이런 의미에서 조선 중기까지 동아시아의 의학은 그저 한의학漢醫學이었다.

우리나라 의학을 오늘날의 한의학韓醫學으로 표방하는 결정적 계기가 마련되는데, 그것은 『동의보감東醫寶鑑』의 간행에서 비롯된다. 조선 선조 때 어의였던 허준許浚이 임금의 명을 받아 당시 내의원의 지원 속에서 전래의 중국 의서를 두루 섭렵하고, 여기에 우리나라 고유의 의서는 물론 향약까지 살펴서 일종의 의학백과사전에 해당하는 방대한 저술을 편찬한 것이다. 그것은 내경편과 외형편, 잡병편, 탕액편, 침구편 등 총 5편 25권으로 구성되어 있다.

1613년에 동의보감이 편찬되자 의학의 본산인 중국에서 오히려 지대한 관심을 갖게 되었는데, 이는 책의 성격에서 연유한다. 중국에서는 각각의 개별 의서가 숱하게 천지사방으로 흩어져 있었을 뿐이지 하나의 체계로 일목요연하게 정리한 문헌을 찾을 수 없었기 때문이었을 것이다. 그래서 동의보감이 중국에서 보배 대접을 받을 정도였으니, 이웃나라 일본에 미친 영향은 두말할 나위가 없다. 이런 연유로 동의보감은 2009년에 유네스코 세계기록유산으로 등재되기에 이른다.

중국과 조선에 흩어져 있던 수많은 의학적 지식 가운데 소중한 것이 적지 않았지만, 구슬이 서 말이라도 꿰어야 보배라고 허준과 조선의 내의원이 이를 해낸 것이다. 의서로서의 동의보감은 일반 백과사전과는 성격이 다름에 유의할 필요가 있다. 백과사전의 경우 지식의 나열 성격이 강한 반면에 동의보감은 의학적으로 인체를 고유하게 이해하는 철학에 의거하여 정리하였기 때문이다.

동의보감에 숨 쉬고 있는 의철학醫哲學은 정기신精氣神의 개념체계라고 압축하여 표현할 수 있다. 그것은 사람에게는 누구나 천수를 누리도록 제 생명을 온전히 기르는 양생養生이 요구되고, 이는 태극의 양의인 음양 개념에 의해 자연의 이치를 꿰뚫어서 이에 부응하는 조화로운 삶을 살 때 가능함을 제시하고 있다. 이때 자연에 4계절이 있듯이 인간에게 사지가 구비되어 있고 또 하늘에 오행이 있듯이 인체에 오장이 있다고 보았다. 역시 유기체적인 인체 소우주론의 시각을 제시하고 있다.

인간은 누구나 음양의 기운을 간직한 정精을 받고 태어나는데, 정은 선대서 이어지는 부모로부터 전수받은 인간 생명의 원천적 물질이다. 그런데 본디 인체는 자연에 가득 차 있는 기氣의 결집으로 형체를 갖추어 형성된 까닭에 호흡과 섭생을 통해 기를 안으로 들여야 각 생명이 견지된다. 예컨대 식사를 통해 곡기를 유입하고 또 공기 호흡을 부단히 행해야 부모로부터 받은 선천지정先天之精을 지탱할 수 있다. 결국 기는 자연에서 와서 인간 생명을 탄생시키고 또 유지케 하다가 마침내 되돌아감으로써 소멸에 이르게 하는 일종의 생명 에너지라고 할 것이다.

동의보감은 『내경: 영추』를 인용하여 부모 "두 사람의 정이 모여서 된 것을 신神이라 하고, 신을 따라 오가는 것을 혼魂이라 하고 정과 같이 드나드는 것을 백魄이라고 한다"고 하였다. 혼은 신에 수반하는 것이고 백은 정기를 바로잡는 것인데, 불에 타는 나무의 경우 연기가 하늘로 오르고 재는 땅에 떨어지는 자연의 이치처럼 사람이 죽을 경우 혼은 오르고 백은 떨어진다고 보았다. 따라서 신은 혼soul과 결부되어 있는 것으로서 다른 동식물과 달리 인간을 인간답게 하는 지향적 삶의 주체intentional subject of life라고 할 것이다. 통상 신은 부모에게서 받은 정에서 기인하기 때문에 우리는 흔히 몸과 대조적인 마음mind을 일러 정신精神이라고 표현한다. 이에 "사람이 산다는 것은 정신이 있기 때문이고 형체를 유지하고 있는 것은 기가 있기 때문이다"고 하였다. 동의보감은 바로 이런 정기신의 철학적 개념체계에 의거하여 양생을 도모하는 방도를 제시하고 있는 셈이다.

백성의 의학인 동의보감

동의보감이 갖는 최대의 강점은 전래의 다양한 의서를 섭렵하여 정기신에 따른 양생의 관점에서 의학을 일목요연하게 정리한 데서 끝나지 않는다는 데 있다. 그것은 당시 조선의 의학이 중국 의존에서 벗어나 있지 못한 상태에서 국내에서 손쉽게 채취할 수 있는 향토 약재를 일일이 분별하여 다양한 병적 상태에 따라 이를 고치는 처방으로 상세히 적어 놓았을 뿐만 아니라, 의원을 지망하는 사람이라면 누구라도 이 책을 통해 병을 다스릴 수 있는 실력을 연마할 수 있도록 하였고, 더 나아가 병이 나도 한약을 첩으로 지어먹을 수 없는 가난한 사람들이 향리 의원의 도움을 받아 자신이 사는 지역의 산하에서 쉽게 구하여 복용할 수 있는 단방單方도 분야별로 제시하고 있다. 일부 소문난 한의사일수록 가문 전래의 비방 운운하며 처방을 비싸게 매겼던 시대에 서민도 수월하게 약재를 구하여 스스로 복용할 수 있도록 조치를 취해 놓았으니 이쯤이면 동의보감을 일러 백성의 의서라고 해도 무방할 듯하다.

다만 아쉬운 점은 한글이 아니라 어려운 한문으로 쓰여졌다는 데 있다. 물론 그럴 수밖에 없는 이유가 있다. 존중받을 탁월한 의서 대부분이 중국의 고문으로 구성되어 있고, 이를 자주 인용해야 했기 때문이다. 그렇다고 하더라도 병에 대한 예방에서 각종 질병의 유형, 그에 따른 처방을 상세히 적시하고, 끝으로 단방과 침구법을 제시하였으니 당시로서는 최대한 쉽게 의학을 풀어놓은 것이리라.

한문은 여전히 이에 익숙하지 못한 현대인에게 큰 장벽이다. 한문을 모른 채 덥석 한의대에 들어간 학생들에게도 마찬가지일 것이다. 마침 북한서 동의보감을 쉬운 한글로 제대로 번역한 것이 있었고, 이를 또 다시 남한의 언어 표현에 맞도록 수정하여 편집한 책이 나왔다. 여강출판사에서 펴낸 동의보감이다. 한의사는 물론이거니와 한의학에 관심을 갖는 사람이라면 선별해서 읽어내어 자신에게 맞는 의학적 지식을 갖는 것이 가능할 것으로 판단된다.

<사진 9-1> 여강출판사 동의보감

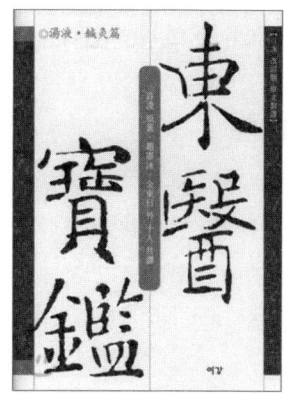

동의보감이 서민의 의학이자 현대인의 의학일 수 있는 연유를 몇 가지 사례로 국한하여 설명을 하겠다. 「내경편內景篇」에서 인간의 신神이 거느리는 정서가 장부와 연관되어 어떤 병을 초래하는 지를 제시함으로써 이를 이겨낼 방도를 안내하고 있다. 지나치게 기뻐하면 심장을 상하게 하고喜傷心, 몹시 성을 내

면 간을 상하게 하고怒傷肝, 근심이 지나치면 폐가 상하고憂傷肺, 생각이 많으면 비가 상하고思傷脾, 슬퍼하기를 지속하면 심포가 상하고悲傷心包, 공포가 심하면 신장이 상하며恐傷腎, 너무 놀라게 되면 담이 상한다驚傷膽. 따라서 우리는 일상생활에서 과도하게 기뻐하거나 성내거나 근심하거나 슬퍼하거나 공포감을 겪지 않도록 유념해야 한다. 왜 그런지 좀 더 상세히 이치를 따져보자.

본래 심장은 기쁨의 정서를 담당하는데, 몹시 기뻐하면 기가 늘어지고喜則氣緩, 마침내 심장이 풀어지는 여건에 놓이게 됨으로써 조밀한 박동과 같은 제 기능을 못하게 되어 상하게 된다. 간은 성냄의 정서를 담당하는데, 심하게 화를 내면 기가 치솟고怒則氣上, 이로써 위로 오르는 간기가 더욱 치솟아 간기항진에 따른 일련의 병을 초래한다. 폐는 슬픔과 근심의 정서를 담당하는데, 슬퍼하면 기가 소모되어悲則氣消 우울함을 초래하고 연이어 우울감이 기의 침잠을 초래하며憂則氣沈, 이로써 조성된 기의 미약과 순환장애가 들숨과 날숨을 쉬는 폐 기능의 저하로 이어진다. 비장은 사념의 정서를 담당하는데, 지나친 생각은 기를 응결시키고思則氣結, 이로써 승강부침의 주축인 비와 위의 기능 위축으로 귀결된다. 생각 많은 사람에게서 소화기능 장애가 나타나는 연유가 여기에 있다. 신장은 공포란 정서를 담당하는데, 공포를 느끼면 털썩 주저앉듯이 기가 내려가고恐則氣下, 이로써 기를 간직하였다가 위로 올려 보내야 할 신장의 기능, 즉 수기상승水昇에 지장이 초래된다. 물론 수기의 신기 상태는 목기의 간담에 지장을 주므로 연쇄반응을 초래한다. 그러므로 우리가 겪는 다양한 정서가 자연스럽게 분출되는 것을 막기 어렵고 또 그럴 필요도 없으나 지나친 단계로 발전하지 않도록 유념하고, 도를 넘는 경우에 이를 완화하거나 조절하도록 정신을 가다듬으로써 질병이 발생하지 않도록 해야 한다.

예화를 더 들어보도록 하자. 오행의 관계에서 상생相生의 한 사례가 수생목水生木인데, 수기인 신장의 기운이 온전할 때 목기인 간이 그 지원을 받아 정상을 유지하게 된다. 비유컨대 상생은 지원하는 자동차의 액셀 페달이라면, 상극은 제약하는 브레이크 성격이다. 상극相剋관계로 한 사태를 조명해보자. 부부싸움 과정서 화를 몹시 내는 남편 앞에서 참고 있던 부인이 매우 슬프게 눈물을 흘리기 시작하면, 남편의 화가 곧바로 풀리게 됨을 경험하게 된다. 왜 그런가? 부인의 슬픈 눈물은 대부분 감정이입에 따라 남편의 슬픔으로 전이된다. 심한 슬픔이 이를 주관하는 폐에 강렬한 자극을 주게 되고, <그림 9-1>에서 보듯이 폐가 속한 금기가 목기를 제약하는 금극목金克木의 상극 작용에 의해 목기에 해당하는 간기가 약화됨으로써 그 담당 정서인 화가 마침내 누그러지게 되는 것이다.

가령 남편이 화를 지나치게 낼 경우, 부인은 슬픔을 참지 말고 오히려 복받친 감정의 눈물을 펑펑 흘리면 된다. 그러면 사태는 오래지 않아서 종결될 것이다. 이렇게 이치를 깨닫게 되면, 사태를 안정시킬 수 있게 되는 반면, 남편의 화에 부인도 맞장을 뜨고 그것이 번번이 지속될 경우 그런 부부는 이혼과 같은 사태를 맞이함으로써 자녀들 또한 불행하게 만들 것이다. 의학적 지혜가 가정도 평안케 함을 알 수 있다.

<그림 9-1> 음양오행의 상생상극도로 왼쪽은 상생, 오른쪽은 상극관계

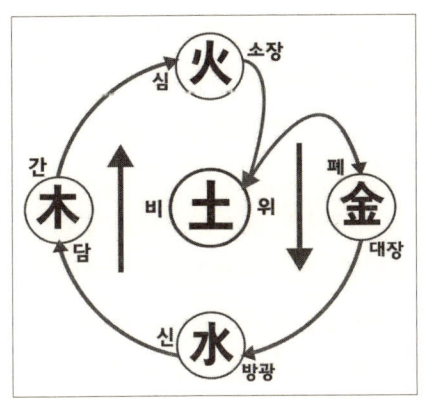
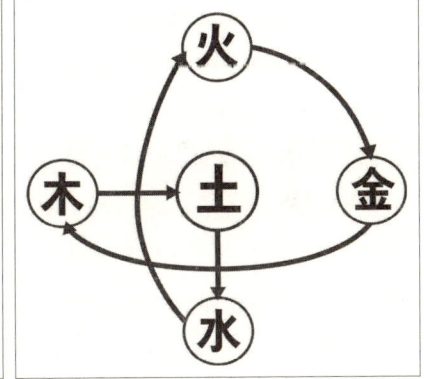

동의보감은 육안으로 드러나지 않는 몸 안의 오장육부의 기능과 질병에 대해 안내하고 있지만, 눈으로 볼 수 있는 신체 부위의 질병에 대해서도 「외형편」에서 자세히 설명을 하고 있기 때문에 의학적 지식이 짧거나 없는 일반 백성들도 서툴게나마 치료에 다가갈 수 있는 길을 열어주고 있다. 간단한 몇 가지만 살펴보자.

한의학은 오장육부와 판이하게 다른 기능을 갖고 있어서 파악하기 용이하지 않은 신체 부위를 기항지부奇恒之腑라 하고 있다. 여기에는 (두)뇌를 필두로 골수와 맥, 여자포(여성의 자궁), 담을 꼽고 있다. 동의보감은 외형편을 두면서 두뇌에 대한 접근에서부터 시작하고 있다. 사실 두뇌에 대한 빈약한 이해는 한의학의 최대 약점이라고 할 것이다.

동의보감은 하늘의 곡인 천곡天谷이 창조와 변화의 기능을 담당하고 있는 반면 땅의 곡은 만물과 산천을 싣고 있듯이, 소우주인 사람도 천곡을 갖고 있으며 이곳에 원신元神이 깃들어 있다고 보았다. 여기서 사람의 천곡은 두뇌를 나타내고, 원신은 정신을 뜻한다고 할 것이다. 이에 "사람은 신이 있어야 살고 신이 없어지면 죽는데, 신은 낮에는 사물과 접촉하고 밤에는 꿈과 접촉한다."고 여겼다.

뇌는 골수의 바다인데, 골수가 충실하면 힘이 세면서도 몸도 가벼워지는 반면 골수가 부족하면 머리가 어지럽고 귀에서 소리가 나는 이명耳鳴에 걸리며 시력도 나빠진다고 보았다. 머리에 풍이 찾아온 두풍증頭風證은 본래 담음이 있거나, 목욕할 때나 바위에 누워서 잠들거나 해서 차가운 풍사가 들어왔을 때 생기는 경우가 대부분이다. 두풍증의 경우 열이 나는 열증이면 소풍산消風散을, 냉증에는 추풍산追風散을 제시하였다.

어지럼증인 현훈眩暈은 많이 나타나는 증세인데, 대체로 여섯 가지 유형으로 나뉜다. 첫째, 풍훈風暈은 풍사가 머리에 찾아들어 어지럼증을 느끼는 것인데, 절로 땀이 나는데도 바람을 싫어하고 심할 경우 발작으로 이어지기도 한다. 여기에는 천궁산, 즉 산수유 40g과 산약, 감국, 인삼, 천궁, 복신 각 20g을 가루 내어 한 번에 8g씩 술에 타서 먹도록 권고하고 있다. 둘째 열훈熱暈은 화열이 위로 치솟아 생기는 어지럼증인데, 갈증으로 물을 자주 들이키게 되는 증세다. 술에 담근 대황을 볶아서 사용하는 대황산이 좋다. 셋째, 담훈痰暈은 몸에서 담(흔히 가래)이 매우 번성하여 생기는 어지럼증인데, 구토를 하게 되고 머리가 무겁다는 느낌이 든다. 반하복령탕이나 택사탕을 추천한다. 넷째, 기훈氣暈은 칠정, 즉 일곱 가지 정서상의 급격한 충격이 기를 쏠리게 하여 가래가 만들어지고, 이것이 심장의 주요 통로를 막아서 생기는 어지럼증인데, 가슴이 두근거리고 눈도 아픈 증세를 나타낸다. 생강즙에 법제한 반하 16g에 생강 10쪽을 달여서 복용하는 옥액탕을 권하고 있다. 다섯째, 허훈虛暈은 내상 등에 따라 전신의 기가 허약해서 생기는 어지럼증인데, 보중익기탕을 권하고 있다. 여섯째, 습훈濕暈은 습기에 오래 노출되어 전반적 기운이 아래로 처져서 나타나는 어지럼증인데, 목소리가 무겁고 코도 막히는 증세를 보인다. 천궁 8g과 백출 8g, 법)반하 8g과 구)감초 2g, 생강 7쪽으로 구성된 궁출탕을 쓴다.

동의보감과 군신좌사의 처방

동의보감은 처방할 때의 약 배합 방법에 대해서도 「탕액편湯液篇」에서 친절하게 제시하고 있다. 약은 대체로 음양에 맞게 부모자식 및 형제 관계에 비추어 배합을 할 때 좋은 처방이 될 수 있음을 밝히면서, 군주제의 직제를 사용하여 군신좌사君臣佐使로 배치하는데, 그 비율은 군약1, 신약2, 좌약3, 사약5로 하거나 군약1, 신약3, 좌사약9로 하는 것이 낫다고 본다. 예컨대 중풍을 치료할 때는 방풍, 상초의 열을 내릴 때는 황금, 한증寒證을 치료할 때는 부자를 임금에 해당하는 군약으로 써야 한다. 신약은 신하에 해당하는 약이고, 좌사약은 두루 보좌하거나 약성에 조화를 주는 것이다. 흔히 약방의 감초는 그 자체가 중초의 비위를 돕는 것이지만, 약성이 지나치게 차거나 뜨거운 다른 약재의 독한 기운을 순화시키면서 두루 조화롭게 조성하기 때문에 대표적인 사약으로 분류된다.

유념해야 할 바는 군신좌사의 배합이 음양관계와 순환성, 그리고 약재들 사이의 조화에 있다는 점이다. 이것에 비추어보면, 서양에서 대체의학의 이름으로든 전통에 의한 것이든 대부분 단방으로 제시하고 있고 우리 민간의학의 영역에서도 한 가지 약재에 초점을 맞추어 복용을 강조하고 있는데, 이는 아미추어 수준임을 알 수 있다. 예컨대 하버드의대 출신으로 자연치유 개념을 주창함으로써 대체의학의 질적 수준을 격상시킨 와일A. Weil조차도 당귀當歸가 한방에서 혈액순환을 개선하는 보혈 강장제로 사용되고 있음을 전하면서 이것이 여성에게 특히 좋으며 "하루에 당귀로 만든 캡슐을 두 알씩 두 번 먹거나 혹은 팅크제를 약간의 물에 조금 타서 하루에 두 번 먹으라"고 권고하고 있다.

이런 권고 때문인지는 몰라도 경남 함양의 농민 사업자가 지리산 자락서 재배하는 지역 특산품을 활용하여 당귀 한 가지 또는 산양삼에 당귀 둘을 혼합한 포에 담긴 과립 형태의 제품을 출시한 바 있다. 이 건강보조식품은 피가 부족하고 간기가 약한 사람에게는 좋다. 왜냐하면 당귀는 대표적인 보혈제이면서 간의 에너지를 충원하는 약재이기 때문이다. 반면 간기 상승이 지나치기 쉬운 현대인들의 경우 이런 유형의 것을 복용한다면, 간양상항肝陽上亢으로 치닫게 되어 오히려 발병할 위험이 있다. 더군다나 약성이 강력한 산양삼의 효과까지 덧붙여진다면 그 부작용이 더욱 증폭될 것이다.

바로 이런 연유로 혈액순환과 보혈을 위해 마련된 사물탕은 간기상승 성격의 당귀와 더불어 담기하강 성격의 백작약을 함께 사용토록, 그래서 상승과 하강이 어우러지도록 하고 있다. 따라서 위 제품에 백작약 하나만 더 추가했더라면 매우 좋았을 것이며, 이 내용을 공저자인 류시호 박사가 상세하게 그 농민 사업자에게 일러준 바 있다. 약재들의 고유성을 존중하면서 그 조화까지 감안할 때 비로소 아마추어를 넘어 프로의 세계로 진입할 수 있는데, 동의보감은 중국의 의서와 마찬가지로 대부분 군신좌사의 처방을 권하고 있는 것이다.

<사진 9-2> 당귀 건강보조식품

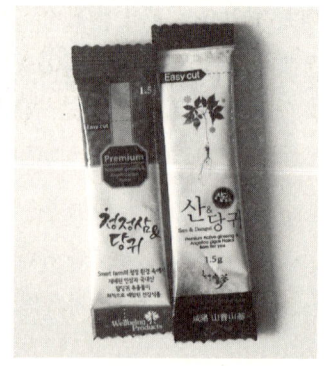

물론 허준은 한약방서 여러 약재로 구성된 첩약을 살 형편이 안 되는 무지렁이 백성들을 위해 불가피하게 인근 산하서 쉽게 구할 수 있는 단방의 약재를 특정 질병 상태와 관련해서 일일이 제시해주고 있는데, 이는 참으로 고마운 조치가 아닐 수 없다. 실제로 민간의학은 이런 정보에 기인하는 바가 있다고 할 것이다.

　결명자는 간기를 돕지만 그 열독을 내려주고, 연자(연밥)는 심장의 기운을 잘 통하게 함으로써 마음을 안정시킨다고 했다. 삽주 뿌리인 창출은 습사를 제거하여 비장을 튼튼하게 하고, 그 흰 부분인 백출은 비위의 기운을 돕는다고 하였다. 귤껍질인 귤피는 곡식을 잘 소화시키지 못하는 비장을 치료하면서 위장의 소화를 돕고, 대조(대추)는 비위의 기를 함께 기르며, 인삼은 위기를 잘 통하게 하면서 그 기운을 기른다고 적시하였다. 사삼(더덕)은 폐의 음기를 보충하고, 길경(도라지)은 폐열로 숨이 찬 것을 치료하면서 폐의 기운을 잘 돌게 하며, 상백피(뽕나무 뿌리껍질)는 폐의 사기를 없앤다고 하였다. 오미자는 신장의 수렴을 돕고, 산수유는 신장의 정을 기르면서 간을 따뜻하게 하며, 복분자 역시 신장의 기를 북돋으면서 간을 보하여 눈도 밝게 한다고 하였다. 숙지황은 신장의 정을 보하는 데 탁월하고, 검은 콩에 소금을 넣고 삶은 흑두는 신장을 보하며, 모려(조개껍질)는 불에 달구어 가루로 만들어 쓰는데 신장을 보한다고 밝혔다.

　몸의 진액과 관련해서도 언급하고 있는데, 대표적으로 황기에 대해 그것은 "표가 허한 것을 실하게 하여 저절로 땀이 나는 것을 멈춘다"고 하였다. 이런 까닭에 일상서 땀을 많이 흘리는 여름철에 황기를 많이 넣고 끓인 백숙을 복용하게 되는 것이다, 마황은 "발표시켜 땀을 많이 나게" 하는 반면, 그 뿌리인 마황근은 "저절로 땀이 나는 것과 식은땀이 나는 것을 멎게 한다."고 밝혀 놓았다. 자한自汗은 저절로 땀이 많이 나서 몸이 언제나 축축한 상태가 되는 병인데, 대체로 심장의 기가 허하거나 습 또는 담이 몸속에 체류하는 데서 연유한다고 보았고, 여기에 황기탕이 좋다고 하였다. 도한盜汗은 잠잘 때 (식은)땀을 많이 흘리는 병적 상태인데, 음기가 부족한 음허증에서 연유한다고 보았고, 여기에 당귀육황탕을 쓰면 잘 낫는다고 하였다.

　정리하자면 동의보감은 정기신의 철학으로 대내외의 주요 의서를 두루 꿰

뚫어서 일목요연하게 정리함으로써 의학에 쉽게 접근하여 치료가 용이하게 하였으며, 우리나라의 향약 또한 자세히 분별하였을 뿐만 아니라 무지렁이 백성들도 주변 산하에서 어렵지 않게 구할 수 있는 것으로 질병을 예방하거나 다스릴 수 있게 편찬하였다고 평가할 수 있다.

폐와 대장의 장상학적 기능

폐(또는 허파)는 가슴에 위치하고 있는 가장 큰 장기로서 높은 곳에 퍼져 있기 때문에 장의 덮개로 불릴 정도이다. 폐는 호흡을 주관함으로써 생명을 이어가는 중요한 역할을 하는데, 그 경맥이 대장과 결속되므로, 양자는 음양의 표리관계에 있으며 또한 오행의 관점에서 계절적 가을에 해당하는 금기金氣에 속한다고 본다. 폐와 대장이 갖는 장상학적 기능을 살펴보자.

1) 선산숙강과 기 운행 주관의 폐

내경 소문은 「육미지대론편」에서 "(기의) 출입이 폐하게 된 즉 정신 현상이 소멸하고, 승강이 멈추게 된 즉 기의 작용이 고립되어 위태로워진다出入閉則神機化滅, 昇降息則氣立孤危. (기의) 출입이 없게 되면, (정신을 갖고) 태어나서 자라고 장성하여 늙어 죽게 되는 일이 없게 된다故非出入, 則無以生長壯老已. (기의) 승강이 없으면, (기의 작용으로) 태어나 자라고 피어나서 거두어 저장하는 일이 없게 된다非昇降, 則無以生長化收藏"고 하였다. 본래 인체가 소우주인 까닭에 그 오장육부가 자연의 사계절을 닮아 승강부침을 거듭하고, 사람은 자연의 기를 호흡하여 정신 활동을 수행하게 된다고 보았다.

폐주기사호흡肺主氣司呼吸이라 했으니 폐는 기를 주관하여 호흡을 담당하는 일차적 기능을 갖는다. 폐는 몸속의 탁한 기운을 날숨으로 내보내고 바깥 신선한 공기를 들숨으로 들이마신다. 즉, 체내의 탁기를 내보내고 자연의 생기를 반입하는데, 이것은 선산宣散 작용에서 기인한다. 또한 폐는 들이마신 생기를 전신에 유포하기 위해 위기하강胃氣下降에 동조하여 아래로 정숙하게 내려 보내는 조치를 함께 취하는데, 이것을 일러 숙강肅降이라 한다. 그러면 아래의 신장이 이를 받아들여 사용하고 그 다수의 기운을 다시 비기와 간기의 상승 작용에 부응하여 위로 올려 보내어 사용토록 하는데, 이렇게 다 쓴 탁기를 다시 폐가 접수하여 내보내는 일련의 연계적 작용을 하는 것이다. 따라서 폐는 기의 선산숙강을 주관하는 방식으로 호흡의 기능을 갖는다고 본다. 물론 금기에 속하는 폐의 기는 위기에 동조하여 하강하는 특성을 보다 많이 띠게 됨도 분명하다. 결국 폐가 있어서 신체의 건강 상태가 유지되면서 정신 활동도 수행된다고 할 것이다.

2) 수액대사 조절의 폐

인체에서 수액대사에 직접 관여하는 기능은 비장과 신장, 장, 방광 등 여러 장부가 각기 수행하고 있는데, 폐도 또한 이에 동참한다. 폐의 경우에는 수액의 길을 조절한다通調水道고 하는데, 이는 선산숙강에서 오는 이차적 작용이라 할 것이다. 폐가 기를 발산하고 또 내려 보냄으로써 수액이 피부에 이르러 윤기 나는 상태를 조성하거나 땀이라는 형태로 배출하고 또 방광에 작용하여 소변을 볼 수 있도록 돕는다. 폐는 수액대사의 조절에 관여한다고 할 것이다.

3) 피부 주관하고 코로 이어지는 폐

폐주피모肺主皮毛라 한 데서 알 수 있듯이 폐는 호흡에 관여하는 피부를 주관하고, 그곳에 나있는 털 또한 담당한다. 폐가 선산을 통해 기운을 발산하기 때문에 호흡을 하는 피부도 주관할 수밖에 없고, 피부에 접하여 자라는 털의 기능에도 관여하게 된다. 이 과정서 폐는 심장이 주관하는 땀의 분비에도 일정하게 영향을 끼친다고 할 것이다. 땀은 피부를 통해 배출되기 때문이다.

신체에서 호흡을 담당하는 기관이 코와 피부인데, 호흡을 주관하는 폐가 몸 안에 있으니 바깥으로 통하는 코와 직결되지 않을 수 없다. 이에 폐기통우비肺氣通于鼻라 했으니 폐는 코로 통한다. 가을에는 선선한 바람이 불기 시작하여 마음껏 심호흡을 할 수 있다. 다만 바람으로 건조함이 시작되는 계절이기도 하므로 그 영향을 받아 폐가 너무 건조하게 되면 제 기능을 잃게 되고, 찬바람 등으로 자칫 감기에 걸리기 쉽다. 바깥 공기가 코(또는 입)를 통해 후두나 인두를 거쳐 폐에 이르는데, 이때 오염된 (미세)먼지 등 사기의 침입을 적절히 차단하여 무력화하려면 폐는 촉촉함을 유지할 필요가 있다. 폐가 건조함을 끼리고 촉촉함을 좋아하는 연유가 여기에 있다.

4) 연계적 기능의 폐

폐는 선산숙강의 관점에서 체내 수액의 길을 조성하는데, 이와 유관하게 비장은 진액의 운행을 주관한다. 비장의 운화 기능에 문제가 발생하면 수액이 몰려서 습으로 응집되고 이것이 마침내 담(쉬운 말로 가래)으로 나타나거나 수종을 발생시킨다. 특히 담은 장기 곳곳서 기혈의 흐름에 절대적 악영향을 끼치게 되어 중대한 병을 일으키기 일쑤다. 비장이 담을 생성하는 반면, 이런 담이 가장 용이하게 저장되는 장소가 바로 폐이다. 그래서 비생담脾生痰, 폐저담肺貯痰이라 한다. 흔히 담배를 피는 사람의 경우 그 연기가 촉촉한 상태를 좋아하는 폐에 나쁜 영향을 끼쳐 수액 졸임에 따른 담을 조성하고, 그것이 폐의 숙강 기능에 영향을 끼쳐서 기침을 하게 만든다. 하강해야 할 기운이 제대로 내려가지 못하고 정체되어 올라올 경우, 바로 이를 뱉어내면서 내는 소리가 기침인 것이다. 이런 경우 폐와 비장을 함께 치료하여 가래와 기침을 해소하는 방도를 구사하게 되므로 폐는 비장과 긴밀한 관계에 있다고 할 것이다.

폐는 기를 주관하고 심장은 혈을 주관하는데, 기와 혈이 상관적이니 폐와 심장의 기능도 밀접할 수밖에 없다. 기는 혈의 운행을 지휘하는 총수라고 하는 데서 알 수 있듯이 폐기의 운행이 순조롭지 않으면 심장의 혈액 운행에도 지장이 발생한다. 또한 폐는 신장과도 긴밀하다. 폐는 선산숙강의 방식으로 기의 운행을 주관하지만, 신장은 선천의 정기를 간직하는 곳이다. 가령 신장의 정기 부족으로 폐의 기운을 끌어당기지 못하면, 즉, 신불납기腎不納氣 상황에 이르면 조금만 움직여도 숨이 가빠지는 등 문제 사태에 이르게 된다. 이렇게 폐는 비장은 물론이거니와 심장, 신장 등과 긴밀한 관계 속에 놓여 있음을 알 수 있다.

5) 폐와 표리관계인 대장

폐는 대장과 함께 금기에 속하면서 음양의 표리관계에 놓인다. 폐기가 숙강 작용을 하면서 대장의 배변 기능에 영향을 미치는 데서 양자의 동류적 연계성을 확인할 수 있다. 실제로 폐기의 하강이 약해지면 장내 음식 잔류물의 체류 시간이 길어지면서 그것의 수분 탈취가 심화되고, 마침내 변비가 나타난다. 이럴 경우 변비는 기운의 정체를 초래하여 다시 기침을 부르는 방식으로 폐에 영향을 되돌리게 된다. 따라서 양자는 경락상의 연결뿐만 아니라, 실제로도 영향을 주고받는 관계에 있다.

폐와 대장의 질병 양상과 원리적 치료

폐의 질병은 사기邪氣와 같은 내외의 요인이 폐로 침투하여 그 기본 속성인 선산숙강의 이상까지 초래하면서 나타난다. 폐기의 선산이 이루어지지 않으면 발산이 안 되는 것이니 호흡이 가늘고 약해질 수밖에 없고, 숙강이 이루어지지 않으면 기운이 아래로 내려가지 않은 채 정체되었다가 위로 솟구쳐 올라오게 되는 연유로 콜록거리는 기침을 하게 된다. 특히 산업사회의 부산물인 미세먼지 PM는 납이나 카드뮴, 벤젠, 톨루엔과 같은 중금속이나 화학물질을 함유하고 있는데, 가벼운 입자로서 공기 중에 떠다니다가 호흡을 하는 코와 인후, 폐로 대부분 빨려들면서 폐 기능 이상부터 초래하기 십상이라는 점에서 몹시 유념하지 않으면 안 된다. 어떤 방식으로든 선산과 숙강의 이상은 폐의 허증虛証을 초래하고, 사기의 폐 침투는 선산숙강의 문제와 결부되어 폐의 실증實証을 초래한다.

폐기의 선산 이상을 치료하려면, 매운 고추가 땀을 내게 하는 데서 알 수 있듯이 발산의 특성을 지니는 매운 맛의 약재를 사용하게 된다. 한사를 몰아낼 경우에는 따뜻하면서 매운 성질의 마황과 형개를, 열을 해소해야 할 경우에는 차면서 매운 우방자를, 담을 없애야 할 경우에는 거담하면서 매운 길경(도라지)을 사용해야 한다.

폐기의 숙강 이상을 치료할 경우에는 폐를 맑게 하면서 하강을 시키는 약재를 택해야 한다. 성질이 차면서 쓴 패모는 담을 없애고 폐를 신선하게 하여 그 기운의 하강을 돕고, 차면서 쓴 비파엽도 담을 없애면서 폐의 숙강을 돕는데 적절하다.

<표 9-1> 폐기 선산숙강 약재

마황麻黃	길경桔梗	절)패모浙)貝母	비파엽枇杷葉
맵고 따뜻하며 폐와 방광 경락에 작용. 땀을 내어 바깥 한사를 쫓는데, 선폐평천宣肺平喘으로 폐의 선산을 돕고 기침을 멈추게 하고, 부종을 퇴치하며 풍한습의 관절염을 치료한다.	도라지인데, 쓰고 맵고 평이하며 폐경에 작용. 선폐거담宣肺祛痰으로 폐기를 열어 제치듯 펼쳐내고 담(가래)을 제거하며 고름도 배출하니 인후를 이롭게 하면서 폐를 정상화한다.	쓰고 달고 (약간)차며 폐와 심장 경락에 작용. 천)패모와 절)패모 모두 청열화담지해로 열내리고 담을 없애며 기침을 멈추게 한다. 천)패모는 윤폐潤肺작용이 더 강하고 절)패모는 해열이 강하다.	쓰고 약간 차며 폐와 위장의 경락에 작용. 청폐지해清肺止咳로 폐의 청결과 기침 멈추게 하는데, 강역지구降逆止呕하므로 폐와 위의 기운을 하강시켜 구토를 멈추게 하면서 그 열도 내려준다.

폐 기능의 일상적 정상화에는 꿀(봉밀)과 마(산약)가 좋다. 마른 상태를 기피하는 폐에게 촉촉한 윤기와 에너지를 보충해주기 때문이다. 가령 각종 정책적 대처에도 불구하고 미세먼지가 발생하여 심하게 오랜 기간 지속될 경우 현대인은 건강상의 안전 대책을 사전예방의 차원에서 선제적 대처로 병행할 필요가 있다. 즉, 마스크를 챙겨 쓰는 것 이상의 조치를 취하는 것이다. 미세먼지와 같은 사기가 침투했을 때에 폐의 정기가 이에 맞서 싸우면서 열을 내게 되는데, 지속적인 열로 인해 폐의 진액이 손상되고 직접적 영향을 받는 코는 건조하여 코딱지 등이 생기기 쉽다. 방치하면 염증이 인후와 코, 폐로 찾아들 수 있다.

이럴 때 폐를 지원하기 위해서는 꿀과 마 이외에도 폐의 음액을 생성해주는 맥문동과 도라지, 둥굴레, 행인, 백합, 하수오 등을 유용하게 활용함으로써 나와 가족의 건강을 부단히 지켜야 한다. 더욱 심화되어 각종 질병으로 확산될 경우, 그에 따른 전통적 대처 방안이 없다 하더라도 아토피 피부염의 대처 방안에서 찾을 수 있는 것과 유사한 양상으로 새로운 치료 방도를 모색해야 할 것이다.

통상 폐의 병은 부족하거나 손상되어서 발생하는 허증과 사기가 기승을 부려서 전투가 치열하게 전개되는 실증의 두 양상으로 나타난다. 허증으로 폐기허와 폐음허의 증상을 살피고, 실증으로 몇 가지 사례를 들며, 폐와 표리관계 있는 대장에 대해서도 간략히 살펴본다.

1) 폐병허증 肺病虛證과 치료

1.1) 폐기허증

폐기허증은 주로 선산숙강 기능의 이상이 오래될 경우에 나타난다. 폐의 선산 기능 약화로 인해 쉽게 숨이 차고, 숙강 이상으로 아래로 내려갈 기운이 역전되어 위로 치받으니 자주 기침이 나며, 기운 약한 상태가 유지되니 전신에 무력감이 드리워진다. 발음기관인 후두는 폐기의 영양 공급에 의존하기 때문에 폐기허일 경우에 왕성하던 목소리가 약해지면서 낮아지게 되고, 폐의 주관으로 운송되던 수액의 공급에도 지장이 발생하여 상역으로 치솟으니 맑으면서 묽은 가래를 뱉게 된다. 또한 폐 기운의 확산 장애로 피부의 여닫이 기능이 약화되고 땀구멍이 쉽게 열려서 바람과 추위에 민감하게 반응하여 이를 기피하게 되며 또한 쉽게 감기에 걸리게 된다.

치료 원칙은 보익폐기 補益肺氣하는 데 있고 폐의 기를 보충해서 북돋아야 하므로 당삼과 황기, 감초, 오미자를 추천할 수 있다. 방제로는 보폐탕 補肺湯이 적절한데, 한 첩 기준으로 인삼 6g과 황기 24g, 숙지황 24g, 오미자 9g, 자완 9g, 상백피 12g을 탕으로 만들어서 하루 2회 복용한다.

1.2) 폐음허증

본래 폐라는 장기는 촉촉한 상태를 선호하는데, 결핵균과 같은 세균이 침입하여 폐병에 걸렸거나 열이나 기침을 동반하는 오랜 지병으로 몸 속 진액이 고갈되었을 때 나타난다. 일반적 증상은 폐허에 (허)열이 겹쳐서 나타난다는 데 있다. 일단 숨이 가쁘고 목소리에 힘이 없다. 특히 폐의 음액 부족으로 상대적 양기의 우위에 따라 허열을 느끼는데 열이 광대뼈로 몰리면서 그 부위가 붉어진다. 내열로 인해 인후 또한 습윤하지 못하니 목마름을 자주 느끼고, 마른기침을 하되 담이 적으며, 기운 쇠약으로 점차 야위어간다. 전형적으로 폐병환자에게 나타나는 특징을 띤다.

치료 원칙은 음액을 보충하여 폐를 촉촉한 상태로 조성하는 자음윤폐滋陰潤肺에 있다. 사삼(더덕)과 맥문동, 백합, 패모, 옥죽, 생지황 등을 사용하는데, 기본이 되는 방제로는 백합고금탕百合固金湯이 있다. 그것은 군약으로서 폐(더불어 신)의 기운을 북돋는 생지황 3g과 숙지황 12g을, 신약으로 음을 길러 열을 내리고 폐를 윤택하게 하면서 기침도 멈추게 하는 맥문동 9g과 백합 3g, 현삼 3g을, 좌약으로서 피를 만들어 음액을 받쳐주는 당귀 3g과 백작약 3g, 폐를 청량하게 하여 담과 기침을 없애는 패모 3g, 길경 3g을, 그리고 제반 약성의 조화를 이루는 사약의 감초 3g으로 구성된다.

<표 9-2> 폐음허증의 백합고금탕 주요 약재

생지황生地黃	맥문동麥門冬	현삼玄參	백합百合
달고 차가우며 심과 간, 신의 경락에 작용. 열 내리고 피를 서늘케 하며, 양음생진養陰生津으로 진액 생성하여 신장의 음기를 보한다. (아래 사진은 건지황)	약간 차고 달고 쓰며 심과 위, 폐경에 작용. 자음윤폐滋陰潤肺로 음액 길러 폐를 윤택하게 하는데, 심장의 번잡함과 위의 음액 부족도 함께 치료한다.	약간 차고 달고 쓰며 폐와 위, 신경에 작용. 피를 서늘하게 하는데 자음강화滋陰降火하므로 음액 보충하면서 화기를 끌어내려 폐의 열독을 치료하고 신음을 보충한다.	달고 차며 심장과 폐의 경락에 작용. 양음윤폐養陰潤肺로 폐의 음액을 보충하여 기능을 정상화시키고 심장을 청량하게 하여 정신을 안정시킨다.

2) 폐병실증肺病實證과 치료

폐병의 실증은 풍이나 한, 열과 같은 사기가 침입하였거나 내부의 담이나 습이 원인이 되어 정사투쟁이 벌어지는 상태로 간주된다. 중요한 것 몇 가지를 살펴본다.

첫째, 한사객폐寒邪客肺가 있다. 찬 사기가 폐로 침투한 양상이다. 외적의 침입으로 폐가 제 기능을 상실하고 또 숙강 기능에 문제가 초래되어 기침을 하게 되는데, 차가운 기운으로 인해 추위를 느낀다. 치료 약재로는 뜨거운 성질의 세신과 건강(말린 생강), 계지를 들 수 있다.

둘째, 풍한속폐風寒束肺가 있다. 풍사가 한사와 합세하여 폐를 침범한 경우다. 움직이는 특성의 풍사가 한사에 겹쳤으니 기침이 나고, 코가 막히는 콧물이 생기며, 찬 성분으로 인해 묽고 흰 가래가 나온다. 주된 특징은 오한과 발열로 발전하지만 보다 기침이 명확하다는 점이다. 치료 약재로는 마황과 계지, 생강이다.

셋째, 열사옹폐熱邪癰肺가 있다. 습열이나 풍한, 풍열이 코나 입을 통해 체내로 침투하고, 그것이 폐의 정기와 싸우면서 열이 치솟게 되는 상태이다. 고열이 생기고, 열로 인해 생긴 진한 가래기 나오며, 갈증을 곱시 느끼게 된다. 심할 경우 소변의 양이 적어지면서 붉고, 대변은 건조하게 된다. 치료는 성질이 차가우면서 폐기를 돕는 치자와 황금, 연교, 생석고를 들 수 있다.

넷째, 풍열범폐風熱犯肺다. 풍열의 사기가 들어와 폐의 정기와 다투면서 열을 발생시키는데, 여기에 풍사의 기승이 함께 하기 때문에 폐의 선산숙강의 기능까지 저해한다. 열사와 풍사로 인해 코가 막히면서 누렇고 진득한 콧물이 흐르고, 걸고 누런 가래가 나오며, 열도 난다. 찬바람을 기피하게 되고 인후에 통증이 오며 기침을 하기도 한다. 이럴 때는 상백피와 황금, 행인, 맥문동, 석고를 쓴다.

다섯째, 담습조폐痰濕阻肺가 있다. 오랜 기간 졸여진 습사의 담이 폐에 머무르면서 폐기상역에 따른 기침을 초래하는데, 유독 가래가 많다는 특징을 지닌다. 심할 경우 숨이 차고 가래 끓는 소리가 들릴 정도다. 급성 병이나 오랜 지병으로 나타난다. 이에 대한 치료로는 담과 습을 함께 제거해야 하므로 진피와 백복령, 반하, 소자 등을 사용한다.

여섯째, 조사범폐燥邪犯肺가 있다. 우리나라의 경우 건조함은 가을철에 나타나는데, 이런 영향에 따른 건조함의 사기가 폐를 침범하여 초래된다. 폐는 촉촉한 윤기를 좋아하고, 그것이 충만할 때 피부도 촉촉함을 유지한다. 그런데 조사가 폐에 짙게 드리워지면 마른기침이 나타나고 코와 입술에 건조함도 조성되며 가래는 없거나 있을 경우 무척 끈적이는 것이어서 뱉기 힘든 상태가 된다. 심할 경우 오한과 발열로 이어진다. 치료 약재로는 맥문동과 사삼, 길경, 꿀을 꼽을 수 있다.

3) 대장의 질병과 치료

대장은 폐와 음양의 관계로 짝을 이루는데, 폐의 열이나 습한 상태가 사기가 되어 대장에 영향을 끼쳐서 병적 상태를 초래한다.

첫째, 대장습열大腸濕熱이 있다. 이것은 일반적으로 잘못된 음식이나 음주 습관에 의해 초래되는데, 습사와 열사가 몸에 들어온 뒤 함께 대장으로 전이되어 나타난다. 습으로 인해 설사가 나타나거나 누런 물 대변을 보게 되고, 열로 인해 항문이 데인 것처럼 따갑게 느껴지며 복통을 동반하는 경우가 많다. 물론 습과 열 가운데 어느 것이 더 강한지에 따라 상태에 다소 차이가 날 수 있다. 치료 약재로는 습사를 제거하는 의이인(율무)과 하초의 열사를 없애는 황백, 그리고 소화를 돕는 사인 등을 사용하는 것이 좋다.

둘째, 대장액휴大腸液虧가 있다. 열병을 앓았거나 지병이 길어졌거나 등과 같은 여러 사유로 몸속 진액이 부족하거나 고갈된 상태에서 마침내 대장도 이에 영향을 받게 될 때 나타난다. 전형적으로 변비가 생기고 입이 마르며, 배변에 곤란을 느끼게 된다. 때때로 탁기가 역류될 경우 입에서 역한 냄새를 피우기도 한다. 치료 약재로는 하수오와 생지황, 맥문동, 과루인, 백자인 등을 들 수 있다.

신장과 방광의 장상학적 기능

신장(콩팥)은 부모로부터 물려받은 정, 즉 선천지정先天之精을 간직하고 있으면서 성장과 발육, 생식의 기능을 담당하는데, 후천적으로 조성된 에너지의 보조를 받아 고유한 생명활동의 역할을 그 수명이 다할 때까지 지속하는 핵심적 장기이다. 신장은 선대로부터 물려받은 바의 것을 온전히 간직하면서 고갈이 되지 않도록 충원을 받아 모아들이는 수렴의 역할을 최우선으로 수행하는 연유로 수렴을 주된 특성으로 하는 겨울철의 수기水氣에 해당하는 것으로 설정된다. 물론 그것은 방광을 흐르는 경락과 교차함으로써 방광과 음양의 표리관계에 놓인다. 신장과 방광이 갖는 고유한 속성을 살펴보면 다음과 같다.

1) 신주장정腎主臧精과 수렴 기능

신장은 선천적으로 부모로부터 받은 정精의 저장을 주관하니 이것이 으뜸의 속성이다. 물론 사용되는 정기는 비위의 도움을 통해 지속적으로 보충되어 발육과 성장을 거듭하다가 쇠락의 단계로 접어드는데, 세월이 흐를수록 전체 저장 용량과 양은 줄어들고 그 기능은 감퇴하게 되며, 그럼으로써 마지막 고갈에 이르는 시점에 생을 마감하게 된다.

내경 소문에 따르면 사람은 청소년기에 신기가 제대로 채워지는 단계로 진입하여 점차 자녀를 가질 수 있게 되고 신정이 충만한 청년기를 보내다가 장년기에서 노년기로 접어들 즈음 급격히 쇠락하는 운명을 갖는 것으로 알려져 있는데, 탄생과 성장, 유지, 쇠락이 모두 신장의 정기와 관련된다. 특히 신장의 정기를 그때마다 알맞게 간직하여 바르게 사용할 때 천수를 누릴 수 있으므로 신장의 정기 저장과 이를 위한 수렴(곧 거두어들임)은 매우 중요하다.

2) 신주납기腎主納氣와 음양의 조화 작용

신장에 저장된 정은 생명 활동을 통해 사용되면서 소모되는데, 이를 원상태에 가깝도록 유지하기 위해서는 부단히 후천적 정기를 납입해야 한다. 대표적으로 비위의 소화를 통해 생성된 에너지가 폐기의 숙강을 통해 내려올 수 있도록 끌어대서 이미 사용한 것을 채우는 데도 주력해야 하니 신주납기 역시 필요하다.

비유하자면 선천적인 정은 원금에 해당하고, 저장하는 금고의 용량은 노년에 이르러 급히 줄어든다는 점이다. 여하튼 초기 원금의 투자 덕분에 생을 시작하여 이윤에 해당하는 후천적 정을 창출하여 다시 금고로 납입하는 격인데, 문제는 신장의 경우 설정된 금고의 용량을 초과할 수 없다는 데서 시장의 금고와 차이를 빚는다고 할 것이다. 다만 선대로부터 받은 금고의 용량이 우리의 생각보다 여력이 있는 만큼 어린 시절에 몸이 허약하다고 해도 부지런히 양생을 연마할 때 천수를 누릴 수 있다는 점이다. 짧고 굵게 살다가 죽는 사람이 있는 반면, 가늘고 길게 살다가 세상을 하직하는 사람도 있는 법이다.

선후의 정이 신장에 간직되어 사용되지만 그것이 음양의 대비적 작용을 조화롭게 함에도 눈여겨 볼 대목이다. 인체의 각 장부가 윤택하게 양성되는 것은 신음腎陰에서 기인한다. 또한 각 장부가 따뜻케 하는 온후溫煦 작용을 하게 되는 것은 신양腎陽에서 연유한다. 예컨대 신음이 부족하면 직접적 주관 권역인 귀에서 소리가 들리는 이명耳鳴이 나타나고, 신양이 부족하면 추위를 많이 타게 된다. 따라서 신장의 음양의 기운이 함께 균형을 이루면서 어우러져야 천수를 온전히 누릴 수 있게 된다.

3) 신주수액腎主水液

신장이 정을 가두어 저장함은 이를 알맞게 사용하기 위함이다. 신장은 사용의 방도로 진액의 독소를 걸러내는 중화蒸化 작용을 하고, 체내 수액대사가 원만히 이루어지도록 하며, 사용 후 진액(즉 오줌)의 경우 방광을 통해 배출하는 기능을 갖는다. 이런 관점에서 신장은 수액의 독소를 정화하는 기화 작용을 행하면서 이를 분포하는 등 수액대사를 일정하게 주관함을 알 수 있다. 저장은 신기의 고섭固攝으로 조성되고, 배설은 신기의 통리通利 작용으로 이루어진다고 할 것이다.

4) 신주골수腎主骨髓와 연관 기능

신장은 정을 간직하면서 이를 사용하여 골수骨髓를 기른다. 이는 신장이 정을 저장하고, 정이 수를 생산하며, 수가 골을 기르기 때문이다. 따라서 뼈의 성장과 발육, 재생이 모두 신장의 주관 속에서 이루어진다. 예컨대 사람이 나이가 먹어 뼈가 약해지는 것은 신장의 정이 감퇴하기 때문이고, 또 치아가 쉽게 부서지거나 약해지는 것도 신기가 쇠약한 데서 비롯된다.

다만 잇몸이 약해서 피가 나고 붓고 염증이 생기는 경우는 또 다른 문제이다. 그것은 신장으로 인한 것이 아니다. 잇몸을 지나가는 경락은 족양명위경이어서 잇몸 질병은 주로 위의 열로 인해 야기된다. 예컨대 찬 음식을 자주 먹을 경우 위가 무리해서 소화를 시켜야 하고 이런 움직임 과정서 열이 발생한다. 그 이외에도 빈번하게 과식을 하거나 기름진 음식이나 술을 많이 먹을 경우에도 위열이 발생한다. 이런 비정상적 상태가 경락을 통해 잇몸에 전달되고, 그럼으로써 잇몸 질병이 초래된다.

신장은 귀를 직접적으로 관할하는데, 나이가 들어 신기가 약해지면 청각 능력이 현저하게 떨어짐에서 알 수 있다. 신장의 번영 여부는 모발의 상태로 나타나는데, 모발의 영양이 충분히 공급될 경우는 신기가 정상임을 말해준다. 또한 신장은 바깥으로 드러난 두 개의 권역, 즉 생식기 및 항문을 직접 통할한다. 신장이 강하면 생식기가 제 기능을 다하므로 정력이 세다고 한다. 예컨대 생식기서 분출되는 소변줄기가 어린이에서 청년 때까지는 분수처럼 강하게 솟구치지만 세월이 흘러 연로한 단계에 이르면 약해지는 것처럼, 부모로부터 받은 신장의 정기가 전반기에는 충만하다가 후반기에 접어들면서 쇠잔하게 되는데, 여기서 신장의 특성과 더불어 생식기와 그 관계를 알 수 있다. 이렇게 신장은 직접 신체의 일부 부위를 주관하거나 통할하고 다른 오장육부의 기능에 관계한다.

5) 방광의 기능

방광은 사용이 끝난 진액, 즉 오줌을 모아들여 저장하고 배설하는 기능을 갖는다. 다만 한의학에서는 방광의 저장과 배설 기능이 신기의 고섭 및 통리 작용에 의해 주도된다고 본다. 담의 기능과 역할이 간에 결정적 영향을 받는 것과 흡사한 셈이다.

신장과 방광의 질병 양상과 원리적 치료

　신장(즉 콩팥)은 부모로부터 선천적으로 물려받은 정을 간직하면서 그것이 사용될 때마다 후천적으로 기를 납입하여 보충하며, 하초 영역에서 수액의 대사 작용에 관여한다. 또한 그것은 정에 의해 골수를 생성하므로 이를 제공받는 두뇌의 기능을 정상으로 유지케 하고, 뼈를 튼튼하게 하고, 귀로 하여금 잘 듣게 하고, 걸러진 소변이 방광을 통해 잘 배설토록 한다. 이런 신장 기능에 이상이 있으면 생식기능의 약화와 골수 부족, 배뇨 장애 등으로 나타난다.

　신장은 기화氣化의 기능을 통해 수액대사에 작용하는데, 이때 혈액을 포함한 수액의 일부를 걸러내어 방광으로 내보낸다. 우려스러운 바는 현대사회에서 인공적으로 제조된 양약, 특히 항생제도 적지 않게 복용하게 되는데, 이런 독성이 한편으로 간의 해독 과정에 영향을 끼치고 또 배출 과정서 실핏줄 덩어리인 신장을 통과하면서 부정적 영향을 미친다. 과도할 경우에는 신부전증에 걸리게 되고 신장투석까지 받는 사태가 초래된다. 이런 병은 일찍이 없었기 때문에 고전 의서에 제대로 언급되어 있지 않지만 현대인이 무척 예민하게 인식해야 할 사안이다. 항생제와 같은 양약은 꼭 필요할 때 써야 하지만, 가능한 한 최소화하는 지혜를 가져야 함을 알 수 있다. 물론 농약과 같이 독성에 노출된 한약재도 요주의 경계 대상이다.

　전통적으로 신장의 병은 주로 신장의 음과 양의 부족에서 기인하거나 정과 기를 가두고 끌어대는 기능에 이상이 생겨서 발생하는 경우가 다수였다. 신양腎陽은 모든 장부가 차가워지지 않게 알맞은 온도를 유지할 수 있도록 온후溫煦 작용을 하고, 신음腎陰 역시 모든 장기의 음(액)을 길러주는 역할을 하기 때문에 신음이나 신양이 부족할 경우 발병으로 치닫게 된다. 간의 문제는 사회적 상황서 온갖 스트레스를 받아 움츠러들었다고 폭발하여 넘치는 데서 알 수 있듯이 간기의 소설이 지나침으로써 발병하는 경우가 무척 많지만, 이와 대조적으로 신장의 문제는 정기를 쓰기는 쉬워도 보충하기 어렵다는 점에서 부족하여 발생하는 경우가 대부분이다. 하나씩 살펴보도록 하자.

1) 신음허腎陰虛

신장이 선천지정의 장기이기 때문에 신음 역시 신체 전반적으로 음의 근본이다. 신음은 혈액이나 진액, 수분 등을 기르기 때문에 이것에 이상이 발생하면 간과 심장, 폐 등에 지대한 영향을 미친다. 신음허는 허하면서 열을 수반한다는 특징을 지닌다. 이 상태가 지속될 경우 뇌수 부족으로 어지럼을 느끼고, 입과 목의 건조함을 느끼고, 귀에 미치는 영향으로 이명을 겪고, 열감이 느껴지고, 허리 시큰거림이 나타나고, 정액이 쉽게 흘러나오며, 음 부족이므로 한밤에도 땀을 흘리는 도한을 겪기도 한다. 중한 상태로 이행하면, 여위면서 살까지 빠지게 된다.

신음은 다른 장기에도 연쇄적으로 영향을 끼친다. 그래서 간신음허肝腎陰虛에 도달할 경우에 피의 부족으로 시력의 흐릿함이나 눈 아지랑이가 피기도 하고, 불임이나 월경불순 등의 이상을 초래하고, 양의 상대적 우위에 따른 압력 팽창으로 고혈압이 나타나고, 자율신경계의 문제를 드러낸다. 심신음허心腎陰虛로 나타날 경우, 심장 두근거림이 나타나고, 갑상선 기능이 항진되고, 꿈을 많이 꾸고 잠을 제대로 이루지 못하며, 자율신경계의 불안정을 초래한다. 폐신음허肺腎陰虛는 마른기침을 하고 폐병, 특히 결핵에 쉽게 노출될 수 있다.

신음허의 기본 치료 원칙은 자신양음滋腎養陰, 즉 신장의 음기를 채우고 북돋는 데 있다. 숙지황과 천문동, 귀판, 별갑, 하수오, 현삼, 산수유, 여정자 등을 들 수 있다. 기본 방제로 육미지황환六味地黃丸을 추천한다. 육미지황환은 신장과 간, 폐를 보하는 숙지황 24g과 산수유 12g, 산약 12g 세 가지와 더불어 비위의 습사를 빼주고 열을 내려주는 백복령 9g과 택사 9g, 목단피 9g으로 구성되는데, 신장 기능을 강화하면서 뼈와 골수도 채워주며, 혈압과 혈당도 낮춰주는 효과를 낸다. 이것은 신장의 수렴 기능에 부응하여 기운을 결집하는 방식인 환약인 알로 빚어 복용하는 것을 원칙으로 하며, 매약으로도 제조되어 있다. 본 처방은 신음을 보충하기에 다소 찬 성질을 띠고 있으므로 오래 복용하지 않도

<표 9-3> 육미지황환의 약재

숙지황熟地黃	산수유山茱萸	산약山藥	백복령白茯苓	택사澤瀉	목단피牧丹皮
본 처방의 군약으로 약간 따뜻하며 신과 간의 경락에 작용. 피를 만들고 신음腎陰을 기르며 정수精髓를 보태준다.	약간 따뜻하고 시고 떫은데, 자신익간滋腎益肝으로 신의 음양 길러주고 신정 흘리는 것 붙잡으며 간을 이롭게 한다.	독 없는데, 음액을 길러 건비보폐健脾補肺하고 보신고정補腎固精하므로 비장과 폐, 신장을 함께 이롭게 만든다.	맛은 평이한데, 이수삼습利水滲濕으로 몸의 습사를 잡아 배출하면서 비장을 건강하게 하며 심장을 안정시킨다.	성질 차고 무독한데, 신과 방광 경락에 작용. 이수삼습으로 습사와 더불어 습열도 청산하며, 고지혈도 저감시킨다.	약간 차고 무독하며 심장과 간, 신경에 작용. 청열량혈清熱涼血로 열 내리고 혈분 서늘하게 하며, 어혈도 제거한다.

록 한다.

2) 신양허腎陽虛

신장의 양기는 제반 장기의 양기를 존속시키는 근본이다. 신양이 허한 상태로 지속되면 몸의 이상으로 나타나는데, 특히 심장과 비장, 폐가 더욱 큰 영향을 받게 되어 병적 상태에 놓이게 된다. 특징은 양기가 부족한 연유로 몸이 허하면서 한寒이 우위를 점령하게 된다.

좀 더 구체화하면 유독 추위를 많이 타고, 신장이 하초에 위치한 까닭에 발이 유난히 차고, 어지럼증과 이명을 느끼고, 허리와 무릎의 힘이 약해지면서 시리고, 기력이 쇠퇴한다. 안색도 희어지는데, 심한 상태로 이행하면 어두워지면서 그 광택도 칙칙해진다. 생식의 관점에서는 정력이 약해지고, 여성의 경우 월경불순에 이어 불임으로 이어지고, 소변의 양이 많으면서 맑고, 한 밤중에 소변을 자주 보게 된다. 심해지면 쉽게 신염에 걸린다. 신장의 양기 부족이 비장의 기능 약화로 이어져 진행되는 비신양허脾腎陽虛에 이르면, 뚜렷하게 수종이 많아지고, 소화 장애와 더불어 만성적 설사를 겪게 된다. 신양허가 심장이나 폐의 기능에 나쁜 영향을 주게 되면, 심장의 두근거림과 숨 헐떡임 상태가 나타난다.

　　신양허의 치료 원칙은 신장의 양기를 보하고 채움으로써 음양의 균형을 맞추는 데 있다. 치료 약재로는 부자와 육계, 파고지, 토사자, 선모, 음양곽을 꼽을 수 있다. 일반적 방제로는 육미지황에 매우 따뜻한 부자와 육계를 추가한 계부지황환桂附地黃丸을 추천한다.

3) 신정부족腎精不足

　　신장의 정 자체가 부족한 경우가 나타나는데, 태아 때 발육부진이거나 후천적으로 오랜 지병이나 과도한 성생활 등으로 과도한 소모나 고갈에 이른 상태를 말한다. 이것은 탄생의 근본이므로 성장발육의 지연이나 성기능의 감퇴가 변증할 때의 요점이다. 신장이 뼈를 주관하고 그 정이 뇌수와 골수를 생성하므로 어린이의 경우에 발육이 미흡하고 성장도 느리게 나타난다. 신장에 영향을 받는 머리카락도 더디 자라고 쉽게 빠지며 치아도 허약해진다. 장년이나 노년에 이를 경우 골수와 뇌수 부족으로 근골이 허약해지고 정신도 흐릿한 상태로 접어들게 된다. 이와 같은 신정부족은 모자란 것에 해당하기 때문에 허증으로 분류되지만, 허열虛熱이 없다는 점에서 신음허와 다르고 허한虛寒이 없다는 점에서 신양허와 다르다.

　　신정부족의 치료 원칙은 신장을 보하면서 정을 채워주는 보신익정補腎益精에 있다. 이런 약재로는 자하거와 육종용, 녹각, 두충, 파극, 산수유, 숙지황, 구기자, 토사자 등을 들 수 있다. 일반적 방제로는 좌귀환左歸丸이 적당한데, 숙지황 240g과 산수유, 산약, 토사자, 구기자, 녹각교, 귀판 각 120g, 우슬 90g을 가루로 만들어 여기에 꿀과 약간의 곡식가루를 섞어 환을 만들고, 이것을 하루 두세 차례 12g 전후로 복용한다. 단, 신정부족에 몸이 찬 한상寒象이 결부되어 있으면 우귀환右歸丸이 더 적합할 것이다. 우귀환은 귀판과 우슬을 빼는 대신 당귀 90g과 두충 120g, 육계, 부자 각 60g을 추가하고, 산수유는 90g으로 줄인 것이다.

<표 9-4> 신양허 치료와 보신익정의 약재

부자附子	두충杜冲	파극巴戟	토사자菟絲子
매우 뜨겁고 독성 있으므로 법제하여 쓰며, 심과 비, 신경에 작용. 보화조양補火助陽이니 뜨거운 기운 조성하여 양기 북돋으면서 몸 따뜻하게 하고 한습을 몰아낸다.	따뜻하고 무독하며 간과 신장 경락에 작용. 보간신강근골補肝腎强筋骨하니 간과 신장을 보하는데, 간신이 각각 주관하는 근육과 뼈를 강화하면서 태아를 안전케 한다.	약간 따뜻하고 무독하며 간과 신경에 작용. 보신양補腎陽으로 신의 양기를 보하고, 강근골强筋骨하며, 풍습을 제거하니 신양허腎陽虛와 신허에 따른 관절염에 좋다.	평이하게 무독하며, 간과 신, 비경에 작용. 보신고정補腎固精으로 신의 양기 보태고 정을 고정하며, 양간명목養肝明目으로 눈을 밝게 하면서 태동불안도 해소한다.

4) 신기불고腎氣不固와 신불납기腎不納氣

신장 허약의 이유는 여러 가지인데, 기를 받아들이는 수납 기능의 실조에서 찾거나 또는 보관중인 선후천의 기를 제대로 잡아두지 못해서 새어나가는 문제 상태에서도 찾을 수 있다.

본래 신장은 수기에 해당하고 겨울철로 비유된다. 예컨대 겨울철에 나무는 에너지를 최대한 뿌리에 저장하고 줄기와 가지의 일정한 영양 수요에 부응하여 에너지를 필요한 정도로만 위로 올려 보내는 것과 흡사하게 신장 역시 선후천의 정을 저장하면서 필요한 만큼 이를 올려 내보내는 데 있다. 이때 정을 견고히 붙잡는 기능의 이상이 신기불고 상태이다. 이런 경우 신허 상태가 되므로 기력이 약하고 허리가 시큰거리며 무릎에 힘이 없다는 일반적 특징에 더하여, 잡아주는 기능의 이상에 따라 소변을 쉽게 흘리면서 자주 보고 또 여성은 요실금을 겪게 된다. 치료 약재로는 상표초와 금앵자, 복분자, 용골, 모려, 산약(마)을 들 수 있다.

신장은 에너지를 저장하면서 필요한 만큼 방출하는데, 지출에 버금갈 정도로 기를 수납해야 한다. 그런데 기를 끌어들이는 데 문제가 생기면, 곧 신불납기 상태에 이른다. 호흡으로 나가는 것에 비해 받아들이는 것이 부족하게 되는 만큼 역시 신허에 해당하는 일반적 특징 외에 폐기의 들숨이 미약하고, 목소리가 낮아지고, 가슴도 답답해지며, 땀 흘리며 피곤해하는 증상을 겪게 된다. 이럴 때 치료 약재로는 행인과 산수유, 오미자를 꼽을 수 있다.

<표 9-5> 신기불고와 신불납기 치료 약재

상표초桑螵蛸	산약山藥	행인杏仁	오미자五味子
평이하고 무독하며 간과 신경에 작용. 보신조양補腎助陽하고 고정축뇨固精縮尿하므로 신양의 부족에 따른 소변 흘림이나 조루, 양위를 치료한다.	달고 평이하며 비와 폐, 신장의 경락에 작용. 생진익폐生津益肺하니 진액 생성으로 폐를 돕고, 보신삽정補腎澀精으로 신의 정액을 붙잡아준다.	약한 독에 미온微溫하며 폐와 대장경에 작용. 강기지해평천강기止咳平喘으로 폐기 하강시켜 기침 멈추게 하고 통변케 하지만 독성에 주의한다.	따뜻하고 심장과 폐, 신장의 경락에 작용. 진액 생성으로 신을 강화하고, 수렴고삽收斂固澀으로 모으고 붙잡아주니 기침과 땀을 멈추게 한다.

5) 방광습열膀胱濕熱

방광은 신장과 음양의 표리관계에 놓여 있다. 신장이 방광에 미치는 영향이 지대하기 때문에 신장이 정상이면 방광 기능도 문제에 빠지는 경우가 드물다. 다만 방광이 신장과 다소 무관하게 이상이 생기는 대표적인 경우가 있는데, 방광습열이 바로 그런 상태이다. 열기가 가득한 술을 빈번하게 자주 마시거나 기름진 음식을, 그것도 야식으로 자주 먹거나 하는 등으로 생긴 몸속 습열이 방광에 침투할 때 나타난다. 습하면서 열을 동반하는 이 상태서는 소변을 자주 보면서도 생식기에 통증을 느끼고 소변 색이 누렇다는 특징을 띤다는 데서 변증할 수 있다. 결석이나 혈뇨가 생기기 쉽다. 이런 경우 치료 약재로는 의이인(율무)과 황백, 금전초를 들 수 있다.

한의학의 한계

한의학은 인체를 소우주로 조망하는데, 그것도 음양오행의 관점에서 오장육부와 신체 각 부위가 유기적인 연계를 맺는 것으로 파악하여 질병을 치료하고자 한다. 물론 발병에 앞서 이를 사전에 예방하는 데 초점이 맞추어져 있다. 한의학은 인간으로 하여금 자연을 닮고 또 그 사계절의 변화에 부응하여 양생을 도모토록 인도한다는 점에서 생태적 특성을 띠므로 환경성질환의 치료와 자연보호, 생태주의 인식에 적극 동참할 때 생태적 한의학으로 발돋움할 수 있을 것이다. 바로 이런 특성들은 서양의 현대의학이 결여하고 있기 때문에 그에 따른 상대적 강점을 갖는 것이 명확하다. 그러나 한의학은 관계적 속성에 주안점을 두는 접근 과정서 학문적 객관성을 확보하는 데 등한시하고 또 개별 장부의 특성을 세부화하지 못함으로써 한계도 적지 않게 노출하고 있음이 분명하다. 이에 현존 한의학이 보여주는 한계를 살펴보도록 하자.

첫째, 한의학은 인체를 유기적 관계성의 실체로 파악하는 과정에서 전체의 일부를 이루고 있는 개별 장기의 특성을 미시적으로 깊이 파악하지 못하는 단점을 갖고 있다. 비유컨대 숲은 잘 파악하고 있지만 숲을 이루는 개별 군락지와 나무, 세포의 세부 특성을 파악하는 데 취약하다. 특히 현대인이 걸리는 적지 않은 질병의 경우 그 정도가 매우 나빠진 상태에서 의원을 찾아오기 때문에 이에 대해 제대로 또는 즉시 손쓰지 못하는 경우가 비일비재하다. 이런 연유로 현대인의 대다수가 병에 걸리면 먼저 서양의학에 의존하게 되는 것이다. 이것은 그만큼 오늘날 한의학의 한계가 깊음을 보여준다고 하겠다.

둘째, 한의학은 정형화가 가능한 방식의 학문적 객관성의 취약으로 명의가 배출되기 매우 어렵기 때문에 현대인에게 쉽게 선택받지 못하는 한계에 봉착해 있다. 흔히 한의학은 과학이 아니라는 지적을 받곤 하는데, 이것은 절반은 맞고 절반은 틀린 말이다. 11장과 12장서 다룰 것이지만, 뉴턴패러다임의 과학적 관점에서는 한의학이 과학으로 파악되지 않는다. 개체론의 특성을 지닌 뉴턴패러다임이 인체를 전체론의 시각으로 이해하는 한의학을 배제할 수밖에 없기 때문이다. 반면 양자물리학의 관점에서 한의학은 과학의 지위를 얻을 수 있다. 다만 그런 지위를 얻으려면, 주관성의 지평에서 벗어나야 한다. 즉 질병의 원인 진단과 치료, 결과를 통계로 축적하여 이를 확률로 드러내는 탈이분법적 post-dualistic 객관성의 형태로 드러내고, 더 낫게 할 치료 방도의 변화를 주어 그 발전 추이도 드러내는 방식 등을 적극 도입해야 할 것이다. 이렇게 숱하게 폭넓고 다양한 경험적 임상을 상호주관적 객관성inter-subjective objectivity의 형태로 드러내는 한의학은 양자역학의 관점에서 과학적 지위를 얻을 수 있을 것이다.

    서양의 현대의학은 단선적 인과관계의 경험적 축적을 통해 결정론적인 객관성을 확보하고 이를 정형화하여 명의를 비교적 쉽게 많이 배출하고 있다. 이에 반해 한의학은 좋은 성과를 낼 경우에도 그것이 띠는 상호주관적 객관성의 특성으로 인해, 장인이 짧은 시간에 많은 제자를 길러낼 수 없는 것과 흡사하게, 병을 잘 고치는 한의사를 많이 배출하기 어려운 구조에 놓여 있다. 더군다나 한의학은 오래된 한문의 고전 독해가 필수적으로 요청되는데, 이에 전혀 익숙하지 않은 한의대 학생들이 쉽게 깨우쳐서 일정한 경지에 오르기는 참으로 어렵다고 하지 않을 수 없다.

    셋째, 한의학은 인간을 음양오행의 체계로 분류하는 과정에서 단순화에 따른 난점을 드러내게 된다. 음양의 관점은 밤과 낮, 여자와 남자, 음전기와 양전기 등 대조적인 실제 현상이 자연과 인간에게 드리워져 있는 만큼 약점이라기보다는 강점이라고 할 수 있지만, 오행의 시각은 자연과 인체의 상관성에 대한 접근으로서 그 적합도가 확률적일 뿐이어서 차이에 해당하는 만큼의 오류를 초래할 수 있다. 오행에 해당하는 장부가 오장인 것은 납득 가능하지만 오부가 아닌 육부를 설정하고 있다거나, 여기에 포함되지 않는 중요 기관에 대해서는 그만큼 소홀히 하는 데 따른 난점을 초래할 수밖에 없다. 대표적으로 인체의 두뇌가 결정적으로 중요한데 오장육부에 포섭되어 있지 않고 그리고 그 기능의 상당수가 간과 심장 등 다른 오장에 의해 관장되고 있는 것처럼 비춰지고 있는 것은 의구심을 갖기에 충분하다.

넷째, 한의학은 경락체계를 전제하는 선에서 펼쳐지고 있는데, 그 실체와 정당성에 대한 의구심을 해소시키지 못하고 있는 데서 알 수 있듯이 부정확할 수 있고, 여기에 배제되는 것들로 인한 문제가 발생할 수 있다. 사실 경락체계는 수백년 또는 천년이 넘는 세월에 걸쳐 치료 경험에 따라 유용하다고 여겨지는 일련의 혈위를 잇는 것으로 파악되었고, 그만큼 임상서 효험이 있는 것으로 입증되었다고 해도 과언은 아니다. 무수히 많은 성공적 치료 사례가 보고되고 이것이 누적된 데 따른 것이니 수용하는 데 따른 어려움은 작다고 볼 수 있다. 다만 그보다 더 좋은 혈위가 계속 발견되면서 보완되고 있다는 것은 애초의 경락체계에 대해 집착할 이유를 감소시키게 된다는 점이다. 빅데이터가 대두하고 있는 현실인 만큼 향후 경락체계에 따른 성공과 실패의 치료 사례를 통계로 처리하여 그에 따른 상호주관적 객관성을 더욱 가시화하는 데 주력해야 할 것이다.

다섯째, 현대 산업사회는 과거에 없던 새로운 질병, 대표적으로 환경성질환을 크게 초래하고 있는데, 이에 대해 한의학은 고전적 해법이 없다는 이유로 제대로 손을 쓰지 못하고 있는 것이 오늘의 현실이다. 환경문제와 그에 따른 질병 치료라는 새로운 사태에 직면하여 이를 해결하는 도전적이면서 창의적인 접근이 필요하고, 이것은 현대의학처럼 체계적이면서 광범위한 연구와 임상을 요구함에도 불구하고 그런 자세와 도전이 결여되어 있거나 약하다는 것은 문제가 아닐 수 없다. 더불어 한의학에서 빈번하게 사용하는 한약재가 재배 과정에서 과다한 농약에 노출되어 있고 또한 인공비료 사용에 따라 그 약성 또한 현저히 저하되어 있는데, 이에 대해 적극 대처하려는 움직임이 미약하다는 것은 매우 우려가 된다. 향후 더욱 치열한 성찰과 각고의 노력이 요구된다.

끝으로 일반 시민에게 첨언하자면, 한의학의 약재는 자연에서 구하는 것이어서 생태적이지만 독성이 있거나 남용할 경우 부작용을 낳을 수 있으므로 심히 주의해야 하고 노한 각 사람(특히 임산부)의 몸의 건강 상태 정도에 따라 맞지 않는 경우가 많이 발생할 수 있으므로 전문가인 한의사와 상담하여 취해야 할 것이다.

【참고문헌】
· 류시호 외, 『한방 미용학의 이해』, 씨마스, 2015.
· 박찬국 편역, 『장상학』, 성보사, 1992.
· 상해중의학원, 오원교 옮김, 『중의학기초』, 신아사, 2005.
· 서부일·정국영 편저, 『알기 쉬운 본초학』, 대구한의대학교출판부, 2007.
· 홍원식 옮김, 『황제내경: 소문』, 전통문화연구회, 1992.
· 허준 원저, 조헌영 외 공역(3차 개정판), 『동의보감: 내경·외형편』, 여강출판사, 2005.
· 허준 원저, 조헌영 외 공역(3차 개정판), 『동의보감: 잡병편』, 여강출판사, 2005.
· 허준 원저, 조헌영 외 공역(3차 개정판), 『동의보감: 탕액·침구편』, 여강출판사, 2007.
· 劉永升 等 編著, 『全本黃帝內經』, 北京: 华文出版社, 2010.
· 李庆业·杨斌 主编, 『方剂学』, 北京: 人民卫生出版社, 2012.
· 张明锐·李鸿涛 主编, 『中医学』, 呼和浩特: 内蒙古大学出版社, 2010.
· 张金莲·毛晓健 主编, 『中医药学概论』, 北京: 清华大学出版社, 2014.
· 鐘赣生 主编, 『中药学』, 北京: 人民卫生出版社, 2013.
· 周仲瑛 主编, 『中医内科学』, 北京: 中医药出版社, 2005.

3부 의학의 미래 생태의학

10. 현대시민의 생태의학

지구촌 환경위기와 환경성질환

　1970년을 전후로 한 시기의 역사는 또 한 차례 중대한 전환점을 찍게 된다. 이 시기에 산업사회 선진국 시민들은 환경재난이 우연적으로 나타나는 것이 아니라 문명사회의 구조적 토대 위에서 발생하는 것임을 인식함으로씨 역사상 처음으로 환경위기에 대한 자각을 하게 되었다. 곧이어 국제사회는 문제 해결을 위해 제도적 차원에서 환경정책을 본격적으로 시행하기 시작했다.

　여성 생물학자 레이첼 카슨이 1962년에 『침묵의 봄 Silent Spring』이라는 저서를 출간하게 되는데, 이 책으로 인해 미국 사회가 발칵 뒤집히는 충격에 사로잡혔고, 급기야 당시 대통령 케네디가 의회에서 정부가 그 내용을 면밀히 검토하고 있다는 답변을 해야 할 정도였다. 책의 핵심 내용은 20세기에 DDT를 필두로 한 온갖 화학약품이 세상 도처에 뿌려지면서 곳곳에서 문제를 초래하기 시작하는데, 그대로 방치한다면 향후 봄이 와도 새가 우짖지 않는 죽음의 적막강산으로 변할 수 있다는 것이다. 그 영향으로 조용히 자연보호에 임하던 환경운동단체의 활동이 활성화되었고, 1970년 초 연방정부에 환경청 EPA이 발족되어 환경사안을 전담하기에 이르렀으며, 미국의 정책은 서유럽에도 크게 영향을 끼치는 사태로 발전하게 된다.

레이첼 카슨(Rachel Carson, 1907~1964)

펜실베이니아에서 1907년에 태어난 그녀는 채텀대학에서 생물학을 전공하였고, 존스홉킨스대학에서 해양동물학 주제로 석사학위를 받았다. 미 어류국U.S. Bureau of Fisheries에서 근무하다가 1951년에 출간한 『우리 주변의 바다The Sea Around Us』로 명성과 더불어 재정적 안정성을 얻게 되자 작가로 변신하였다. 1958년에 자연에서 생명체가 죽어가고 있다는 편지 한통을 받고 깊은 문제의식을 갖게 되자 수년간 미국 전역을 돌아다니면서 자료 조사를 한 끝에 『침묵의 봄』이란 저서를 출간하게 된다. 이 책은 화학약품의 남용으로 자연이 시들고 인간도 암 등의 병을 얻게 된다고 경고하고 있는데, 환경운동과 정책 변화에 결정적 영향을 끼쳤다. 그녀 자신도 결국 유방암에 걸렸고 의료진의 치료에도 불구하고 암 세포가 간으로 전이되는 악화 과정을 거치다가 1964년에 생을 마감하였다.

    정부의 정책 돌입에도 불구하고 시민들은 여전히 불안했다. 1970년 4월 22일에 미국 시민 수천만 명이 뉴욕 맨해튼과 워싱턴디씨, 시카고 등 대도시에서 주요 도로를 점거하고 위기에 처한 지구를 구하자는 캠페인을 처음으로 전개한다. 시민사회의 열기는 세계 전역으로 파급되면서 1972년 6월 5일에는 UN 차원에서 환경문제를 심도 있게 검토하는 국제회의가 스웨덴 스톡홀름에서 UN인간환경회의란 이름으로 개최되기에 이른다. 이때부터 그 시작 일을 각각 기념하여 4월 22일은 '지구의 날'로, 6월 5일은 '환경의 날'로 지정하고 매년 자연보호를 위한 행사를 벌이게 된다.

    산업문명의 사회구조에서 유래하는 환경재난은 두 가지 유형으로 분류되는데, 하나는 자연이 점차 병들어감으로써 생명부양 체계life-supporting system가 취약해져가고 있다는 것이고, 다른 하나는 그 폐해가 인간에게 되돌아오고 있다는 점이다. 인간이 겪는 환경재앙에도 지구온난화에 따른 기상이변과 같이 눈에 바로 보이는 사안이 있는 반면, 인공적 화학물질의 침투로 인해 발생하는 환경성질환environmental illness과 같이 확연히 감지되지 않고 우회적으로 서서히 침투해오는 사안도 있다.

레이첼 카슨이 책에서 고발하는 내용은 과학기술의 남용이 자연을 죽일 뿐만 아니라 인간에게도 암과 같은 치명적 질병을 초래한다는 것이다. DDT가 1942년 무렵에 시판되었고, 이후 유사 화학약품들이 논과 밭, 해충이 발생하는 삼림지대에 집중적으로 뿌려졌는데, 미국인의 암 발생이 이것과 직결되어 있음을 증거하고 있다. 1959년 미국 인구통계국 자료는 1900년에 전체 사망원인의 4%에 불과하던 림프계와 혈액조직의 악성종양이 1958년에는 무려 4배 가까운 15%로 뛰었음을 말해주고 있다. 특히 발육기에 놓여 있어서 면역체계가 취약한 어린이의 경우에는 더욱 심각함을 고발하고 있다. 그녀는 20세기 초반까지도 백혈병과 같은 어린이 암이 의학적으로 희귀한 상태였는데, 중반에 접어들면서 어린이 사망자의 12%가 암으로 인한 것임을 밝히고 있다. 또한 인공적 화학약품은 간의 해독 기능에 치명적이면서 꽃가루 등과 유사하게 알레르기 질환을 초래한다고 고발하고 있다.

물론 21세기를 맞은 오늘날에는 DDT와 같이 독성 강한 농약들이 매우 약한 다른 상품으로 전환된 상태다. 그러나 사라진 것은 아니다. 여전히 지속적으로 장기간에 걸쳐 삼림과 논밭, 골프장 등에 뿌려지고 있는 것이 현실이다. 예컨대 기준치 10에 해당하는 맹독성 화학물질이 기준치 1로 바뀌었지만, 그것이 세계화 과정서 선진국으로 국한되지 않고 개도국을 거쳐 세계 전역으로 퍼져서 지속적으로 유포되고 있는 것이 오늘날 지구촌의 자화상이다.

어디 땅에 뿌려지는 농약뿐이겠는가? 과학기술의 산물인 화학물질은 직접적 주거여건과 식생활 도처에 침투하였다. 대도시의 도로와 대기 중에서는 납과 카드뮴, 벤젠, 톨루엔 등을 함유한 미세먼지PM가 떠다니고 있고, 아파트의 벽지에서는 화학 접착제인 포름알데히드가 배어나오고 있으며, 사용하는 화장품과 샴푸에는 합성계면활성제가 포함되어 있다. 현대인의 식탁도 위험하기는 매한가지다. 제품으로 포장된 햄과 소시지에는 아질산나트륨이 함유되어 있고, 딸기나 바나나 향 우유에는 그런 맛을 내는 합성착향료가 들어가 있으며, 콜라 등의 탄산음료에는 식품 첨가물로 타르색소가 포함되어 있다.

무엇보다도 생명체에게 치명적인 내분비장애물질, 쉬운 말로 환경호르몬이라 일컫는 것이 조용히, 그러나 매우 암울하게 우리에게 다가오고 있다. 예컨대 겨울철 온장고서 따뜻하게 덥혀진 캔 커피와 유아용 젖병, 컵라면에서는 비스페놀A가 검출되고, 온갖 플라스틱 부류에서는 유연성을 띠고 있어서 가소제로 쓰이는 DEHP가 나오며, 비닐에 씌워져 배달되는 중국집 짬뽕과 탕수육에서는 노닐 페놀이 배어나온다. 미국 FDA의 자료에 따르면, 생활 속에 침투하는 환경호르몬 물질의 종류가 100가지를 넘는 실정이다.

　　산업사회 현대인의 생활여건 도처에는 과학기술의 산물인 화학물질이 숱하게 깔려 있어서 호흡과 음식을 통해 우리 몸 안으로 들어온다. 물론 우리는 낱개 하나하나로 따져보면 각각이 기준치 이하이기 때문에 안전하다는 전문가나 해당 정부기관, 판매기업의 말을 듣게 된다. 그러나 정말 인간의 몸에 안전하다고 말할 수 있는가? 단언컨대 아니다. 전문가는 그저 낱개 하나가 안전하다는 말을 할 수 있을 뿐이다. 산업사회가 중시하는 자원 개발과 물질적 성장 일변도의 추구 과정에서 벌어지는 일이기 때문에 누가 하나, 심지어 어느 한 나라라도 이런 문명 구조나 체제를 바꿀 엄두를 내지 못하게 되고, 이에 따라 그 범주 안에서 어쩔 수 없지 않느냐는 태도로 임하고 있을 뿐이다. 문제는 이런 문명사회의 구조적 여건 속에서 현대인은 낱개로 안전하다고 듣는 이런저런 것을 무수히 접하거나 섭취하면서 자신의 몸이 서서히 무너져가는 현실에 놓여 있다는 점이다. 왜냐하면 언급된 것들 모두가 간과 심장, 위, 폐, 신장, 생식기 등 인체에 어떤 형태로든 해로 작용하여 천식과 비염, 알레르기 피부염, 자가면역질환, 자궁내막증, 요도하열, 암 등 이른바 환경성질환을 일으키기 때문이다.

시민의 생태의학 대두

　　미국 등 서유럽에서는 20세기 중후반 무렵에 현대의학의 한계를 극복하려는 시도의 일환으로 먼저 대체의학 alternative medicine 운동이 부상했다. 이 운동은 서양 현대의학이 생물(기계)의학의 모델biomedical model에 따라 인체에 접근함으로써 위력적이지만 또한 뚜렷한 한계도 노출하고 있다고 판단하여 그 대안을 추구하기에 이르렀고, 이에 따라 자연과학에 근거하고 있지 않더라도 의료적 치료 효과를 보이는 새로운 분야를 찾아 나서게 되었다. 현대의학이 개체론적 원자론에 의거하여 인체를 복잡한 물질로 파악하여 발병 이후 기계론적인 물리화학적 치료에 주안점을 두는 방식과 달리, 대체의학은 전인주의holism에 따라 인체를 살아있는 관계적 유기체로 봄으로써 사후 치료는 물론 사전 예방적 치유에 보다 주안점을 두는 방식이다.

생태의학ecological medicine은 대체의학과 연관된 상태로 21세기에 접어들면서 막 기지개를 켜기 시작했다. 이것이 대두하게 된 계기는 의료 분야에서 환경문제에 대한 자각이 일어나면서 비롯되었다. 2002년 여름 국제암저널 International Journal of Cancer에 게재된 두 편의 논문은 이 점을 잘 말해주고 있다. 두 논문은 모두 960만 명에 해당하는 의료 자료에 대한 분석을 포함하고 있는데, 기본적 핵심은 암 발병에 있어서 선천적인 유전적 요소보다 후천적인 환경적 요인이 더 중요하게 영향을 미친다는 것이다. 환경이 인간의 질병 발생에 미치는 중대한 영향을 과학적 통계를 통해 밝혀낸 것이다.

두 논문은 구체적으로 매우 흥미로운 점도 제시하고 있다. 아시아에 거주하는 여성들이 미국의 백인 여성들에 비해 훨씬 낮은 비율로 유방암에 걸린다는 것은 이미 확인된 사안이다. 그런데 나이 20세가 넘어 미국에 온 아시아 여성들은 이주 전 모국의 유방암 발병 비율에 동조하는 경향을 보인 반면, 20세 이전에 온 여성들은 이주해온 미국의 유방암 발병 비율을 쫓는 형세로 나타났다는 점이다. 보다 어린나이에 미국으로 건너온 아시아 여성들의 경우에는 백인 여성들의 유방암 발병율과 흡사한 양상을 보였다. 이런 통계 분석이 시사하는 바는 다음 두 가지이다. 하나는 미국에서 만연되어 있는 패스트푸드와 같은 식생활상의 환경적 요인이 유전적 요소보다 건강에 더 영향을 미친다는 것이고, 다른 하나는 건강상 신체 발육기의 아이들일수록 환경적 요인에 보다 취약하다는 점이다.

생태의학의 주창자 가운데 한 사람인 케니 아우수벨Kenny Ausubel은 젊은 나이의 아버지를 암으로 일찍 잃은 상태에서 자신마저 절망적인 질병에 걸렸지만 현대의학에 희망을 걸 수 없는 절박감 속에서 자연의 선물을 통해 고칠 수 있는 방도를 찾으면서 생태의학을 추구하게 되었다고 밝히고 있다. 그는 저널리스트로 종사하던 1970년대 초반에 찾아온 치명적 질병을 극복하고 21세기까지 생존을 이어오면서 향후에는 생태의학의 시대가 될 것으로 전망했다.

아우수벨은 모든 것을 분리해서 독립적 기능을 갖는 것으로 파악할 뿐만 아니라 하이테크에 의존하여 고가의 병원비를 부담시키는 현대의학보다는 전체론적인 접근에 따라 인간을 사회 및 자연과 유기적으로 관련되어 있다고 인지하여 병도 부드러운 치료로 인도하는 새로운 의학의 대두에 매료되었다고 고백하고 있다. 그는 인간을 치료하면서 사용된 온갖 약물로 인해 환경오염이 야기되고, 또 그것이 다시 인간에게 질병으로 다가오는 현상에 대해서도 경종을 울리고자 했다.

안소니 코테즈Anthony Cortese의 고백 역시 생태의학이 지향하는 바가 어디에 있는지를 잘 말해주는 대표적 사례라고 할 수 있다. 그는 하버드 공중보건대학서 환경보건학박사를 취득한 인물로 연방 환경처와 미 공중보건국에서 근무한 이력의 소유자다. 그는 매사추세츠 환경보건국에서 근무하던 이른 시기에 백혈병에 걸렸었고, 당시 의료수준에 비추어 2년 이상 생존할 확률은 10~20%인 것으로 확인하였다. 절박감에 사로잡힌 그는 생존을 위한 대안을 찾기 시작하여 여러 조치를 취한 끝에 마침내 수십 년을 넘겨 살고 있음을 밝히고 있다. 그를 살린 대표적 요인은 일일초, 즉 마다가스카르의 장밋빛협죽도과식물rosy periwinkle의 추출물이었다. 그런데 그는 자신을 살렸을 뿐만 아니라 미래의 병자들에게도 희망이 될 일일초가 환경파괴로 인해 90% 이상 사라졌고, 자칫 멸종에 처할지도 모른다는 점을 강조하고 있다.

사실 전래의 동아시아 본초학은 자연에서 구할 수 있는 약초가 인간의 질병을 예방하거나 치료하는 데 효험이 있음을 파악하여 이를 임상경험을 통해 축적한 바의 체계적 학문인데, 이는 오늘날의 생태의학이 깨달은 것과 다르지는 않다. 다만 한의학의 경우 고전의 의서와 전래의 처방에 의존하는 경향이 매우 강하고 당시는 환경문제를 겪어본 적이 없기 때문에 해법에 대한 문제의식이 미약하다는 것이 과제라고 할 것이다. 동아시아 의학도 생태적 의식을 가져야 할 것이다.

생태의학이 대두하게 된 배경은 물질적 욕망에 기반을 한 현대인의 생활양식이 자연을 희생시킴으로써 환경문제를 초래하고 있고, 이 과정에서 인간도 환경성질환과 같은 치명적 질병에 노출되어 있지만 서양 현대의학이 효과적 치료에 성공을 거두지 못하고 있고, 또한 그 대안을 찾을 때 다른 의료적 치료의 방도가 없지 않으며, 대안적인 치료에는 자연의 소중함과 환경의 중요성을 일깨우는 생태적 문제인식이 포함된다는 데 있다. 따라서 환경재난이 위기로 고조되면 될수록 그에 비례하여 생태의학은 지구촌 시민에게 더욱 주목을 받을 것으로 예견된다.

생태학과 생태주의, 생태의학

생태의학은 서양 현대의학에 견줄 때 인간과 자연을 보는 관점을 달리한다. 그 이유는 현대의학이 뉴턴패러다임에 의거하여 인체를 생물(기계)의학의 모델로 설정하여 접근하는 반면, 생태의학은 인간을 그가 처한 사회 및 자연과 연계시켜 조망하는 생태적 인식에서 출발하기 때문이다. 생태학의 출현 동기가 이 점을 설명해줄 수 있다.

19세기 독일의 동물학자 헤켈E. Haeckel은 다윈의 학설을 염두에 두면서 뉴턴패러다임의 선상에서 동물의 생명 활동을 체계적으로 설명하고자 시도했지만 그것이 구조적으로 불가능하다는 자각에 이르렀다. 추정컨대 한 부류의 동물(예컨대 사자)은 동료와 합세하여 피식자인 또 다른 동물(임팔라나 기린)을 잡아먹고 생존하는데, 잡히는 동물은 초식으로 연명하고 있으며, 또 그 식물은 나름의 환경적 조건에서 생육하는 것임을 알게 되었다. 이때 뉴턴패러다임에 근거하는 전통 생물학이 주객이분법의 분리주의를 특징으로 하고 있는 한 동물의 생명유지 현상에 대해 포괄적이면서 체계적인 설명을 불허하는 것으로 판단하였다. 그래서 그는 1866년에 생물학과 다른 개념체계의 학문 분야가 필요하다고 여겨서 이를 생태학Ökologie이라 명명하게 된다.

헤켈이 생태학이란 새 이름을 주조하여 내놓았지만 이에 주목하는 이가 거의 없었다. 헤켈과 같은 문제의식을 갖고 있을 경우에 곤란을 겪을 수밖에 없었을 것인데, 당시에는 이를 채워줄 방안으로 18세기 식물학자 린네가 사용한 자연의 경제라는 표현을 쓰고 있었던 것이다.

20세기 초 클레멘츠F. Clements는 자연의 경제라는 관점에서 식물과 그 조건의 변화를 살피면서 곳곳의 자연 지역에 천이가 일정하게 진행되다가 우점종 식물이 극상에 이르러 마침내 안정 상태에 도달하게 된다고 보았고, 이런 의미에서 사회학자 스펜서의 용어를 차용하여 자연을 초유기체super-organism로 묘사하기에 이른다.

이런 배경에서 자연의 경제는 길드라는 중세 때의 용어를 차용하여 설명되기에 이른다. 녹색식물은 생명의 기반을 이루는 빛과 물, 이산화탄소를 활용하여 산소를 배출하고 스스로는 탄수화물 등으로 변신하는 생산자가 되며, 그리고 초식동물은 식물로 연명하고 육식동물은 이를 잡아먹게 되므로 각각 1차 및 2차 소비자로 분류된다. 인간은 산업문화의 차원에서 자연의 모든 영역에 관여하지만, 생명에너지 흐름의 시각에서 보면 잡식을 하는 동물로서 소비자로 자리매김 된다. 생산자와 소비자가 제 역할을 다한 후에는 소멸하게 되는데, 이때 박테리아와 같은 미생물은 죽은 생명체를 다시 생명의 기반으로 되돌리는 분해자가 된다.

단순화하자면 〈그림 10-1〉에서 볼 수 있는 것처럼 지구 자연은 넷, 즉 생명기반과 생산자, 소비자, 분해자라는 관계적 역할의 기본단위로 구성된다. 여기서 주목해야 할 바는 첫째로 자연의 특징적 일부가 각각 고유한 기능을 수행한다는 것이고, 둘째로 각자의 고유한 기능은 다른 기능과 유기적으로 연계되는 방식으로 순환하고 있다는 점이다.

<그림 10-1> 생태학의 길드식 자연 이해

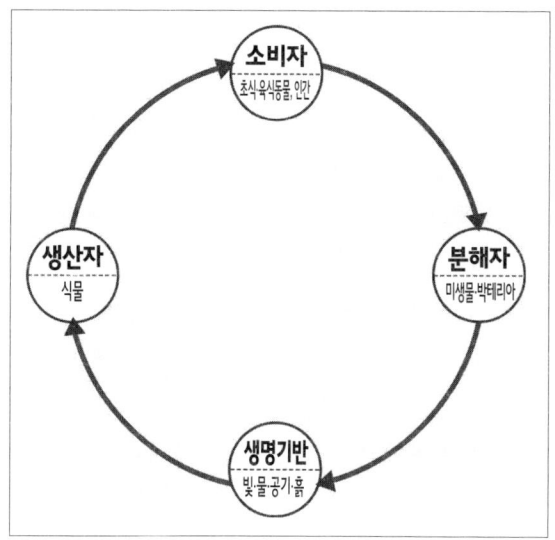

　자연의 경제라는 관점은 자연을 전체적 관계성으로 기술하고 설명하는 것인데, 바로 이 점은 전통 생물학에 결여되어 있는 바의 것으로서 강점을 갖는 시각이다. 다만 여기에 위험요소도 있다는 것이 과학자들의 판단이었다. 자연이 경제적 효율성을 도모한다는 설명은 이를 도모하는 초월적 존재를 끌어들이기 쉽다는 것이 하나고, 또 클레멘츠에게서 나타난 것처럼 자연을 초유기체로 볼 경우 자칫 가이아 여신이나 범신론과 같은 신비주의로 미끄럼을 탈 수 있다는 것이 또 다른 하나일 것이다.

　자연이 유기적 관계를 맺는 존재라는 시각을 유지하면서도 목적론의 형이상학으로 빠지지 않기 위해서 마침내 생태학이 호출되기에 이른다. 자연의 경제 개념이 비로소 생태학에 자리를 내어주게 된 것이다. 이에 탠슬리A. Tansley는 한 시스템 속에서 생물과 생물이 유기적 관계를 맺고 있을 뿐만 아니라 각 생물이 물리적 여건과 상호작용을 하고 있는 최소 단위를 생태계ecosystem라는 표현으로 주조하여 제시하는 데, 그 때가 1935년이었다. 이때부터 생태학은 학문의 영역에서 전통 생물학과 경합하여 발전하는 새로운 분야로 떠오르게 된다.

생태학이나 생태계라는 용어가 일반인들에게 와닿은 시기는 1970년을 전후로 한 무렵이다. 그때 선진국 시민들은 처음으로 환경재난을 산업사회의 구조에서 비롯된 위기로 인식하면서 서구의 세속적 세계관이나 가치관과 다른 새 사조를 찾기 시작하였고, 이때 확연히 눈에 들어온 것이 생태eco라는 개념이었다.

환경문제는 실제 현실서 인간의 각종 피해로 야기되었기 때문에 사회제도로 다가가지 않을 수 없었다. 초기에는 여전히 안일하게 환경 관리주의 정책으로 임했다. 배출구사후관리 해법end-of-pipe solution이 전형적이었다. 예컨대 눈에 보이는 굴뚝과 배수구 등에서 오염의 기준치를 정하여 그 이하가 되도록 조치하고 이를 위반할 때는 벌금을 매기는 방식으로 환경을 관리하는 정책을 행한 것이다.

애초부터 환경문제는 관리주의 미봉책으로 해결될 사안이 아니었다. 선진국 내의 국지적 문제가 갈수록 심화되더니 급기야 전 지구적 문제로 증폭되기에 이른 것이다. 이때 자연을 인간의 주변부 환경으로만 보던 시각에 변화가 형성되었다. 인간은 목적이고 자연은 도구적 환경일 뿐이라는 서구 전래의 이분법적 세계관과 가치관을 전환해야 하는 근본적 사태에 직면한 것이다.

1972년에 로마클럽은 MIT의 과학자에게 의뢰한 연구보고서『성장의 한계』를 발표하여 커다란 반향을 초래했는데, 양적 성장을 향해 질주하는 산업사회가 지구 자원의 한계와 누적되는 환경오염으로 인해 위기에 봉착할 수 있음을 제기한 것이었다. 이에 심층생태주의Deep Ecology를 주창한 철학자 아느 네스 Arne Naess는 과학적 생태학의 자연 설명이 세상을 바꾸는 데 필요한 것일 수는 있어도 충분치 못함을 밝히면서, 그것이 가치관과 세계관을 포함하는 사상으로 발돋움하는 바탕이 되어야 한다고 역설했다. 왜냐하면 환경문제를 해결할 정책과 제도, 생활양식의 규범적 지침을 마련하지 않고서는 배가 산으로 갈지 바다로 갈지 알 수 없기 때문이었다. 이렇게 해서 생태주의 사조가 탄생하기에 이른다.

생태주의는 환경 관리주의 노선과 대조적이다. 환경 관리주의는 기존의 자연 지배적 세계관을 기반으로 한 산업사회의 초기 정책이다. 생태주의는 크게 둘, 즉 최대한 자연으로 되돌아가자는 생태 중심주의ecocentrism 노선과 인간의 문명사회로 하여금 자연과 상생을 도모토록 이끄는 인도적 생태주의 humanistic ecologism 두 노선으로 분류할 수 있다. 생태 중심주의는 생명 중심적 관점에서 인간을 자연의 평범한 구성원으로 간주하면서 다른 자연적 존재와도 말 그대로 평등하다고 보며, 그 가운데 일부는 생명 중심적 관점에 가이아 여신이나 정령 등을 설정하는 경우도 있다. 집필자가 주창한 인도적 생태주의는 인간이 자연적이면서도 동시에 사회(문화)적 존재일 수밖에 없다고 보고, 지구자연을 인간적 지혜의 관점에서 다가가는 것이 불가피하며, 자연을 부분들(개체생명이나 종, 생태계 등)의 관계성으로 구성된 생명부양 체계life-supporting system로 간주하여 지구를 건강하게 유지하는 선에서 인류의 문명사회를 존속시키고자 도모한다.

향후 인류는 환경위기를 근원적으로 해소하기 위해서 생태주의 사회를 향해 전진하면서 자연과의 상생을 도모하지 않을 수 없다. 환경위기가 가시화할수록 그럴 것이다. 이미 환경 관리주의 수준에서 생태주의로 이행하는 중간에 가교가 놓이게 되어 부분적으로나마 시행 단계로 돌입했다. 20세기 말 서유럽서 제기된 생태적 현대화ecological modernization나 국제사회가 합의를 본 지속가능한 발전sustainable development이 징검다리 범주에 포함되는 것이다. 지속가능한 발전은 사전예방의 원칙을 중요하게 내세웠고, 생태적 현대화는 자연보호와 자본주의 경제가 우승열패의 제로섬zero-sum 게임이 아니라 상생의 윈윈win-win 게임에 위치하도록 애를 쓰고 있다.

그렇다면 현대인은 갈수록 증대되고 있는 환경성질환과 각종 선진국병에 봉착하여 어떤 의학적 방도를 추구해야 하는가? 두말할 것도 없이 생태의학 eco·medicine이 그것이다. 생태의학은 인류가 지향해야 할 생태주의 사회의 의학이다. 그것은 인간을 이해할 때 유기적 연계성을 특징으로 하는 방법론상의 전체론holism을 채택하는데, 이것은 주류의 과학적 생태학이 자연을 설명하는 바로 그 방식이다.

집필자는 생태의학이 전체론의 방법에 따라 최소한 다음의 네 단계를 포함해야 할 것으로 판단한다. 첫 단계로 발생한 인체의 질병에 대해서는 유기적 연계성의 전인주의에 비추어 효과적인 치료를 도모한다. 둘째 단계로 발병 후의 사후치료보다는 미리 질병을 차단하는 사전예방적 치유에 더 우선적 주안점을 두어 영혼과 신체의 건강을 유지토록 도모한다. 셋째 단계로 사후치료든 예방의 차원이든 온갖 약초와 깨끗한 물, 맑은 공기 등 자연의 선물을 소중하게 여기면서 이를 지속가능한 방식으로 활용토록 한다. 넷째 단계로 인간 사회는 자연의 생명부양 체계가 건강성을 잃지 않도록 보호하되, 생태애호심의 시각으로 현존 생물종이 진화론적으로 자기 운명을 스스로 개척토록 최대한 존중하여 배려한다.

생태 개념과 현대사회적 의미

생태학의 자연 설명은 전통 생물학과 다른 차원의 세계를 열어줌으로써 환경문제를 다루는 사회정책은 물론 생활양식의 전환까지 요구하는 생태주의 사조가 출범하는 데 결정적 계기가 되었다. 자연과학의 생태학이 사회과학을 넘어 사상적 지평으로까지 영향을 끼치게 된 것이다. 그렇다면 생태eco의 의미는 무엇인가? 그것이 21세기 현대사회에서 좁은 의미와 넓은 의미의 두 가지로 쓰이고 있음을 확인할 수 있다.

어원을 추적하면 생태학ecology이 그리스어 집oikos과 학문logos의 결합인 것에서 알 수 있듯이 생태eco는 인간을 포함한 생명체의 집이나 거주여건을 나타낸다. 다만 헤켈이나 탠슬리가 그 사용을 통해 의도하고자 한 데서 드러나듯이 좁은 의미의 생태는 자연 생명체들 서로 간에는 물론 생명체와 물리적 여건 사이에서 이루어지는 생명(에너지)의 유기적 관계성organic relationship을 나타낸다. 생태는 공간적으로 생명의 유기적 관계이지만, 시간의 축으로 조망하면 뭇 생명이 서로 의존하며 생을 이어가는 과정process을 포함하는 것이기도 하다.

생태학이 1960년대 이후 사회 일반으로 퍼지면서 그 개념의 활용과 확장,

변용이 일어난다. 활용에 있어서는 생태적 인식을 인문학과 사회과학에 적용하여 발전시킨 생태철학이나 생태경제학의 출현에서 알 수 있다. 확장과 변용의 사례로는 최근 한국사회에서 쓰이기 시작한 경제 생태계라는 용어에서 살필 수 있다.

고전경제학의 창시자 아담 스미스Adam Smith는 경제 주체로서 누구나 자신의 이익 도모에 충실하고 보이지 않는 손인 시장이 자동으로 조절하면, 최적의 수요공급 법칙에 따라 사회가 물질적 풍요로 나아가게 된다고 역설했다. 빈곤을 극복하는 성장은 좋은 것이지 나쁜 것이라고 말할 수는 없다. 문제는 풍요의 과실이 정의롭지 못한 쏠림으로 나타나 빈부격차를 더 벌린다는 것이고 또한 자연의 희생을 초래해서 환경위기를 부른다는 점이다.

세속화된 스미스의 시장자유주의는 타인을 고려하거나 배려할 필요 없이 나의 이익만 추구하면 된다. 바로 이런 이기심을 제도적으로 지원한 결과 서민경제의 파탄이 초래되었다. 우리사회에서는 1997년 외환위기와 2008년 글로벌 금융위기를 겪으면서 중산층이 대거 몰락하였고 사회양극화는 부쩍 심해졌다. 비정규직이 양산되고 자영업자가 질식되는 사태에 봉착한 것이다. 이에 경제 양극화를 해결하기 위해서는 시장을 약육강식의 장으로 방치할 것이 아니라 다른 무엇으로 조성할 필요가 있다. 다른 무엇? 바로 상생이 조성되는 생태계 개념을 도입하는 것이다. 그래서 경제 생태계라는 용어가 채택된 것으로 보인다. 자연 생태계에서 생명기반과 소비자, 생산자, 분해자의 고유하면서도 유기적인 기능에 의해 생명에너지의 선순환이 일어나고 있는 만큼 경제 생태계에서도 돈의 흐름이 위와 양 옆, 아래로 원활히 흐를 수 있어야 한다는 것이다. 즉 자유로운 시장을 존중하되, 그것이 공동체의 유기적 연계성을 건강하게 반영하는 형세가 되어야 한다. 그래야 그런 유형의 생태계가 파국을 맞지 않고 지속될 수 있기 때문이다.

경제 생태계는 생태라는 용어가 확장된 의미로 쓰였음을 나타낸다. 따라서 넓은 의미의 생태 개념은 공동체를 구성하는 모든 구성원들이 서로 간에 맺는 유기적 연계성은 물론 그들이 처한 물리적, 사회적 여건과도 실제로 연루되는 일체의 관계와 과정을 나타낸다. 이에 공동체를 인간의 경제 영역으로 축소하면 경제 생태계가 된다. 공동체를 자연으로 설정하면, 크게는 우주 생명공동체와 지구 생물권이 되고, 최소 단위로는 자연 생태계가 된다.

생태라는 표현이 갖는 강점이 있다. 가령 시장을 경제 생태계로 표현할 경우, 재벌과 상위 10%로 자산이 집중되면 될수록 경제양극화로 공동체가 불안정한 상태로 접어들어 나쁜 사회가 되지만 위와 아래, 허리가 균형과 조화를 이루도록 할 경우 좋은 사회를 향해 나아갈 수 있다. 마찬가지로 생태(주의)적으로 우주자연을 조망하면, 지구 생물권이나 생태계는 제한적인데 인간 문명이 양적 성장만을 무한정 도모할 경우 자기잠식의 단계에서 생태적 파국에 이를 것임을 자각케 될 것인데, 이로써 생명 죽임의 악순환에서 살림의 선순환으로 전환토록 이끌 수 있다. 사회 공동체 차원서 인간은 이웃에 대해 사랑love의 자세를 가짐으로써 좋은 사회를 만들어야 하듯이 자연 공동체 차원서도 인간은 생태애호심ecophilia을 가짐으로써 생명에너지의 선순환이 건강하게 이루어지도록 해야 한다.

생태의학의 기본 통찰

생태의학은 생태 개념을 의학에 소극적 의미로 적용하는 것에서 출범하였지만 그것을 적극적으로 활용하는 것을 포함한다고 본다. 먼저 소극적 생태의학은 자연의 건강함 없이는 인간의 활기찬 삶도 불가능하므로 자연 생태계를 보전하는 데 주력하고 또 자연에 강력하게 의지하는 방식으로 병을 예방하거나 질병을 치료하는 데 그 의미를 둔다. 좁은 의미의 생태 개념이 의학에 결합된 것이다. 이런 시각에서 조망할 때, 인간은 평소에 생동감 넘치는 대지 위에서 신선한 공기와 깨끗한 물을 취하는 생활을 함으로써 건강을 유지하고, 혹 병이 났을 때 아토피와 같은 피부염을 앓고 있다면 소나무나 자작나무 숲 등에서 피톤치드를 자주 접함으로써 치료를 하거나 암과 같은 중병에 걸렸을 경우에도 알맞은 자연 약재를 활용하여 고치는 방도를 취하고자 한다. 이를 위해서 마땅히 지구 생물권과 자연 생태계를 보호하는 데도 심혈을 기울이고자 한다.

생태의학을 뒷받침하는 것으로 SBS 기획특집서 보도한 일본의 썩지 않는 사과 사례를 들 수 있다. 일본의 기무라 씨는 부인과 함께 과수농사를 짓고 있었는데, 불현듯 부인에게 농약 알레르기가 찾아옴으로써 더 이상 현대식 농법을 수행할 수 없게 되었다. 불가피하게 자연농법을 채택하였지만, 오륙년 이상 좌절을 맛봐야 했다. 빚이 쌓이면서 자살도 생각하던 가운데 숲 속에서 희망의 단서를 찾게 된다. 자연은 잣과 밤, 도토리, 오디, 쑥, 은행 등을 산출하고 있어서 다람쥐 등 온갖 동물들이 생명을 유지토록 하고 있는데, 자신의 과수원은 자연과 많이 다르다고 느낀 것이다. 깊은 숲속에서 향기로운 냄새를 느끼면서 자신의 과수원도 그렇게 조성하고자 애를 쓰기 시작했다.

기무라 씨는 화학농법을 거부하였지만 트랙터와 삽 등 농기구를 활용하여 비가 오면 쑥쑥 자라는 풀을 베어 흙과 섞어주기를 반복함으로써 지력을 빠르게 회복시켰다. 마침내 10년이 되던 해에 사과나무에서 꽃이 7개 핀 것을 확인하면서 희망이 성큼 다가온 것을 느꼈다. 그리고 다음 해 모든 사과나무에 꽃이 화사하게 피었고, 이어서 열매가 주렁주렁 매달렸다. 화학농법에 따른 사과는 상온에 한 달을 방치하면 썩어문드러지는 반면, 기무라 씨의 사과는 수개월이 지나도 썩지 않았다. 그래서 썩지 않는 사과라는 이름이 붙여졌는데, 수분이 빠져나갈지언정 썩지는 않았던 것이다. 이런 사과가 인간에게 이롭게 작용하는 것은 두 말할 나위가 없다.

<사진 10-1> 일본 과수원의 기무라 씨와 흑성병, 사과나무

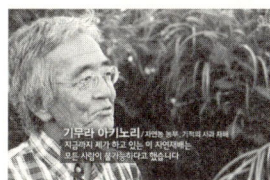
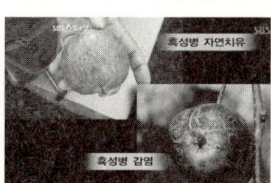
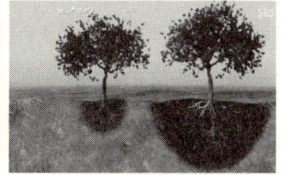

출처: sbs특집 생명의 선택 2부

사과나무는 잦은 병충해에 시달리므로 연간 9~12회 정도 농약을 치는 것으로 알려져 있는데, 기무라 씨의 사과나무에는 병충해가 찾아오지 않는 것인가? 조사를 해보니 대표적인 흑성병이 찾아온 것으로 나타났다. 〈사진 10-1〉 가운데 것에서 확인할 수 있듯이 일반 화학농법의 사과나무는 이 병에 속절없이 무너지는 반면, 기무라 씨의 사과나무는 흑성병을 이겨낸 것으로 확인되었다. 병이 찾아왔을 때 나무의 자연치유 체계가 그 잎에 침투한 병을 공략하여 떨어뜨렸고, 과실에 나타난 병 역시 이겨냈는데, 그 흔적에서 이를 살필 수 있었다. 놀랍지 않은가? 인간도, 동물도 아닌 식물이 자신에게 찾아온 병을 이겨낸 것이다.

중요한 것은 기무라 씨의 사과나무가 병을 이겨낸 이치를 찾는 데 있다. 〈사진 10-1〉 오른쪽 장면에서 비교할 수 있듯이 시시때때로 농약과 제초제를 치고 화학비료를 주는 과수원 사과나무의 토양은 미생물이 제대로 살지 못할 정도로 굳고 척박하여 산소 유입이 매우 적은 상태인 반면, 기무라 씨의 사과나무 토양은 숲 속과 유사한 향기가 날 정도인데 깊이 파고들어도 부드러우면서 온갖 미생물이 자라고 있으며 곳곳에 산소도 쉽게 침투하는 상태였다. 한 마디로 썩지 않는 사과를 맺는 나무는 그 생태적 여건의 건강함에 힘입어 병을 예방하고 질병에 걸리더라도 치료를 해내는 강건한 자연치유력을 갖고 있었던 것이다. 따라서 생태의학은 썩지 않는 사과를 낳는 기무라 씨의 나무처럼 인간도 최대한 강건한 자연치유력 power of spontaneous healing을 갖추도록 조성하는 데 있다.

일반 화학농법의 사과나무는 매년 많은 수확을 가져다준다. 이를 위해서 병에 걸리지 않도록 농약을 치고 또 풀매는 수고를 덜고자 제초제를 뿌리며, 화학비료도 늘 제공한다. 이로써 토양은 척박해지고 그곳 미생물은 갈수록 자취를 감추게 된다. 이런 나무는 자연치유력의 약화로 인해 질병에 쉽게 걸리기 때문에 끊임없이 농약과 화학비료를 요구하게 된다. 물론 사과를 먹을 경우에도 푸석거리고 또 그것은 상하기도 쉽다. 물질적 풍요를 향해 치닫는 산업사회의 현대인은 바로 화학농법의 사과나무와 같은 신세로 전락하고 있다고 비유하더라도 크게 무리는 아닐 것이다.

현대인이 원시사회로 돌아갈 수는 없는 노릇이다. 인간은 문화인으로서 스스로의 생존에 적합하도록 자연을 활용하는 것이 필연이다. 인간은 영혼과 정신을 지닌 존재로서 문화인일 수밖에 없다. 그러나 인간은 그 육신이 자연적 물질로 이루어져 있음도 부인할 수 없다. 인간은 자연적 존재이면서 문화인인 것이다. 이에 인간은 영혼의 유익과 정신의 건강을 추구하면서 더불어 육신의 강건함을 함께 도모해야 한다.

서양 현대의학은 첨단 과학기술에 의거하여 수많은 질병을 치료하는 데 크나큰 성과를 거두고 있지만, 인체를 복잡한 생물기계로 간주하는 탓에 한계도 분명하게 드러내고 있다. 그것은 영혼의 이로움으로 이끈다는 생각을 전혀 갖고 있지 못하며 또한 식물조차 갖고 있는 인간의 자연치유력을 간과하고 있다는 점이다. 이에 반해 소극적 의미의 생태의학은 인간과 자연의 유기적 연계성을 중시하므로 자연치유력을 북돋는 데 주력하면서, 이와 병행하여 자연 생태계를 보전하는 데도 역량을 집중할 것이다. 다만 영혼과 신체의 건강성이 서로 결부되어 있고 또 인체를 유기적인 소우주로 인식하여 능동적 치료의 단계로까지 올라서려면, 그것은 의미의 확장을 통해 적극적 생태의학의 지평으로 나아가야 할 것이다.

적극적 생태의학의 지평

적극적 생태의학은 확장적이면서 포용적이다. 여기서 확장을 통해 의미하고자 하는 바는 유기적 관계성으로 자연을 이해하듯이 인체도 동형적으로 이해해야 함을 나타낸다. 예컨대 자연 사계절의 운영 방식에 따라 인체를 구체적으로 보는 견해를 포함한다. 인간을 생태적 시각의 소우주로 보는 것이 대표적이다.

서양이나 동양의 전통의학은 전체론의 관점에서 인체를 이해하면서 인간을 자연의 일부로 여겼고 자연에서 구하는 약초 등으로 질병을 고치는 방도를 구사했기 때문에 좁은 의미의 생태 개념을 이미 내적으로 적지 않게 잉태하고 있었다. 현대와 비교할 때 시대적 상황의 차이로 인해 자연보호에 대한 의식적 노력을 기울이지 않았을 뿐이다. 또한 동서 전통의학은 여기서 그치지 않고 인체를 소우주로 이해했기 때문에 넓은 의미의 생태 개념에도 부합한다고 볼 수 있다. 서양 고대의학의 모형인 히포크라테스 학파는 물과 불, 공기, 흙이라는 4원소의 관점에서 이에 상응하는 점액과 황담즙, 혈액, 흑담즙이 인체에 구현되어 있고, 이들 네 성질 간의 균형이 깨질 때 질병에 걸리게 되므로 이를 조화롭게 함으로써 병을 예방하거나 치료하고자 했다. 그것은 4원소 간의 유기적 관계성으로 건강과 질병을 파악했기 때문에 넓은 의미의 생태 개념을 구현하고 있었다. 다만 서양 고대의학이 현대의학으로 발전적 승계를 이어가지 못한 채 단절적 교체의 비운을 맞은 것은 2장과 5장에서 상세히 언급한 바와 같이 의료적 실효성의 취약과 근대과학의 혁명성 때문일 것이다.

한중일의 동아시아 전통의학은 좁은 의미의 것은 물론 넓은 의미의 생태 개념을 구비하고 있었는데, 서양과 다소 다르게 소우주로서의 생태적 적합성을 높게 구현함으로써 의료적 실효성을 갖추었다는 점이다. 중국 한나라 의학에서 연유한 한의학은 천인합일의 관점에서 인체의 건강과 질병을 파악하기 때문에 소극적 생태의학에 부합한다. 다만 소극적 생태의학은 주로 자연치유에만 의존하기 때문에 초기를 넘어선 질병에 대해서는 제대로 제어할 수 없는 한계를 보이게 된다.

오늘날 문명적 인간이 병을 인지했을 경우 그 상태는 초기를 넘어선 것이 대부분이기 때문에 보다 적극적인 치료가 요청되지 않을 수 없다. 여기서 두 갈래로 나뉘게 됨을 살필 수 있다. 하나는 자연치유를 간과하더라도 목표한 바의 질병을 고치는 능동적 치료의 방도를 찾는 것이고, 이런 배경에서 근대과학 및 현대 과학기술에 의거한 현대의학이 출현했다. 다만 현대의학은 화학농법의 사과나무가 부단히 농약과 화학비료를 요구하는 상태에 놓이는 것처럼 현대인으로 하여금 빈번하게 병원에 의존적인 삶을 살도록 조성한다. 예컨대 혈압 높은 것으로 판정을 받으면 평생 고혈압 약을 복용해야 하는 신세에 놓이게 되는 것에서 알 수 있다. 물론 이것만으로도 너무 고마운 것임은 분명하다. 그러나

<그림 10-2> 자연 사계절과 생명에너지 흐름, 한의학의 음양오행 인체관

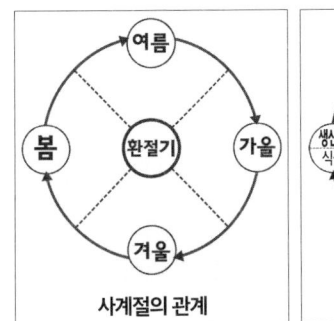
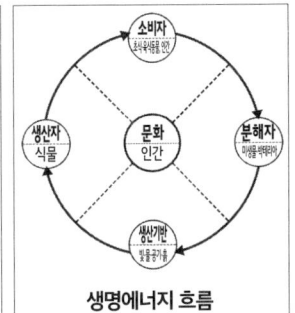
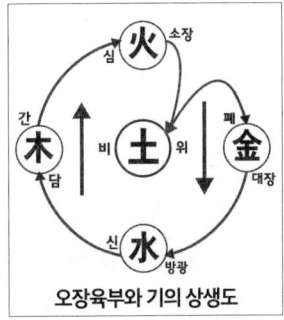

아토피 환자의 경우처럼 일시적 효과가 탁월한 스테로이드 처방을 평생 받으면서 살 수는 없는 노릇이다. 그 약의 부작용이 매우 심할 뿐더러 몸의 자연치유 체계도 현저히 약화시키기 때문이다.

현대인의 질병 상태가 중하여 자연치유력으로 감당이 안 될 경우 현대의학에 의존하는 것이 현실적으로 필요하다. 다만 질병 치료에 적극적이면서도 자연치유에 부합하거나 이를 북돋는 또 다른 체계가 있음에도 주목할 필요가 있다. 동아시아 의학이 바로 이런 유형에 해당한다. 4장에서 밝힌 바와 같이 하버드의대 출신으로 자연치유 체계를 선명하게 밝혀낸 앤드류 와일은 현대의학이 위력적이지만 이것을 간과하는 데 비해 동양의학은 이를 돕는 유형이기 때문에 중장기적 관점에서 보다 유용하다고 내다본 바 있다.

한의학이 생태적임은 <그림 10-2>에서 확인할 수 있다. 지구는 해와 달의 영향으로 낮과 밤의 음양적 대비와 4계절의 순환으로 조성되는데, 자연에서의 생명에너지 순환도 유사한 형태로 포착할 수 있다. 다만 인간을 동물의 한 종으로 보는 생태학의 자연 이해는 <그림 10-1>과 같겠지만, 문화인으로서의 인간은 자연의 모든 영역에 개입할 수 있는 힘을 갖고 있다는 점에서 특징적임도 부정할 수 없다. 강한 의미의 인간 중심성을 견지할 필요는 없지만 자연과 상생을 꾀하는 인간의 시각, 즉 인도적 생태주의 시각은 오히려 불가피하다. 인도적 생태주의 차원에서 한의학이 음양오행에 의거하여 오장육부를 이해하는 것이 생태적이라 할 수 있다. 물론 지구 사계절의 분류가 인간의 인지적 편의에 따른 것이고 또 위도의 차이에 따라 정도의 차이가 나타나듯이, 마찬가지로 한의학의 오장육부 개념도 유비추리에 의해 자연을 근사치적으로 묘사한 것으로 간주해야 한다. 어쨌든 한의학은 인간이 자연의 일부라고 보아서 자연의 이치에 부응하는 방식으로 양생을 도모하고 또 질병을 치료하고자 한다는 점에서 소극적이면서도 적극적 의미에서 생태의학적일 수 있다.

20세기 말 서양에서 발원한 대체의학도 넓은 의미에서 생태적인 경우가 많다. 그것은 과학적인 방법에 근거하고 있지는 않지만 의료적 치료효과가 있는 세계 전역의 전통의학을 망라하거나 이를 응용한 것들이다. 다수의 대체의학을 생태적으로 볼 수 있는 근거는 인체를 전체론의 방법으로 살핌으로써 유기적 관계성에 의해 인체에 다가간다는 것과 사후 치료보다 사전 예방을 중시하며, 자연치유를 중시한다는 데서 찾을 수 있다.

한의학이 대체의학의 한 유형으로 간주되기도 하지만, 이것은 서구에서 보는 시각일 뿐이다. 동아시아에서 한의학은 전통적으로 주류였고 서구에서 전래된 현대의학과 경합하고 있는데, 상호보완적 협력도 가능하다. 사실 한의학(현지에서는 중의학)을 제외할 경우, 서구의 대체의학은 부푼 꿈에 비추어 성과는 미미한 편이어서 아직은 현대의학을 보완하는 수준에 머물러 있다. 아로마요법과 카이로프락틱은 주목을 끌고 있고 에너지의학은 향후 무궁한 발전이 예견되지만, 이런 몇 가지 방안 이외에는 활로를 명확히 열어가고 있지 못하다.

대체의학의 약초요법에 뚜렷한 한계가 있음은 주로 단방에 의존한다는 것에서 파악할 수 있다. 예컨대 천식에 유칼립투스 오일을 단일하게 사용하는 정도다. 이에 비해 한의학은 매우 적극적 의학으로서 다른 대체의학보다 월등히 높은 치료 효과를 보여주고 있다.

한의학은 기침이나 천식을 여러 유형으로 분류하여 각각에 알맞은 방식으로 구체적 처방을 제시한다. 예컨대 외부 사기의 침투로 열을 동반하는 기침에는 열을 내리고 담을 없애며 폐기를 보완함으로써 기침도 멈추게 하고자 비파엽과 패모, 과루인, 행인, 사삼, 길경, 법)반하, 오미자, 원지, 박하, 감초 등을 복합으로 처방하고, 식사는 위에 부담을 최소화하기 위해 죽을 먹도록 권유한다.

여기서 비파엽이나 패모는 담(가래)을 제거하고 폐열을 내리며 기운을 하강토록 하여 기침을 멈추게 하는 데 초점이 맞추어져 있고, 사삼(더덕)이나 길경(도라지) 역시 폐의 진액을 보충하고 열을 내려주는 역할을 한다. 반하는 독성이 있어 법제하여 사용하는 데, 담을 제거하면서 위기를 하강토록 한다. 사기가 침투한 폐의 기운이 위기의 상역으로 정체될 때 콜록거리는 기침을 더욱 심하게 하게 되므로 폐기가 위기와 공조하여 하강토록 유도해야 하므로 반하를 쓴다. 이것은 죽을 먹게 하여 위의 소화 기능을 돕는 것과 같은 이치로 구사된다.

<표 10-1> 천식에 효험이 있는 약재

유칼립투스Eucalyptus	비파엽枇杷葉	사삼沙參	반하半夏
나무 잎서 에센셜 오일로 추출하여 햇빛 탄 피부에 바르거나 기침이나 감기, 폐질환 등에 향기를 맡거나 가슴에 바른다.	성질이 찬데, 폐와 위장의 경락에 작용하고, 담을 제거하면서 폐기 하강을 유도하여 기침을 멈추게 한다.	더덕이라 일컫는 것으로 약간 차며, 폐와 위경에 작용. 폐와 위의 진액 보충으로 기를 북돋으며, 담을 없애다	독이 있고 따뜻하며 폐와 비위 경락에 작용. 법제한 것으로 사용하는데, 담을 없애면서 위기의 하강을 촉진한다.

한의학은 비위라는 장기를 중심부의 축으로 보는데, 비장은 봄의 상승 기운을 담당하는 간기와 공조하는 반면, 위장은 가을의 하강 기운에 해당하는 폐기와 동조하는 경향이 강하다고 본다. 따라서 비위가 모두 나쁜 상태에서는 비기 상승에 작용하는 승마라는 약초와 위기 하강에 이로운 반하를 함께 구사한다. 반면 기침이 잦을 때는 폐가 들숨으로 받아들인 기운을 아래로 원만히 내려 보내야 하므로 반하만을 사용하게 되는 것이다.

여기서 알 수 있듯이 서구의 대체의학의 약초 요법이 생태적이지만 인체를 자연과 상관 짓는 정합도가 매우 약하며 낮은 치료 효과를 보이는 반면, 동아시아 전통의학은 인간과 자연 사계절의 정합성에 보다 밀착함으로써 치료 효과를 높이는 데 적지 않게 성공적이라는 점이다. 동의보감이 언급한 바와 같이 불가피할 때 단일 약재를 추천하는 단방單方도 쓰지만 대부분 군신좌사의 복합 처방을 강력히 선호하는 까닭은 우주를 닮은 인체 오장육부의 갖가지 관계를 세밀하게 고려하는 선에서 치료에 임하기 때문이다.

자연치유를 능동적으로 돕는 의학이 필요하고 그것은 생태적이어야 한다. 동아시아 한의학을 적극적 생태의학의 모형으로 자리 한곳을 차지하도록 해도 무리는 없다. 향후 서구의 대체의학도 동아시아 의학과 자웅을 겨룰 정도로 발전을 거듭하여 적극적 단계에 이를 수 있어야 한다. 한의학이나 중의학은 2천 년에 걸쳐 임상을 통해 객관적 정당화 과정을 거쳐 온 반면, 대체의학은 최근에 발현된 것이기에 옥석을 가려서 그 발전에 심혈을 기울여야 할 것이다. 이때 동서의 어떤 의학이든 필수적으로 반영해야 하는 것은 인공적 화학물질로 인해 초래되는 환경성질환과 같이 현대 산업사회의 새로운 질병까지도 무리 없이 치료할 수 있도록 해야 한다. 즉 적극적 생태의학의 반열에 이를 수 있어야 한다.

지금까지 적극적 생태의학이 띠는 확장성의 의미와 내용을 검토하였는데, 그것은 또한 포용적이어야 한다고 본다. 이것은 생태의학의 차원서 유기적 상관성에 연루되는 각각의 단위가 본래적 고유성을 지니고 있으므로 이에 대한 구체적 특성 파악에도 주력해야 함을 뜻한다.

생태적 은유로 되돌아가자면, 〈그림 10-1〉에서 보듯이 지구상의 녹색식물은 생산자 역할을 담당하기 때문에 소비자 역할의 동물과 다르지만 분해자 및 생명기반과 서로 긴밀하게 연루되어 있다. 그리고 소비자 안에서도 초식동물과 육식동물이 다르다. 육식동물에서도 독수리라는 좋은 멀리 내다보는 뛰어난 시력과 날카로운 부리라는 특징을 갖고 있으며, 치타는 세상에서 가장 빠른 동물이라고 불릴 정도로 특징적이다.

생태의학 역시 유기적 관계성이라는 그물을 중시하지만 그물의 한 코 한 코가 갖는 세부적 특성에도 주력해야 한다. 예컨대 심장이 다른 장기와 갖는 관계성에 대해 살펴야 하지만 심장 자체의 고유성을 세부적으로 정확히 파악할 때 각종 심장병을 잘 고칠 수 있다. 바로 이런 특징을 탁월하게 구현하고 있는 의학이 바로 서양 현대의학임을 어찌 인정하지 않을 수 있겠는가. 특히 부단히 발전하는 과학기술을 끊임없이 수용하고 있다는 점에서 더욱 그렇다. 따라서 현대의학이 자신들의 영역만을 유일한 의학으로 고집을 부리지 않는다면, 그래서 자연치유와 유기적 연계성을 수용하게 된다면 넓은 의미의 생태의학 안에서 우뚝 한 자리를 잡는 것이 가능할 것이다. 생태학과 마찬가지로 생태의학 역시 개체의 고유성을 탐구하는 데 특징적인 현대의학을 포용하여 발전을 도모하는 것이 불가능하지 않다고 본다. 보다 구체적인 논의는 양자역학에 의거한 상보성의학의 지평에서 살펴보고자 한다.

생태의학의 핵심 원리

생태의학의 통찰과 의미에 대해 살펴보았으므로 그 근간이 될 원리에 대한 성찰이 필요하다. 집필자는 생태의학이 다음을 핵심 원리로 갖는다고 본다.

첫째, 생태의학은 전체론holism의 방법으로 우주자연을 조망하고, 같은 시각으로 인간을 생태적 소우주로 파악한다. 이 입장은 전통 생물학이 뉴턴패러다임에 깃든 개체론individualism의 방법으로 우주자연을 물질의 집합체로 간주하는 것과 대비된다. 따라서 생태의학은 인간을 복잡한 생물기계 모형으로 설정하는 현대의학과 방법론적으로 궤를 달리한다. 이것은 생태학이 숲은 나무들의 단순 집합이 아니라 그 이상이라고 보는 시각과 같은 범주에 있음을 나타낸다. 이에 유기적 관계성으로 자연을 이해하는 생태의 개념이 전체론에 부응하는 것이기에 생태적 전체론의 시각으로 의학을 추구할 때 비로소 생태의학의 지평이 열리며, 그런 관점에서 인체가 우주를 일정하게 반영하고 있다고 본다.

둘째, 인간을 전체론의 시각으로 조망하되, 전체를 구성하는 특징적 부분들이 각기 고유성을 지닌 것으로 파악하여 이를 유지하는 가운데 서로 조화를 이루도록 함으로써 건강한 삶을 영위하도록 조성한다. 사람은 영혼을 지니고 있어서 사유하는 존재이고 그것이 물질적 육신으로 구현되어 있다고 보는데, 영혼이 신체와 다른 가운데서도 서로 유기적으로 연계되어 있다고 본다. 영혼의 고유성에 따른 원리를 육신에 적용하는 것이 그릇된 것처럼, 물질적 신체의 속성에 따라 적용되는 법칙이 영혼에 그대로 적용될 수는 없다. 생태의학은 사람을 전체론, 또 달리 표현해서 전인주의의 시각으로 접근하므로 영혼과 신체, 신체 내 오장육부와 다른 지체도 자체 고유성을 지니면서 유기적 관계성에 놓여 있다고 인식하여 서로 어우러져 조화가 이루어지도록 이끈다.

셋째, 생태의학은 인간의 신체가 다른 자연적 존재인 동식물과 마찬가지로 자연치유 체계를 구비하고 있는 것으로 인지하고, 이를 최대한 유지하거나 북돋도록 하는 데 우선적 주안점을 두는 방식으로 치료에 임한다. 인간은 살아 있는 유기체로서 물리적 손상을 입었을 때 이를 낫게 하는 자발적 치유의 경향성을 갖고 있다고 보고, 이를 존중하거나 그 치유력을 적극 돕는 의학으로 나아가고자 한다.

넷째, 신체의 질병 유무의 상태가 정신이나 영혼의 건강함과 내적 관계로 결부되어 있다고 인식하여 영혼의 맑음이나 마음의 수련을 통해 양생을 적극 도모한다. 이에 몸의 물질적 상태가 영혼에 영향을 미치기도 하지만, 그 역도 성립하므로 마음과 영혼 자체에 유익한 바를 추구하고 이로써 신체에 이롭도록 조성하는 데 유념한다.

다섯째, 생태의학은 발병 후의 치료에 임하지만, 이에 선행하여 사전 예방의 치유를 중시한다. 영혼의 맑은 상태와 태도가 신체의 건강에 영향을 미치고 또 신체의 자연치유 체계를 강건하게 유지하는 것이 질병으로 미끄럼을 타지 않도록 한다고 판단하여 사전 예방의 치유를 중시하는 삶의 자세를 일관되게 견지토록 한다.

여섯째, 인간의 질병 상태가 자연치유력만으로 복원되기에 너무 늦었거나 과중하다고 판단될 경우, 생태적 의료의 방도를 적극 구사하여 건강을 회복케 한다. 산업사회 현대인이 물질적 풍요를 누리는 가운데 얻게 되는 질병은 대체로 과중한 편이어서 몸의 자연치유력에 그냥 맡겨서는 곤란한 경우가 대부분이므로, 자연치유에 부응하면서 능동적으로 질병을 치료할 의학을 필요로 하며, 이를 찾아서 시행하거나 발전을 도모토록 한다. 즉, 소극적 자연치유를 넘어 적극적 생태치료가 가능한 지평을 개척하여 시행토록 한다.

일곱째, 생태의학은 산업사회가 현대인에게 많은 혜택을 주고 있지만 적지 않게 환경성질환을 초래하고 있음을 적극 인지하여 유해한 화학물질의 유입은 최소화하고 침투한 독소를 배출 및 해제토록 하며, 더 나아가 이지러진 병적 상태가 정상으로 회복되도록 새로운 의료 체계를 구축하여 시행하는 데 역점을 둔다. 예컨대 생태의학은 패스트푸드보다 로컬푸드를 권장하고, 채소와 과일로 만든 해독주스를 추천하며, 기도나 명상이 정신질환은 물론 치매 등의 치료에도 효과가 있다고 본다. 녹두 빈대떡이나 양파, 죽순이 해독 기능을 갖고 있고, 헛개나무 열매인 지구자가 주독을 푸는 데 매우 효과적이라고 여긴다. 그리고 김치나 된장, 막걸리 등 공인된 발효식품이 자연치유 체계를 강화하는 데도 큰 도움을 준다고 본다.

여덟째, 인간의 몸이 자연의 이치에서 벗어나는 정도가 심할수록 질병을 얻게 되므로 생태적 치료에 임할 때 자연과의 조화를 꾀하는 방도를 취하거나 자연의 약재를 통해 호전된다는 것을 역사 속의 경험적 임상을 통해 깨닫고, 이를 시행하는 데 적극 노력한다. 서구 전래의 약초요법이나 동아시아 본초학 등이 자연의 약재를 통해 질병을 치료하는 데 가장 커다란 효과를 보여주었다는 점을 인지하고, 이를 더욱 발전시켜 치료에 적용하도록 한다.

아홉째, 생태의학은 확장적일 뿐만 아니라 포용적이라는 넓은 의미에서 서양 현대의학이 갖는 강점인 원자론적 미세화 전략과 호혜적으로 교류 가능하므로 상보성의학의 지평을 함께 개척하는 데 주력한다. 전체론의 시각으로 숲을 관계적으로 조망해야 하지만 숲을 이루는 개별 군락지와 세세한 나무의 특성을 등한시해서는 안 되는 것과 마찬가지로 생태의학은 현대의학이 과학기술에 의거하여 구체화한 인체와 장기의 세부적 이해와 치료 방도를 자연치유의 뒷받침이 가능한 범위 안에서 적극 수용하며, 역으로 현대의학이 생태의학의 내용을 받아들일 수 있도록 노력한다. 그리고 양자의 호혜적 협력 속에 생태적 상보성의학의 지평이 열리도록 하는 데 심혈을 기울인다.

열째, 생태의학은 인간의 강건한 삶이 그 토양인 자연의 순수함에 의존할 수밖에 없음을 인식하고 생태애호심의 자세를 갖추어 자연의 생명부양 체계가 건강성을 잃지 않도록 보전에도 힘씀으로써 지속가능한 사회를 조성토록 한다. 인간의 문명사회가 자연의 이치에 역행하는 정도가 지나쳐서 한계를 넘어설 경우 생태적 파국을 맞이하는 것이 불가피한 만큼 물질적 성장 일변도의 현재 생활양식을 전환하여 생태적으로 지속가능한 사회로 재구축하는 데 주력한다. 심지어 전통의 한의학이나 중의학이 일부 약재(웅담이나 서각 등)를 추천할 때 그것이 지속 가능하게 채취되는 것이 아닐 경우 생태의학의 원리에 위반됨을 직시케 하여 대안을 마련토록 요구할 것이다. 어쨌든 맑고 깨끗한 물과 청정한 공기, 생명을 꽃 피우는 대지가 인간의 건강한 삶에 지대한 영향을 미치고 있음은 분명하다. 따라서 생태의학은 자연이 인류에게 생명의 원천으로 갖는 가치를 바르게 인식하여 책임 있는 실천적 행보를 취하고, 그럼으로써 사회가 자연과 상생하는 새 지평을 여는 데 적극 기여하고자 한다.

【참고문헌】
· 오홍근, 『자연치료의학』, 도서출판 정한PNP, 2004.
· 한면희, 『초록문명론』, 동녘, 2004.
· 한면희, 「환경위기와 생태의학, 건강한 밥상문화」, 『쌀·삶·문명 연구』 3호, 2009.
· 한면희, 『제3정치 콘서트: 한국정치, 인애仁愛에서 길을 찾다』, 늘품플러스, 2012.
· 한면희·석인선, 『환경보건윤리 및 정책』, 한국방송통신대학교출판부, 2011.
· 레이첼 카슨, 김은령 옮김, 『침묵의 봄』, 에코리브르, 2002.
· 로버트 매킨토시, 김지홍 옮김, 『생태학의 배경: 개념과 이론』, 아르케, 1999.
· 로이 포터, 여인석 옮김, 『의학: 놀라운 치유의 역사』, 네모북스, 2010.
· 앤드류 와일, 김옥분 옮김, 『자연치유』, 정신세계사, 2009.

· 이사도르 로젠펠드, 박은숙·박용우 옮김, 『대체의학』, 김영사, 1998.
· 한스 울리히 그림, 오은경 편역, 『더 이상 먹을 게 없다』, 모색, 2001.
· Ausubel, K., et al.(eds.), *Ecological Medicine: Healing the Earth, Healing Ourselves*, San Francisco: Sierra Club Books, 2004.
· SBS 특집, "생명의 선택 2부: 다음 천년을 위한 약속," 2009. 11. 22.

11. 양자역학과 상보성 원리의 의학

서양 현대의학만이 과학인가?

　서양 현대의학이 치료에 있어서 매우 위력적임은 분명하다. 그 연유는 의학이 과학기술을 받아들여서 경험적인 시행착오를 거쳐 객관성을 확보한 데서 비롯된다. 현대의학이 과학적이고, 오늘날 과학기술이 날로 발전하고 있음에 비추어보면 향후 더욱 성장할 것으로 전망할 수 있다.

　그럼에도 불구하고 현대의학이 여전히 본원적 한계에 봉착하고 있음도 알 수 있다. 그것은 현대의학이 의존하는 근대과학과 그 기술의 한계에서 비롯된다. 현대의학의 구조적 한계는 생물의학 모형biomedical model에 근거함으로써 초래되는 것인데, 세 가지가 전형적으로 문제가 됨을 앞서 살펴보았다. 첫째, 그것은 인체를 복잡한 생물기계로 파악할 뿐 살아있는 유기체로 보지 않기 때문에 실제로 인체에 구현된 자연치유 체계를 간과하고 있다. 둘째, 그것은 인체를 원자론에 의거하여 국소적 요소의 기계론적 결합으로 인지하기 때문에 유기적 연계성의 차원에서 빚어지는 질병을 제대로 치료하지 못하는 문제를 드러낸다. 예컨대 아토피 피부염 등의 환경성질환을 치료하는 데 명확한 한계를 보이고 있는 것이 단적인 사례다. 셋째, 기계가 고장 났을 때 수리를 요청하듯이 현대의학은 인체를 생물기계로 봄에 따라 사후치료에 머물 뿐 사전예방에 매우 취약하다.

　서양 현대의학이 한편으로 위력적이지만 다른 한편으로 구조적 한계에 봉착하고 있음에도 불구하고, 한의학 등 다른 의학 체계에 대해 배타적이다. 왜 그럴까? 그 이유는 자신의 의학만이 과학이라는 확신을 갖고 있어서 비과학적인 기타 의술과는 교류와 소통을 할 이유가 거의 없다고 판단하기 때문이다. 그렇다면 서양 현대의학만이 과학일까? 집필자는 그렇지 않다고 본다.

　현대의학은 과학혁명을 배경으로 관찰에만 의거하는 인과적 결정론과 기계론적 인체관을 따르고 또한 거대 자본을 부르는 의료체계와 의료진의 수월성을 추구함으로써 근대과학의 패러다임에 갇혀 있다. 스스로만 과학이라고 자부하기 때문에 이를 넘어설 시도에 둔감한 것은 더 큰 문제다. 현대의학이 과학이기는 하지만, 그것만이 과학은 아닐 수 있다. 왜냐하면 양자물리학은 뉴턴의 근대과학과 패러다임을 달리 하고 있고, 양자역학quantum mechanics에 정합적인 다른 의학도 수용할 수 있기 때문이다.

고전물리학과 뉴턴패러다임

　하버드대의 과학사가 토마스 쿤Thomas Kuhn은 1960년대 초에 실제 과학의 역사를 탐구한 결과 과학이 누적적 진화의 과정을 거쳐 온 것이 아니라 혁명적 교체를 겪게 되었음을 파악하여 이를 패러다임의 전환paradigm shift이라는 개념으로 나타낸 바 있다.

　역사 이전에는 무지몽매한 미신의 시대였다. 그러다가 마침내 이성에 근거하여 우주를 경험으로 살피되 관찰자가 위치한 지구 중심의 관점에서 인식하는 프톨레마이오스 천계관이 고대에 등장하였다. 그 이후 근대 들어서서 프톨레마이오스 천체관이 해결하지 못하는 문제가 잇따라 나타나고, 이를 대신할 수 있는 새로운 물리학이 출현하면서 드디어 근대과학이 혁명적으로 등장하였으며, 이로써 뉴턴패러다임이 전면화하였다.

고전물리학은 뉴턴에 의해 완성되는데, 이에 따르면 관찰 주체인 인간이 대상으로 상정된 우주에 대해 과학지식을 얻고자 한다. 달이나 화성과 같은 대상이 어떤 성질, 예컨대 우주탐사선이 그곳에 도착할 때 어떤 곳에 위치하며 또한 탐사선 착륙을 정확히 유도하기 위해 어떤 속도(여기에 질량을 곱하면 운동량)로 운행하고 있는지에 대해 알고자 한다. 마침내 뉴턴의 역학이 출현하였고, 후일 그 이치에 주로 힘입어 달착륙선과 우주탐사선을 성공적으로 안착시켰다.

고전물리학이 구성되는 경로를 추적하면, 먼저 다양한 조건 속에서 탐구 대상에 대한 수많은 관찰observation을 통해 끊임없이 기술함으로써 기본 자료data를 축적하고, 여기에 이성이 작동하는 귀납적 방법을 사용하여 이론theory이나 법칙을 도출하며, 이것에 의해 이미 벌어진 일을 설명하거나 미래에 초래될 사태에 대해서는 예측을 수행한다. 이론의 예측이나 법칙적 설명이 맞아떨어지고 있음은 성취를 예감하기에 충분하다고 보았다. 이렇게 해서 고전물리학은 성공적 이론이 실재와 1대1 대응관계에 이름으로써 진리에 도달했다고 확신한다. 물론 성공적 이론에서 사용된 개념이 실재하는 세계 속의 대상을 지시한다고 여겼다.

고전물리학에는 보다 특별히 유념해야 할 대목도 있다. 관찰 주체가 대상에 다가갈 때 그것이 어떤 성질을 갖는지, 즉 관련된 사실fact을 탐구하고자 하는데 관찰자마다 상이한 결과에 이른다면 상대적 지식에 머물게 되므로 객관성을 확보하고자 주체가 대상에 미치는 영향을 구조적으로 배제하고자 했다. 그래서 주객이분법이 조성되었다. 같은 맥락에서 인간 주체는 의식적 존재로서 가치판단을 하게 되는 반면 과학은 자연의 사실만을 다루어야 하므로 자연과학은 인간적인 가치로부터 자유롭다는 가치중립성 논제value-free thesis를 당연시하게 되었다.

이제 근대과학의 주요한 특성 일곱 가지를 분별하는 것이 가능하다. 첫째, 근대과학은 우주자연을 탐구하면서 전체는 부분들의 합에 불과하다고 인식하는 방법, 즉 방법론적 개체론을 채택한다. 둘째, 우주자연과 같은 전체는 계속 분석함으로써 드러나는 요소, 즉 더 이상 나뉠 수 없는 최소 단위의 복합적 결합으로 이루어져 있다고 보는 원자론을 가정하고 있다. 여기서 개체론이 인식론적 방법이라면 원자론은 인식의 내용이라 할 것이다. 셋째, 전체는 부분들의 단순 합으로 환원된다는 환원론을 수용하는데, 이것은 개체론과 원자론의 합에 함축된 것이다. 넷째, 요소와 요소, 물질과 물질의 운동과 상호 결합에는 일정한 법칙, 즉 기계론적 법칙이 작동된다고 여겨서 이를 파악하는 데 주력한다. 다섯째, 과학은 세계 속에서 전개되는 각종 사태가 모두 물리적으로 영향을 주고받는다는 견고한 인과적 결정론을 수용한다. 사실 이것은 기계론적 법칙을 원인과 결과로 공고히 결속시킨 것에 해당한다. 여섯째, 기계론적 법칙이 적용되는 물질과 물질은 모두 시공간적으로 분리된 독립 상태, 즉 국소성locality 상태에 놓여 있다고 본다. 일곱째, 경험적 관찰을 통해 참으로 입증된 이론은 실재reality와 1대1 대응관계에 있다고 확신한다.

    결국 근대과학을 이루는 근간의 특성들, 즉 방법론적 개체론과 원자론, 환원주의, 기계론적 법칙론, 인과적 결정론, 국소성 원리, 이론과 실재의 대응론 등은 한 통속을 이루어 과학적 문제풀이에서 기본 지침으로 작동되는데, 이것이 뉴턴패러다임Newton Paradigm의 근간이라 할 것이다. 따라서 뉴턴패러다임에 부합하거나 정합적인 것은 과학이고, 그렇지 않은 것은 비과학으로 분류하기에 이르렀고, 이로써 현대의학만이 과학이라고 확신하게 된 것이다.

양자물리학의 출현

    뉴턴으로 대변되는 고전물리학과 흐름을 달리하는 격변이 20세기에 나타났다. 현대물리학의 새 지평이 열리기 시작했는데, 상대성이론과 양자역학이 이를 추동했다. 상대성이론은 아인슈타인 1인에 의해 구축된 반면, 양자역학은 많은 과학자들이 반신반의하면서 이루어낸 집단의 성과로써 현재도 진행 중이다. 다만 상대성이론은 그 주창자인 아인슈타인이 양자역학(특히 코펜하겐 해석)을 거부한 데서 알 수 있듯이 현대물리학의 한 축이면서도 뉴턴패러다임에서 이탈하지 않는 것으로 이해할 수 있는 반면, 양자역학은 이와 달랐다. 오히려 양자역학은 뉴턴패러다임이 적어도 미시세계에서 모순 같은 사태에 봉착하고 있음을 드러내고 있었다.

양자역학의 첫 단초를 제공한 것은 막스 플랑크Max Planck였다. 그는 1900년 실험에서 검은 물질인 흑체가 가열로 인해 복사열을 방출하는데 온도 변화에 따라 빛의 파장이 길어지면서 그 에너지 강도가 아날로그 방식의 연속선상에서 약해지는 것이 아니라 디지털 방식처럼 계단식으로 떨어지는 것을 확인하였다. 이를 통해 그는 빛의 에너지가 덩어리진 형태, 곧 양자quanta라는 것으로 상정하게 되었고, 빛의 에너지가 플라크 상수(h)를 단위로 진동수와 비례 관계에 있음, 즉 $E=h\nu$임을 밝혀냈다.

아인슈타인A. Einstein은 특수 상대성이론을 내놓던 1905년에 광전효과 이론을 함께 발표했다. 그는 금속판에 빛을 쪼이는 실험을 하면서 일정한 기준을 넘느냐의 여부에 따라 금속판에서 전자가 튕겨 나오거나 그렇지 않게 됨을 관찰하였다. 즉, 빛의 에너지가 약한 파장 긴 빛은 아무리 쪼여도 금속판에 어떤 영향도 주지 못하는 반면, 일정한 기준을 넘어서는 파장 짧은 빛은 그 금속판 내부에 있던 전자를 튕겨 나오게 함을 확인한 것이다. 파장이 짧은 빛은 긴 것에 비해 진동수가 많은 것이어서 에너지가 센 것이고 이로써 영향을 특징적으로 주고 있다고 볼 수밖에 없다. 가령 당구대의 당구공에 솜으로 만든 공을 아무리 맞혀도 요동을 않다가 쇠구슬을 굴렸을 때 그것이 영향을 받아 튕겨나가는 것과 흡사하다고 할 것이다. 이를 토대로 아인슈타인은 빛이 구슬과 같이 덩어리진 입자, 이름하여 광자photon라고 하는 광양자설을 내놓게 되었고, 이로써 1921년에 노벨 물리학상을 수상하게 된다.

<그림 11-1> 빛의 파동성과 입자성 실험

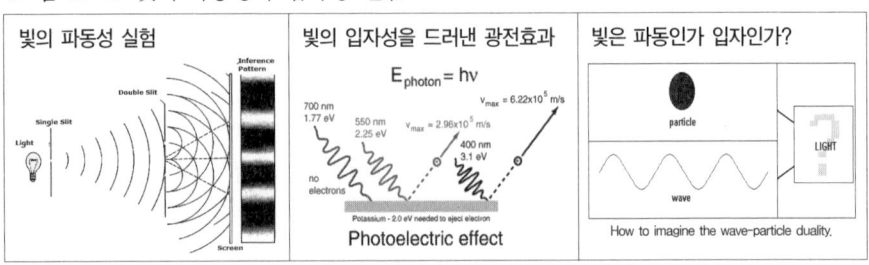

문제는 여기서부터 본격화하게 된다. 한 세기 전인 1801년에 토마스 영 Thomas Young은 빛이 파동임을 증명했던 것이다. 그는 작은 구멍 두 개를 열어놓은 이중슬릿에 빛을 통과시키고 그 뒤에서 간섭 띠가 맺힌 상을 얻어내었다. 간섭 띠는 파동의 전형적 특성이다. 그렇다면 빛이라는 대상은 입자라는 속성을 갖는가 아니면 파동이라는 속성을 띠는가? 영은 빛이 파동임을 밝혔는데, 아인슈타인은 빛이 입자임을 확인한 것이다. 빛의 이중성이 함축하는 당혹감은 미시세계의 소립자 탐구에서도 같은 양상으로 나타났다. 물리학이 기술적 도구의 발달에 힘입어 거시세계에서 미시세계로 옮겨가면서 마침내 새로운 모습으로 재구축되기에 이른다.

우주의 온갖 물질은 분자구조로 이루어져 있고 분자가 원자들의 집합임은 익히 알려져 있었다. 드디어 원자의 구조도 20세기 들어서서 일정하게나마 모습을 드러내게 되는데 러더퍼드 E. Rutherford로 인해서다. 러더퍼드는 매우 얇은 금박에 무거운 알파 입자를 쏘는 실험을 하면서 대부분은 그냥 통과하는 데 비해 드물게 어떤 경우에는 튀어나오는 것을 경험하고, 이를 토대로 원자에는 가운데 무거운 핵이 있기 때문이라고 상정하였다. 러더퍼드는 원자에서 전지를 끄집어낸 실험 결과를 알고 있는 상태에서 1911년에 전자가 핵을 중심으로 주위 궤도를 도는 원자모형을 발표하게 된다. 그는 이후 음전하를 띤 전자와 달리 핵은 양전하를 띤 것으로 양성자로 이루어져 있음을 확인하였고, 추후 다른 학자에 의해 양성자와 질량이 같은 중성자도 핵 속에 함께 묶여 있는 것으로 밝혀지게 된다.

양자물리학이 본격적으로 출범하게 되는 계기는 닐스 보어 Niels Bohr가 1913년에 러더퍼드의 모형에 변화를 주는 원자의 양자모형을 발표하면서 촉발된다. 뉴턴역학에 따를 경우, 러더퍼드의 원자모형서 멀리 외곽에 위치한 전자는 궤도를 돌면서 에너지를 소비하여 속도가 줄고 최종적으로 질량이 엄청 큰 중앙의 핵으로 빨려들어 소멸되어야 하는데, 실제로는 그렇지 않다는 데 문제가 있다. 의구심을 갖게 된 보어는 빛에 적용된 양자 개념을 기초 물질인 원자에 적용한다. 그는 원자핵 주위를 도는 전자가 플랑크 상수를 단위로 한 양자적

층에 위치하고 있어서 안정화되어 있으며 또한 전자가 에너지 준위가 다른 층으로 이동할 경우 마치 3층에서 1층으로 진입하거나 2층에서 3층으로 올라갈 때 에너지를 흡수하거나 방출하는 방식으로 건너뛰는 도약을 단행한다는 이론을 발표했다. 이로써 그 역시 아인슈타인 수상 다음해인 1922년에 노벨상을 받게 된다. 다만 보어의 견해에 대해 러더퍼드는 전자가 입자인데 어떻게 한 궤도에서 다른 궤도로 순간 이동을 할 수 있느냐는 의구심을 표명하였고, 보어 역시 당시에는 뚜렷하게 납득할 만한 설명을 하지 못하였지만, 후일 후속 학자들의 실험적 탐구를 통해 점차 이해되는 단계로 나아가게 된다.

　드 브로이L. de Broglie는 빛의 한 종류인 X선과 같은 전자기파가 파동과 입자의 이중성을 갖고 있다는 실험 결과를 접하고, 1924년에 제출한 박사학위 논문서 전자라는 소립자 역시 파동성을 갖는다고 하는 물질파 개념을 주창하였다. 이로써 원자모형 속 전자가 양자적 층위에서 이동할 수 있게 되는 것은 바로 그 파동성을 갖고 있기 때문인 것으로 나름의 설명을 할 수 있게 된다. 그런데 톰슨이 음극선에 대한 연구를 통해서 오래 전인 1897년에 전자가 입자임을 증명한 바 있다. 결국 소립자인 전자 역시 빛과 마찬가지로 어떤 경우에는 입자로 판별되었고 또 다른 경우에는 파동으로 드러나는 역설적 사태에 직면하게 된 것이다.

<그림 11-2> 러더퍼드 및 보어의 원자모형과 드 브로이의 물질파

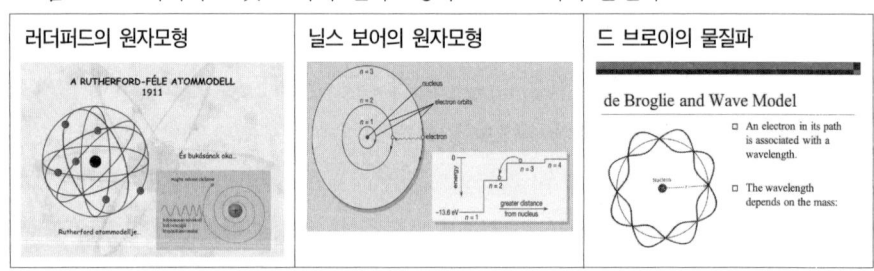

양자역학의 발전과 코펜하겐 해석

드 브로이의 착상은 양자역학이 한 단계 도약하는 계기를 제공한다. 대표적으로 슈뢰딩거E. Schrödinger는 1926년 초에 전자의 물질파 개념에 따라 파동처럼 움직이는 입자의 위치를 찾아내는 파동방정식을 발표한다. 기타의 한 줄을 튕겼을 때 나오는 파를 1차원으로, 드럼을 칠 때 나오는 파를 2차원으로 시각화할 수 있는데, 실제 음악연주회에서 청중이 듣는 음파는 3차원적이다. 이런 관점에서 슈뢰딩거는 물질파로 행동하는 전자가 어떤 경계조건 속에 있느냐에 따라 어느 곳에 위치해 있는지를 수학적으로 알아내는 파동함수를 제시한 것이다. 뉴턴역학이 입자의 운동을 기술한 것이라면, 파동방정식은 파동의 운동에 대한 기술이다.

바로 그 즈음 양자물리학의 도약과 그에 따른 논쟁을 대대적으로 촉발시키는 또 하나의 인물이 등장하는데, 바로 하이젠베르크W. Heisenberg다. 그는 1925년에 빛이 입자라는 가정 속에서 수소 원자에 대한 분석을 통해 양자상태를 수학적으로 기술하는 행렬방정식의 기초를 놓게 되는데, 이것은 막스 보른Max Born의 확률 해석 등 다른 학자들과의 협력적 연구에 힘입어 완성되기에 이른다. 이로써 하이젠베르크와 슈뢰딩거는 그 공로로 1932년과 1933년에 차례로 노벨 물리학상을 수상하게 된다.

하이젠베르크의 행렬방정식과 슈뢰딩거의 파동방정식은 서로 대조적인 형태지만 동일한 현상을 성공적으로 기술한 것으로 평가받게 된다. 전자가 입자역학이라면 후자는 파동역학으로 양자상태를 묘사하기 때문이다. 둘은 각기 양자역학을 구성하는 주된 축인 셈이다.

보어가 러더퍼드의 원자모형에 전자의 양자적 궤도 개념을 도입한 것이라면, 슈뢰딩거에 이르러서는 이것을 차라리 전자구름electron cloud이라고 표현하는 것이 더 적절한 상황이 조성된다. 슈뢰딩거는 물질파로서의 전자가 어느 시간에 어떤 위치에 있는지를 알아내는 것을 확률로 나타내는데, 확률파로 전자를 세밀하게 발견할 가능성을 높인 셈이다. 그러나 전자를 찾아낼 확률이 명료하게 드러나지는 않게 되는데, 이는 계속 뻗쳐 있는 구름처럼 그 밀도에 따라 발견할 확률이 달라지기 때문이다. 수증기 밀도가 높은 구름에서는 찾을 확률이 큰 반면, 밀도가 낮은 곳에서는 작아지게 되는 것과 같다. 하이젠베르크는 파동방정식이 안개상자에서 나타나는 전자의 입자성을 제대로 설명하지 못한다고 생각하면서 확률 개념의 의미에 천착하였고, 또한 파울리로부터 커다란 통찰을 얻으면서 마침내 1927년에 위치의 불확정성과 운동량의 불확정성을 곱한 값이 플라크상수보다 작을 수 없다는 불확정성 원리uncertainty principle를 발표하게 된다.

인간은 우주자연을 마주하면서 지식을 얻고자 하는데, 과학은 경험을 통해 획득하는 것을 기본적인 목표로 설정한다. 거시세계의 경우에는 자연의 빛에 의존하기 때문에 그다지 의식을 하지 않아도 되지만 미시세계에서는 달라진다. 예컨대 전자와 같은 소립자를 대상으로 그것이 어떤 성질을 띠고 있는지, 그래서 그것에 관한 사실을 파악하고자 할 때는 관찰자 나름대로 경험적 조건을 마련하지 않을 수 없다. 이때 빛이 필수적으로 요청되는데, 누구나 눈으로 확인하거나 경험적 자료로 드러나도록 해야 하기 때문이다. 문제는 그 빛이 입자성과 파동성이라는 상반적 양면성을 띠고 있다는 데 있다. 뿐만 아니라 전자와 같은 미세물질이 입자인 줄 알았는데, 그것 역시 파동을 띠고 있다는 점이다. 여하튼 과학자는 과학이 요구하는 바에 부응코자 실험을 통해 지식을 얻어야 한다.

실험1에서는 파장이 매우 짧은 것으로 X선이나 감마선을 채택했다. 파장이 짧은 빛을 선정한 까닭에 대상으로 상정된 전자의 위치를 정확히 찾아낼 수 있게 되었다. 그러나 문제가 생겼다. 에너지(E)=플랑크 상수(h)×진동수(v)라는 수식에 비추어 볼 때, 파장이 짧은 것은 진동수가 많고 그에 따라 에너지가 큰 것이기 때문이다. 실제로 X선이나 감마선은 전자에 비해 1천배나 큰 에너지를 갖고 있다. 이런 빛에 의해서는 당구공이 해머 펀치를 맞는 격이므로 원래의 전자가 엄청난 운동량과 속도의 변화를 맞이하게 된다. 즉 위치의 확정성을 높였더니 운동량과 속도의 불확정성이 높아진 것이다.

이와 대조적으로 실험2에서는 에너지가 극히 작은 빛을 선택한다. 솜방망이에 맞을 때 아무도 아파하지 않을 것이므로 이런 유형의 것을 채택하는 것이다. 이로써 대상으로 상정된 전자의 본래 운동량과 속도를 그대로 파악할 수 있게 되었다. 그러나 이 빛은 진동수가 매우 작고 파장은 무척 길어서 전자의 위치를 포착할 수 없는 지경에 이르게 되었다. 운동량과 속도의 확정성을 높이는 실험조건을 조성했더니 위치의 불확정성이 높아지는 결과에 직면한 것이다.

과학자는 실험1이 되었든 아니면 실험2나 또는 실험3이 되었든 어떤 형태로든 객관적 지식을 추구하는 과학이 요청하는 바에 따라 관찰을 가능하게 해주는 빛을 채택하는 나름의 실험조건을 조성하여 결과를 얻게 된다. 이런 초유의 사태에 직면한 하이젠베르크는 인간 관찰자가 미시세계에서 지식을 얻을 때 불확정성 원리가 작동되고 있다고 발표하기에 이른다.

미시세계에서의 과학지식은 불확정성 원리가 제시하듯이 확률로 얻을 수 있을 뿐이다. 파동방정식이 나타낸 것처럼 과학자가 이런 또는 저런 실험조건을 조성할 때 거기에는 수증기 밀도가 짙거나 또는 옅은 구름 속일 수 있으므로 발견 확률로 언급하지 않을 도리가 없다. 문제는 이것이 어떤 의미를 지니는 것으로 볼 것이냐는 데 있다. 이에 하이젠베르크는 "확률함수가 두 가지의 혼합을 나타내는데, 하나는 부분적으로 사실이고 다른 하나는 인간의 지식이다"라고 하였다. 이것은 과학지식이 자연의 사실과 인간적 인식의 혼합의 산물임을 뜻한다. 또한 이것은 이론과 실재의 대응 관계를 확신하고 있는 아인슈타인 등에게는 자연의 실재에 인간의 관찰행위가 영향을 미친다는 충격적 당혹감으로 부상하게 된다.

<그림 11-3> 슈뢰딩거와 하이젠베르크, 보어의 양자 이론

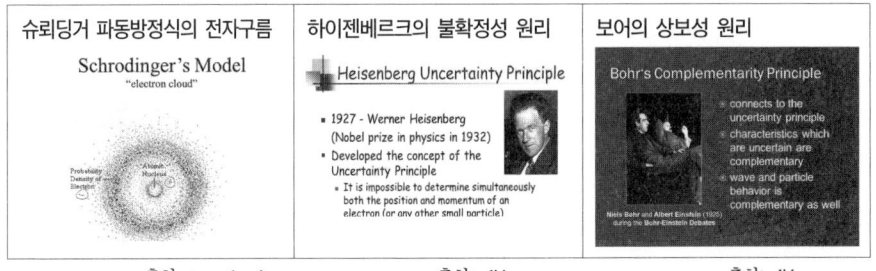

양자역학으로 인한 뉴턴패러다임의 위기

양자역학이 초래한 사태는 뉴턴물리학에 치명적이지 않을 수 없다. 두 가지만 꼽아보자. 첫째, 뉴턴물리학의 결정론적 세계관이 무너졌다. 뉴턴역학에 따르면, 특정 시점에 우주에 속한 물질들의 위치와 운동량, 속도를 파악하고 또 그런 것들 간에 작동하는 힘의 법칙을 찾아내게 될 경우, 그 이후 이런 물질들의 전개 결과를 정확히 예측할 수 있다고 여겼다. 과학으로 우주의 과거 상태를 알면 미래를 결정적으로 알 수 있다고 본 것이다. 그런데 하이젠베르크는 측정 자체를 말 그대로의 의미로 정확히 한다는 것 자체가 원리적으로 불가능할 뿐만 아니라, 측정으로 미래의 사건을 계산한다고 하더라도 그 미래의 측정 행위로 인해 상정된 물질의 위치와 운동량, 속도가 달라지는 사태에 직면하게 될 것임을 말하는 것이다. 강한 의미의 인과적 결정론이 양자역학으로 인해 무너지게 된 셈이다.

이때 거시세계에서는 뉴턴역학이 통용되지 않았느냐고 항변할 수 있다. 맞는 말이다. 거시세계에서는 자연의 빛에 의거하여 관찰을 하더라도 그 빛이 대상으로 상정된 물질에 아주 미세한 영향을 미칠 뿐이고 그것은 오차 범위 이내여서 별 문제를 초래하지 않았을 뿐이다. 그러나 뉴턴역학은 거시세계에서와 달리 미시세계에서는 더 이상 유효하지 않게 되었다.

이에 반해 양자역학은 미시세계는 물론 거시세계에도 작동된다. 거시세계에서는 빛이라는 조건이 오차 범위 이내여서 그 미세한 영향을 구태여 고려하지 않아도 문제를 초래하지 않았지만, 미세한 영역으로 들어갈수록 그 영향은 점차 증폭되어 문제를 초래함으로써 결정적이 아니라 확률적으로 드러나게 됨을 말할 뿐이다. 이런 당혹감에 아인슈타인조차 "신은 주사위 놀이를 하지 않는다"는 말로 양자역학의 의미를 거부하였지만, 후일 그 지속적 발전에 따라 아인슈타인의 생각이 옳지 않은 것으로 판명되고 있다.

둘째, 뉴턴역학은 양자상태로 인해 모순 같은 역설paradox에 직면하게 되었다. 빛이나 전자와 같은 것이 입자이면서 파동이라는 괴이한 사태를 맞이한 것이다. 전자가 입자성을 띤다면, 그것은 입자성과 상반된 다른 성질, 즉 파동성을 가져서는 안 된다. 그 역도 성립해야 한다. 그런데 전자가 입자이면서 파동을 띤다면 이것은 모순contradiction이라고 해야 한다.

과학은 모순에 직면한 사태를 어떻게 처리해야 하는가? 과학이 근거하는 수학에서 예를 들어보자. "$\sqrt{2}$가 무리수임을 증명하시오"란 문제를 풀어보자. 해법은 귀류법을 사용하여 다음처럼 전개된다. 먼저 $\sqrt{2}$가 유리수라고 가정하자. 유리수는 분수로 나타낼 수 있으므로 $\sqrt{2}$=b/a (a와 b는 정수로서 서로소). 양변을 제곱하면, $2=b^2/a^2$이다. $b^2=2a^2$이고, b^2이 짝수면 b도 짝수이다. 이제 b=2c를 대입하자. $4c^2=2a^2$이고, $a^2=2c^2$으로 a도 짝수. 그런데 a와 b가 모두 짝수라는 것은 양자가 서로소(1 이외에 공약수가 없음)라는 것에 모순이다. 이런 모순은 $\sqrt{2}$가 유리수라는 가정에서 유래한 것이므로, 그 가정은 거짓이다. 따라서 $\sqrt{2}$는 유리수가 아닌 것이고, 이에 무리수밖에 없으므로, 곧 $\sqrt{2}$는 무리수이다(증명 끝).

동일한 개념체계로 접근할 경우, 대상으로 상정된 전자가 입자성을 띨 경우, 그것은 입자성 아닌 것일 수 없다. 그런데 파동성으로도 나타났다. 모순에 봉착한 것이다. 이때 과학이 모순에 빠졌다고 하면, 과학을 폐기해야 하는 문제로 치닫게 된다. 바로 이런 연유로 과학계가 일대 혼란과 충격에 휩싸였던 것이다. 아인슈타인은 초기에 "양자이론이 옳다면, 과학으로서 물리학의 종말을 뜻한다"고 술회한 바 있다. 과학으로서의 물리학을 구제해야 할 절체절명의 위기 사태에 직면하게 되었으니 이를 구할 수 있는 새 길을 열어야 한다. 그것은 일단 뉴턴패러다임의 개념체계로 다가갈 때 미시세계의 지식 획득이 모순에 빠진 것으로 국한하는 방식의 사태 수습에 나서지 않을 도리가 없다.

뉴턴역학이 미시세계에 진입하여 수렁에 빠진 것임을 승인하고, 과학으로서의 물리학의 생환을 위해 다른 개념체계인 양자역학으로 본원적 사태 해결에 나서야 할 것이다. 바로 이런 배경에서 보어는 모순처럼 여겨지는 현상을 타개하고자 1927년 가을 물리학회에서 양자역학의 코펜하겐 해석Copenhagen interpretation을 주도하였다. 그리고 그 이듬해인 1928년에 상보성 원리complementarity principle를 내놓게 된다. 그는 양자상태에 있는 전자와 같은 소립자가 입자와 파동의 양면성을 상보적으로 유지하고 있다가 현실의 경험세계에 이르렀을 때 인간의 관찰 방식에 따라서 어느 한 양상으로 붕괴collapse되어 드러난다고 해석한 것이다.

여기에서 주시해야 하는 바는 과학에서 해석을 시도하게 되었다는 점이다. 뉴턴패러다임에서 과학은 기술과 설명, 예측과 같이 사실이나 법칙과 직결된 표현만을 사용함으로써 객관성을 견지하고자 했는데, 양자세계에 이르러서는 불가피하게 해석, 즉 경험적 지평을 넘어선 철학적 이해를 도모하게 되었다는 것이다. 집필자는 이것을 주관성 배제의 이분법적 객관성에서 주객 상호주관적인 객관성intersubjective objectivity으로 나아가게 된 것이라고 본다. 여기서 그 해석은 첫째로 양자상태가 경험적 현실상태와 다르다는 것, 둘째로 과학지식이 자연의 순수한 사실을 있는 그대로 드러내는 것이라기보다는 인간적 방식으로 기술하고 이해하는 것임을 의미한다.

아인슈타인의 반론과 양자역학의 비국소적 우주관

불확정성 및 상보성 원리로 구성되는 코펜하겐 해석에 대해 매우 불편해하는 과학자들이 초기에 적지 않았다. 이들은 여전히 뉴턴패러다임의 사고에 젖어있었기 때문에 여러 반론을 제기하게 된다. 중요한 두 가지를 살펴보자.

양자역학에 대한 본격적 비판은 아인슈타인의 주도 속에 포돌스키와 로젠이 동참하는 공동의 사고실험을 통해 1935년 5월에 제기되는데, 이름의 첫 글자를 따서 흔히 EPR 역설paradox이라고 부른다. 이때 사고실험이라 함은 물리학적 비판이나 응답을 위해 실제 실험의 실행과 무관하게 상상을 통해 고안하여 제기하는 것인데, 기술상의 곤란함으로 아직 불가능하다고 해도 원리적으로 그 실현이 가능한 방식이라고 할 것이다.

EPR 사고실험은 단순화할 경우에 한 양자적 입자를 쌍둥이 자녀 입자로 붕괴시켜서 그 성질을 알아낸다는 착상에 해당한다. 자녀 입자 a와 b는 방향만 반대(스핀업과 스핀다운 등)일 뿐 일란성 쌍둥이처럼 동일한 성질을 갖고 있다. 여기서 각 입자는 국소적인 물리적 실체로 전제되는데, 두 입자 운동량의 합(Ma+Mb)과 위치의 차이(La-Lb)는 실재하는 물리적 양으로 결정되지 않을 수 없다고 볼 수 있다. 물론 양자역학의 주장을 좇아 한 입자에게서 위치와 운동량의 두 성질을 같이 확정적으로 얻는 것이 불가능함을 수용한다. 그래서 입자a에게서는 운동량을 확정적으로 알아내고, 입자b에게서는 위치를 확정적으로 파악한다. 그런데 두 입자 운동량의 합과 그 차이는 일정하므로 입자a의 위치는 b에 비추어 반대 방향에 있는 것으로 결정할 수 있고, 입자b의 운동량도 입자a와 같은 것으로 확정적 할당이 가능하다. 그렇다면 이런 실험을 통해 양자역학이 모호하게 드리운 난제를 명쾌하게 해결할 수 있지 않은가라고 판단하는 것이다.

　　EPR 사고실험이 후일 입증된다면, 불확정성 원리가 역설에 봉착함으로써 양자역학은 불완전한 것이 된다. 아인슈타인은 이를 통해 미시세계의 숨겨진 변수hidden variable를 아직 찾지 못해서일 뿐이지 그것을 EPR 실험에서처럼 드러낼 수만 있다면, 성공적 물리이론이 여전히 실재와 1대1의 관계로 대응한다는 것을 보여줄 수 있다고 확신하는 셈이다. 또한 이것은 실재가 경험적 관찰행위로부터 영향을 받지 않는다는 것을 나타낸다. 이렇게 EPR 역설은 양자역학의 주류 해석에 치명적인 내용을 담아낸 것이다.

　　슈뢰딩거는 EPR 사고실험에 접한 후 곧바로 아인슈타인과 서신 교환을 하면서 일정한 시사를 받게 되고, 이를 토대로 같은 해 여름에 고양이 사고실험을 발표하는데, 이것 역시 양자역학에 의구심을 짙게 드리우는 비판에 해당한다. 사실 슈뢰딩거는 파동방정식으로 양자역학의 완성도를 높이는 데 기여했음에도 불구하고 뉴턴역학의 한계를 드러낸 코펜하겐 해석에 대해 납득할 수 없었다. 그의 파동방정식은 파동의 연속성에 기반을 둔 것으로서 뉴턴역학과 양립이 가능하지만, 불연속성을 띠는 양자적 도약 개념과는 잘 맞아떨어지지 않았기 때문이었다. 또한 그는 파동함수가 확률 분포를 나타낸다고 해도 그것이 가

상이 아니라 실재한다고 여겼다.

슈뢰딩거의 구성에 따르면, 한 고양이가 손댈 수 없는 곳에 특정 기계적 시스템이 구비된 금속상자에 갇혀 있다. 그 시스템은 한 시간 안에 붕괴할 확률이 50%인 방사능 통과 그 붕괴 여부에 따라 작동되는 망치, 이에 영향 받아 깨질 수 있는 독가스 함유 유리 플라스크로 이루어져 있다. 관찰자가 한 시간 뒤에 상자를 열었을 때 고양이가 살아있거나 죽어 있을 확률은 절반이다. 슈뢰딩거는 코펜하겐 해석에 따를 때 고양이가 생사의 병존 상태에 있다가 관찰자가 문을 여는 관찰 행위를 할 때 '짜짠!'하고 살아있거나 죽은 것으로 드러난다고, 즉 고양이의 생사가 바로 그때 결정된다고 언급하는 격이니, 이 얼마나 난센스냐고 꼬집는 것이다.

그는 시스템이 작동하지 않아서 고양이가 살아 있거나 아니면 작동으로 인해 독가스가 새어나와 고양이가 죽었거나 어떤 형태로든 결정이 된 상태일 뿐이지 관찰 순간에 비로소 결판이 난다고 보는 것은 불합리하다는 것이다. 이것은 그가 입자와 파동의 이중적 공존을 받아들이고 싶지 않았던 것처럼 생사의 상보성 설정 자체가 오류라고 보는 셈이다.

<그림 11-4> 아인슈타인과 EPR 역설, 슈뢰딩거의 고양이

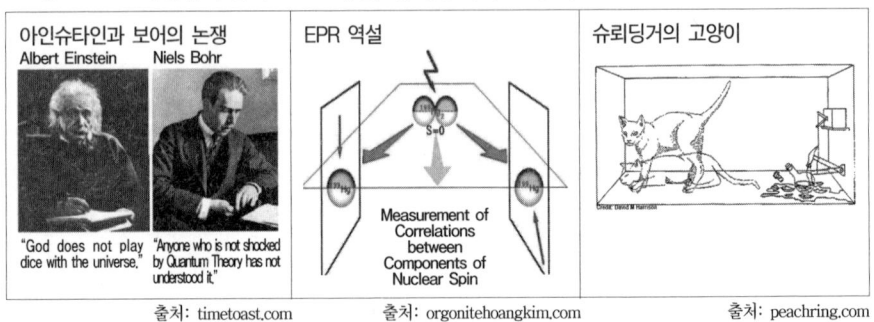

그렇다면 달갑지 않은 양자역학이나 코펜하겐 해석에 대한 비판이 성공적이었는가? 먼저 슈뢰딩거의 비판부터 검토해보자. 오늘날 다수의 양자물리학

자들이 평가하듯이 슈뢰딩거 고양이 가설은 범주오류category mistake를 범함으로써 코펜하겐 해석을 겨냥했던 칼을 다시 칼집에 집어넣어야 하는 사태에 직면했다. 고양이가 살아 있거나 죽어 있는 상태는 양자상태인 반면, 측정자 슈뢰딩거는 현실상태에 놓여 있어서, 후자의 평가 잣대를 전자에 들이대어 난센스라고 재단하는 것 자체가 오류이다. 예컨대 물H_2O이 습기를 한 성질로 갖고 있다고 해서 이와 범주가 다른 수소H나 산소O 역시 습기를 지녀야 한다고 볼 이유는 없는 것이다.

고대 철학자 아리스토텔레스Aristoteles는 일찍이 가능태와 현실태를 분별한 바 있는데, 바람에 흩날린 민들레 씨앗은 가능태에 머무르고 있지만 장차 적절한 조건이 구현되었을 때 민들레라는 현실태로 꽃을 피우게 된다고 여겼다. 근대의 사상가 칸트I. Kant 역시 현실의 인간은 물 자체로 구성되는 본체계Noumena를 순수하게 그대로 알 길이 없는 반면, 미지의 그 세계가 인간의 감성 및 오성의 인식 체계를 거쳐서 드러나는 현상계Phänomena의 지식을 획득하는 것은 가능하다고 설파했다. 이런 폭넓은 시야에서 슈뢰딩거의 가설을 살피면, 갇힌 고양이는 여러 상태로 분화될 수 있는 양자적 가능태에 처한 데 반해 도구장치를 설치한 인간 관찰자는 양자상태가 붕괴된 현실태 속에 있다고 해야 할 것이다. 칸트에게서 보듯이 본체계가 존재함을 함부로 부정할 수 없을 터인데, 그것이 우리가 알아낸 현상계와 다르다고 해서 이를 난센스라고 말하는 것 자체가 난센스인 것이다.

다음으로 EPR 역설에 대해 살펴보자. 그것은 당시 물리학자들에게 큰 충격으로 여겨졌지만, 후세대에 행해진 일련의 실험결과에 따라 코펜하겐 해석의 역설을 보여주는 것이 아니라 EPR 사고실험 자체가 오히려 역설에 빠지는 것으로 귀결되기에 이른다.

아인슈타인 사후인 1964년에 벨J.S. Bell은 이른바 벨의 부등식을 발표하는데, 그것은 한 쌍의 두 원자가 양자적으로 서로 얽힌entangled 상태에서 거기에 막대자석을 부착시켜 여러 각도로 돌리는 등 다양한 상황을 파악하는 실험을 통해 얻은 결과였다. 이에 따르면 양자역학의 이론은 국소성에 근거한 숨은 변수 개념과 양립할 수 없게 되었다. 따라서 EPR 실험이 옳다면, 아인슈타인의 예상대로 양자역학의 불완전성이 드러나게 될 판국이었다. 그러나 사태는 실험 과정에서 서로 떨어진 두 입자 사이에 나타난 양자적 얽힘에 초점이 맞춰지면서 오히려 아인슈타인의 생각과는 판이한 방향으로 전개되기 시작했다.

　　벨의 이론에 관심을 갖던 아스페A. Aspect와 그의 동료들은 1976년에 기획한 실험을 거듭 수행한 끝에 1981년과 1982년에 논문으로 발표하게 된다. 그들은 레이저를 사용하여 에너지 최저 상태의 칼슘 원자가 빛을 흡수토록 하여 들뜨게 한 상태에서 특성상 서로 얽힌 두 광자를 얻고, 여기에 식별이 가능하게 수직이나 수평 진동을 하는 것만을 선택하는 편광판을 예의 두 광자A와 광자B가 통과토록 하며, 각도 조작이 가능한 매개체(거울 등)를 거쳐 전자장비에서 검출되도록 하는 방식으로 수행했다. 중요한 것은 실험 과정에서 관측에 영향을 받게 될 광자A와 광자B의 정보 전달이 이루어지는 것을 포착하는 데, 빛의 속도보다 빠르다고 해도 알아낼 수 있는 방도로 전개했다는 점이다.

　　최종적 결과는 두 가지로 압축되었다. 첫째, 반복으로 얻게 된 값은 양자론의 예측과 일치하였으므로 국소적 숨은 변수 이론이 타당하지 않게 되었음을 드러낸다. 둘째, 관측에 따른 광자A의 정보가 즉각 광자B에 나타나는데, 빛의 속도보다 빠른 것으로 누차 밝혀졌다. 이것은 마치 유령처럼 광자A에서 광자B로 정보가 빛보다 빠르게 전달된다고 보거나 아니면 양자 얽힘의 두 광자가 국소적 분리 상태에 있는 것이 아니라 하나로 연결되어 있다고 해석하는 것이다. 여기서 과학은 두 광자가 시공간상 국소적 분리 상태에 있더라도 유령처럼 재빨리 정보를 주고받는다는 불합리한 해석을 채택할 수는 없다. 그렇다면 시소에서 한쪽이 내려갈 경우 그 정보를 다른 쪽이 알게 되는데, 이것은 전달의 문제가 아니라 한 몸이어서 즉각 체현하는 것이라고 보아야 할 것이다. 즉, 비국소적이라고 보는 것이다. 이론적으로는 양자 얽힘의 두 입자 가운데 하나가 지구상에 있고 다른 하나는 먼 바깥 우주에 있다고 해도 마찬가지로 귀결된다고 평가되었다. 이로써 양자역학에 비국소성의 원리가 핵심으로 등장하게 되었다.

<그림 11-5> 벨의 정리와 아스페의 실험

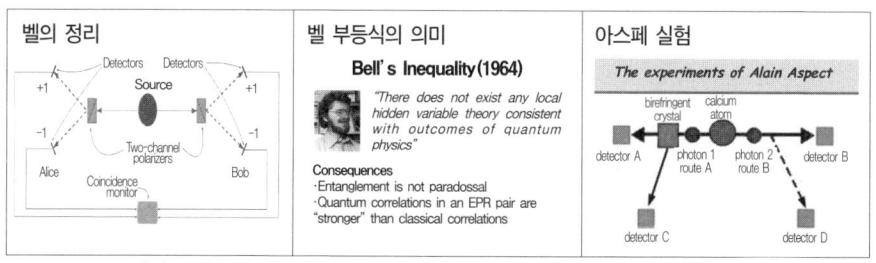

양자역학은 불확정성과 상보성, 그리고 비국소성의 원리를 주된 특징으로 한다고 할 수 있다. 일찍이 막스 보른은 미시세계에서 양자역학을 통해 확률적 지식을 얻을 뿐이라면, 고전물리학의 인과율과 결정론은 폐기되어야 한다고 단언하였다. 하이젠베르크 역시 양자역학은 인과율이 성립하지 않는다는 것을 선포한 최후 법정이라고 선언했다. 그리고 최근의 아스페는 이제 고전역학의 자연관을 버리고 양자역학의 자연관을 수용해야 할 때에 이르렀다고 술회하였다. 21세기 초에 행해진 일련의 실험도 같은 맥락에 있는 만큼 양자 간의 갈등으로 시작된 승부는 어느덧 양자역학으로 기울게 되었다고 할 것이다.

양자역학의 패러다임과 상보성의학

양자역학은 처음 등장할 때부터 기존 개념체계에 익숙했던 대부분의 과학자들에게 충격적 당혹감을 가져다주었다. 거듭된 실험결과에 접한 일부 과학자들은 기꺼이 새로운 사태에 적응하여 변화를 도모하는 시도를 전개했지만, 다수는 그렇지 않았다. 이에 보어는 "여러분이 양자역학으로 인해 심오한 충격을 받지 않았다면, 당신은 그것을 아직 이해하고 있지 못한 것이다"고 일갈하였다.

실제로 보어는 논리 실증주의를 개진한 비엔나학파Vienna Circle의 과학자들을 만나고 나서 그들이 양자역학에 별무반응인 것을 보고 몹시 의아해 한 바 있다. 1920년대 말에 출범한 비엔나학파는 근대과학의 성과에 고무되어 인간의 모든 학문을 물리과학의 개념으로 환원하는 통일과학의 기치를 치켜들었으며, 이로써 인간의 모든 언어와 행위는 참과 거짓 둘 가운데 하나로 명료하게 판명될 수 있다고 주장했다. 물론 환원 불가능한 것, 대표적으로 형이상학 등은 학문적으로 무의미하므로 쓰레기통에 처박힐 운명이라고 단정하였다. 동일한 맥락에서 물리주의 철학자들이 20세기 중반에 등장하여 인간의 정신도 두뇌라는 물질 상태와 유형적으로 동일하다는 견해를 표명하게 된 것이다.

하이젠베르크는 보어에게 비엔나학파가 양자역학에 문외한일뿐더러 관심조차 갖지 않는 연유가 있다고 얘기를 하였다. 그는 논리 실증주의자들이 참으로 검증되는 관찰 가능한 명제에 초점을 맞추고 있기 때문에 상호관계와 유기적 전체성을 드러내는 양자역학의 의미를 이해하지 못하는 것이 당연하지 않았겠느냐고 응답하였으니, 20세기 중반기 전후 무렵 과학계에 드리워진 분위기를 짐작할 수 있다고 본다.

여러 우여곡절을 겪으면서 양자역학은 21세기 오늘에 이르렀다. 그것은 적어도 세 가지, 즉 불확정성과 상보성, 그리고 비국소성의 원리를 핵심 축으로 삼고 있다. 보어는 불확정성 원리가 관찰 주체와 대상의 상관성 속에서 과학지식이 형성된다는 것을 파악하고서, 옛말을 변용하여 우주자연의 존재 드라마에서 인간이 객석의 관객이자 또한 무대 위의 배우라는 것을 일깨운다고 선언하였다. 그는 일견 양립하기 어려운 입자와 파동의 상보성을 주창함으로써 코펜하겐 해석을 주도하였다. 그런 그가 1937년 중국을 방문했을 때 거기서 태극의 음양 개념이 양극적이면서도 상보적임을 알게 되어 마음속 깊이 탄복하였고, 동아시아의 자연관이 양자역학에 부합할 수 있다고 생각했으며, 덴마크로부터 귀족 작위를 받을 때 자신의 상징 문양으로 음양 조화의 태극을 넣기에 이른다. 그가 비록 벨과 아스페의 실험을 알기 전에 타개하였지만 비국소성의 원리에 대해서도 환호하였으리라 짐작할 수 있다.

이제 새로운 양자과학의 시각에서 의학을 평가해보도록 하자. 서양 현대의학은 생(물)의학 모형을 근간으로 삼고 있음으로 뉴턴패러다임에 부합하는 과학적 의학이다. 그러나 뉴턴패러다임은 모순에 빠지는 사태에 봉착했다. 이를 일부라도 구제하려면 확장 지향적 뉴턴패러다임을 포기하고 개체론 individualism의 방법으로 원자론적 미세화를 도모하는 뉴턴역학으로 축소할 필요가 있으며, 이런 경우에만 뉴턴역학은 양자역학에 포섭될 수 있다. 양자역학은 과학으로 하여금 방법론적 전체론에 눈을 뜨도록 조성했지만 그 자체가 개체론 일체를 배제하는 것은 아니기 때문이다. 즉, 개별 대상과 입자의 세부적 속성을 구체화하는 개체론의 방도를 양자역학(특히 상보성 원리)이 수용할 수 있다. 또한 불확정성 원리 차원에서는 거시세계에서 행해지는 빛이나 관찰자의 영향이 오차 범위 이내이므로 이를 고려하지 않는다고 해도 지장이 없음으로 용인해줄 수 있다.

그러나 양자역학이 뉴턴역학에 포함될 수는 없다. 상보성과 불확정성, 특히 비국소성의 원리가 뉴턴패러다임에 배치되기 때문이다. 그렇다면 서양 현대의학을 뉴턴패러다임의 과학으로 설정할 경우에 그것은 다른 의학체계를 비과학적이라고 규정할 수 있지만, 그 스스로 역설을 잉태한 과학의 지위로 떨어지게 됨을 감수해야 한다. 반면 서양의학이 보다 성취적인 양자역학의 패러다임에 속하는 과학으로 발걸음을 내딛으려면, 그것은 다른 의학체계, 예컨대 한의학 등을 비과학적인 것으로 쉽게 규정할 수 없다고 본다.

일찍이 뉴욕주립대 송도캠퍼스 방건웅 교수는 공학박사로서 양자역학에 대한 지속적 탐구를 통해 그것이 동양의 기 개념과 어떻게 연계될 수 있는지를 깊이 천착한 연구 결과를 내놓은 바 있다. 그는 최근의 양자역학 연구에 비추어 볼 때 양자상태가 관찰에 의해 붕괴된다고 표현하기보다는 측정 방법에 따라 선택적으로 드러난다고 보는 것이 더 적절하다고 피력한다. 이런 관점에서 뉴턴의 고전물리학은 입자성(또는 개체성)에 초점을 맞추는 방식으로 다가간 양자역학의 일면으로 간주되며, 그 이후 전개된 양자역학은 또 다른 면인 파동성(또는 전체적 관계성)을 함께 드러내는 것으로 평가할 수 있다. 더욱 주목해야 할 바는 비국소성 개념인데, 이것은 우주가 시초에 빅뱅에서 연원하여 갈라져 나오고 있는 만큼 하나에서 다수로 퍼지고 있지만 서로 연결되어 있다고 보며,

동아시아의 기氣가 그것을 드러내는 데 적합한 개념의 하나라고 여긴다.

닐스 보어가 감탄한 태극의 음양은 바로 음기와 양기라는 대조적 성질의 것인데, 기 개념이 양자역학의 비국소성 원리에 조응한다는 점에서 주목할 필요가 있다. 동아시아에는 동기감응同氣感應이라는 전래의 개념이 있는데, 기운이 같은 것은 감각적 반응을 서로 같이 구현한다는 뜻이다. 이 개념의 출현 배경을 보자. 중국 한나라 때 미앙궁의 한 종은 누가 치지도 않았는데 스스로 징하고 울리면서 일정 시간 이어졌고, 이를 변고로 여긴 황제가 사태 파악을 지시하게 된다. 당시 신하 동방삭이 예측하기를 구리광산 어딘가에서 뭔가 일이 있었으리라 여겼다. 얼마 안 있어 서쪽 구리광산이 무너졌다는 전갈이 도착했다. 조사해보니 종이 바로 그 무너진 광산의 구리로 만든 것이었으며, 두 사건 발생이 같은 때에 일어난 것으로 파악되었다. 고사로 전하는 내용이 사실이든 아니든 동기감응이라는 개념 자체는 양자적으로 정보적 얽힘에 놓인 것들이 떨어져 있더라도 동조한다는 비국소성 원리에 일치하는 것으로 볼 수 있다.

과학자인 동의대 이상명 교수는 1990년대에 동기감응에 대한 실험을 한 바 있는데, 남성 3인의 정액을 채취하여 분리시켜 놓고, 각자에게 전기 자극을 주었을 때 떨어진 곳의 정액에 어떤 정보적 반응이 일어나는지를 과학적으로 관찰하였다. 결과는 놀랍게도 같은 시간대에 정액에 꽂은 전극을 통해 그것에 뚜렷한 영향이 발생하고 있음이 포착되었다. 이것은 얼마 후 언론과 방송에 소개되기도 하였다.

쌍둥이 형제들의 경우 서로 멀리 떨어져 있더라도 한쪽에서 일어난 특징적 변고가 다른 쪽에게 불길함으로 느껴진 실제 사례가 다수 보고된 적이 있다. 비록 태어난 이후 각기 다른 삶을 살았다고 하더라도 쌍둥이는 동일한 유전적 정보를 갖고 태어났기 때문에 감성적 민감성을 잃지만 않았다면 서로 간에 깊숙한 정서적 공감이 일어날 수 있으리라고 추정할 수 있다. 멀리 떨어뜨려진 쌍둥이의 경우 한쪽에 가한 전기 자극이 다른 형제에게 동일한 반응으로 나타난 것이 실험을 통해 확인되었고, 그 내용이 과학전문지 사이언스Science 150호 (1965)에 실렸으며, 이후에도 비슷한 연구가 이어졌으니 이를 비과학적인 것으로 배제할 수 없게 되었다.

양자역학의 비국소성 원리에 따를 경우, 동기감응이나 쌍둥이 반응이 과학적인 것으로 수용 가능하다. 최근에는 음악을 이용한 정서적 심리치료가 과학적으로 시행되고 있는데, 이런 놀라운 결과에 접한 어떤 과학자들은 DNA가 노래를 부른다는 시적인 반응으로 드러내기도 했다. 이는 음파나 빛, 전기 자장 등이 생체 신호로서 두뇌 등 인체에 영향을 끼쳐서 정서는 물론 질병까지 치료하는 효과를 보이고 있음을 나타낸다.

동서양의 과학관은 각기 자연관과 결부되어 있는데, 특히 동양 전통의 자연관은 서양 근현대의 자연관과는 판이하게 다르다. 한의학은 자연관의 반영이면서 또한 동아시아 합리성의 과학이다. 한의학은 전체가 부분들의 유기적 상관성으로 구성된다고 보는 방법론적 전체론(또는 전인주의)의 소산이다. 그것은 음양론을 기본으로 하는데, 서로 대조적인 음과 양이 진행과 제약 등을 통해 균형적 조화를 이루도록 이끈다는 점에서 양자상태의 상보성과 흡사하다고 할 수 있다. 성경이 최초의 빛(과학에서의 빅뱅)에서 빛과 어두움, 낮과 밤, 그리고 계절이 생겼다고 한 것처럼, 동아시아에서는 일기―氣에서 음양, 사계절, 오행이 형성되었다고 보는 만큼 서로 동형적이다. 다만 근대 이후 서양 주류 자연관이 개체론의 방법으로 이분법적 사유체계를 확산시킨 반면, 동양 전래의 자연관은 전체론의 방법으로 유기적 관계성의 사유체계를 조성했다. 각각의 배경 속에서 서양에서는 현대의학이 출현하여 발전했고 동아시아에서는 전래의 한의학이 이어지고 있다. 뉴턴패러다임의 시각에서 재단할 때 서양 현대의학은 과학이고, 그 이외에는 비과학적이라고 할 수 있다. 반면 양자역학의 시각에서 평가할 때 사정은 달라진다. 현대의학은 물론 한의학 등도 과학이라고 볼 지평이 열리는 것이다.

양자역학의 관점이라고 해도 현대의학 이외의 것을 과학으로 수용하고자 할 때는 신중한 분별이 필요하다. 동기감응이 적극 도입된 분야가 대표적으로 풍수지리학이다. 풍수학의 기본은 양기풍수로서, 인간 공동체 주거지나 도읍을 정할 때 활용한다. 인간은 생활 속에서, 농사를 지을 때는 더 말할 나위 없이 물을 절대적으로 필요로 하므로 풍수학에서 득수得水가 으뜸 원리이다. 4대 문명이 강을 낀 지역에서 탄생했음은 이를 말해준다. 물은 비가 내려 조성되는데, 비는 바람 따라 흐르는 구름이 싣고 온다. 습기가 적을 경우에는 아쉽게도 비구름이 그냥 지나치기 일쑤다. 그런데 높이 솟은 산의 경우에는 비구름을 계속 가두어서 습기의 농도를 짙게 하여 마침내 비를 내리게 한다. 이런 이치로 산에 기대어 바람을 가두는 장풍藏風이 풍수학의 버금 원리가 된다. 비가 산비탈을 타고 내려와 내를 이루고, 그것이 합류하여 천을 조성하며, 마침내 도도히 흐르는 강을 이룬다. 한국인과 중국인이 풍수를 생활 속의 보편적 학문으로 구축했으니, 이를 어찌 과학이 아니라고 말할 수 있겠는가.

그런데 풍수가 샤머니즘과 결부되어 음택풍수陰宅風水를 탄생시키면서 비과학으로 전락하기에 이른다. 그것은 죽은 사람 묘의 자연적 여건과 상태, 토질 등이 후손의 길흉화복에 영향을 끼친다는 설이다. 고인과 후손이 기를 같이 하는 동기 상태에서 영향을 주는 감응이 이루어진다고 보는 것이다. 아인슈타인과 벨, 아스페가 실험에서 등장시킨 것은 양자 얽힘의 쌍둥이 입자, 즉 고도의 정보 공유 상태의 것들이다. 사람의 정액 실험이나 일란성 쌍둥이 실험의 경우에는 사례의 표본들이 공동의 기운을 가득 포함하고 있을 때 의미 있는 결과로 나타났다. 그런데 동일한 기가 갈수록 적어지거나 또는 시간이 경과하면서 다른 외적 요인과 섞여질수록 엷어지면서 서로 감응할 여력은 현저히 떨어진다. 사람이 죽으면 영혼 또는 혼백은 사라지고 신체는 흙으로 돌아간다. 묘 속 시신은 시간이 갈수록 미생물로 인해 분해가 된다. 이렇게 된 시신이 직계 후손과 동기의 흔적을 남긴다고 하더라도 무시해도 괜찮을 정도일 것이다. 동기감응이 거의 없는 수준이 될 터인데, 음택풍수가 후손의 길흉화복을 거론하고 있으니 혹세무민의 미신일 바로서 비과학이라고 말해도 무방하다.

슈뢰딩거의 파동함수로 비유한다면 양자상태의 쌍둥이 입자나 감성적 민감성을 잃지 않은 쌍둥이, 사람의 정액 등은 전자가 있을 확률이 매우 짙은 구름에 놓인 반면, 음택풍수의 고인과 후손의 상관성은 전자가 발견될 확률이 제로에 가까운 엷은 구름에 있다고 할 것이다. 따라서 과학과 비과학에 대한 신중한 분별이 요구된다. 이때 양쪽 다 구름 속에 있기는 매한가지 아니냐는 반론이 있을 수 있다. 이런 이의제기에는 과학과 비과학이 선명해야 한다는 전제가 깔려 있는데, 역시 생각해봄직한 주제다.

뉴턴패러다임에서 과학과 비과학의 경계는 싹둑 잘린 무처럼 분명하다. 그러나 양자역학에서는 지평이 달라진다. 실험 과정과 결과에 대해 경험을 넘어선 해석이 요구되는, 즉 형이상학을 포함하는 철학이 요청되기에 이른 데서 알 수 있다. 즉, 그 경계가 실선이 아닌 점선으로 이루어져 있다고 보아야 하는데, 과학의 지위를 갖던 것이 간혹 비과학으로 전락할 수 있는 반면, 비과학으로 분류되던 어떤 것은 과학의 지위를 얻는 것이 가능하다. 자유주의와 개체론의 방법을 열렬하게 주창한 과학사상사 칼 포퍼Karl Popper는 검증이 아닌 반증 가능성이 이론과 법칙의 정당화를 부여한다고 주장하였는데, 그조차도 과학과 비과학의 구획경계가 불분명하며 신화의 이야기가 과학으로 진입하는 것이 가능하다고 여겼다. 결국 과학과 종교, 신화는 분리되어 있는 것이 아니라 느슨하게나마 연계되어 있다고 할 것이다.

아인슈타인은 구약 성경 시편에서 보여주는 것과 같은 우주적 종교 감각이 과학적 탐구의 열정을 북돋을 뿐만 아니라 그 자체가 숭고한 동기라고 언급하였다. 슈뢰딩거는 코펜하겐 해석에 비판적이었지만 양자역학의 초기 산파 가운데 하나로서 새로운 사고를 한 것만은 분명하다. 그는 뉴턴의 과학관이 세계를 정교한 시계의 상으로 볼 뿐이어서 거기에 마음이 들어설 여지가 없음을 비판하였고, 양자역학에서 관찰주체와 대상의 상호작용이라는 표현 자체도 객체와 또 다른 객체와의 상호작용으로 보는 것이 더 바람직하며 구체화해서 주체를 언급해야 할 경우에 그것은 정신이어야 하는데, 전체가 하나로 이어져 있으므로 힌두교가 제시하고 있는 것처럼 우주적인 하나의 마음으로 귀결될 수 있다고 보았다. 닐스 보어가 음양 조화의 동아시아 태극 개념에 환호하였음은 이미 거론하였다. 하이젠베르크는 양자역학을 바르게 해석하기 위해서 플라톤과 아리스토텔레스, 칸트 등의 철학적 개념을 기꺼이 차용하여 설명하였으며, 더 나아가 "당신은 인격신을 믿느냐?"는 파울리의 질문에 대해서도 영혼이란 개념을 잘못 이해하지 않는다는 전제 하에서 "그렇다"고 답변하기도 하였다.

　　양자역학에 나름 정통한 과학자 대다수는 신비주의를 과학에서 배제하기보다는 오히려 조심스럽게 결부 짓는 데 주저하지 않았다. 이런 관점에서 볼 때 양자역학은 입자성의 실험 결과를 수용하듯이 개체론의 방법으로 인체를 조망하는 현대의학을 수용할 것이고, 또한 파동성의 실험 결과를 해석하였듯이 전체론의 방법으로 인체를 이해하는 한의학 등도 일정한 조건만 갖출 경우 과학으로 수용할 수 있을 것이다. 이런 의미에서 집필자는 양자역학이 상보성의학의 새 지평을 연 것으로 평가한다.

　　상보성의학complementarity medicine은, 양자역학이 일견 상반되는 것으로 비춰지는 입자성과 파동성의 두 속성을 양자적 상보성 상태로 함께 포용한 것처럼, 한편으로 개체론적 원자론의 방식으로 미시적 요소의 구체화와 그 특성에 초점을 맞추어 인체를 이해하여 치료하는 서양 현대의학을 끌어안고, 또 다른 한편으로 전체론의 방식으로 구성 부분들의 유기적 관계성에 주안점을 두어 인체와 장부, 신체 기관을 이해하고 치유 및 치료에 힘쓰는 한의학과 일부 대체의학을 포용함으로써 양자가 상보적 지평에서 상호 협력과 융합, 조화를 이루는 것이 가능하다고 본다. 물론 한의학이나 대체의학, 또는 생태의학이 양자역학의 관점에서 일정하게 과학적 지위를 얻을 수 있는 조건을 구비하는 경우로 국한되어야 함은 두말할 나위가 없다.

【참고문헌】
· 방건웅, 『기가 세상을 움직인다 2부』, 도서출판 예인, 2005.
· 최창조, 『한국의 풍수사상』, 민음사, 1984.
· 최창조(역주), 『청오경·금낭경』, 민음사, 1993.
· 한면희, 『초록문명론』, 동녘, 2004.
· 나단 스필버그 외, 이충호 옮김, 『우주를 뒤흔든 7가지 과학혁명』, 새길, 1994.

· 베르너 하이젠베르크, 김용준 옮김, 『부분과 전체』, 지식산업사, 2005.
· 프리초프 카프라, 이성범·김용정 옮김, 『현대 물리학과 동양사상』, 범양사, 1994.
· 짐 배것, 박병철 옮김, 『퀀텀 스토리』, 반니, 2014.
· 켄 윌버(편), 박병철·공국진 옮김, 『현대물리학과 신비주의』, 고려원미디어, 1990.
· (주)아이뉴턴, 『Newton』, 「빛의 양자론」, 2017. 2.
· Folse, Henry J., *The Philosophy of Niels Bohr*, Amsterdam: North-Holland, 1985.
· Hilgard, E. R. et al.(7ed.), *Introduction To Psychology*, New York: Harcourt Brace Javanovich, Inc., 1979.
· Heisenberg, Werner, *Physics & Philosophy*, New York: Harper Touch Books, 1958.
· Kuhn, Thomas, *The Structure of Scientific Revolution*, Chicago: University of Chicago Press, 1962.

12. 시민을 위한 생태적 상보성의학

뉴턴패러다임의 사회적 효용성과 한계

뉴턴역학과 양자역학은 패러다임paradigm의 차원에서 양립 불가능하다. 이때 패러다임은 토마스 쿤이 언급한 바와 같이 일체의 수수께끼 풀이 방법과 내용, 거기에 깃든 가치관 및 세계관까지를 포함한다. 뉴턴역학이 전제하고 있는 결정론과 국소성 원리는 양자역학과 충돌할 뿐만 아니라 실제로 성립하지 않음도 드러났다. 뉴턴역학을 폐기해야 하는 문제가 대두될 수 있지만, 그렇게 하기에는 그 현실적 효용성이 매우 크다는 점을 감안하지 않을 수 없다.

하기야 오늘날에도 저녁뉴스 기상예보 시간에 내일 해가 동쪽에서 새벽 몇 시에 뜨고 또 저녁 몇 시에 서쪽으로 진다고 하지 않는가. 오래전에 실재와 다른 것으로 판명이 난 프톨레마이오스 천동설 개념을 일상으로 사용하고 있으니 그것과 비교할 수 없을 정도로 유용한 뉴턴패러다임의 개념과 법칙, 원리가 거시세계에서는 별 문제없이 통용되고 있으니 더 말할 나위가 없다.

20세기 초중반부터 중후반까지 행동주의behaviorism 사조가 세계적으로 유행했었고, 우리나라에서는 더욱 맹위를 떨쳤었다. 그것은 쉽게 말해서 파블로프Pavlov가 개를 대상으로 행한 조건반사 실험 내용에 부응하는 형태였는데, 관찰 가능한 방법으로 조성한 조건condition과 그 행동적 반응response에 따라 일직

선상의 도식화를 만드는 데 초점을 맞추어서 각종 사회현상의 분석과 개선에 적용하는 것이었으며, 무엇보다도 교육정책과 심리학의 영역에서 두드러졌다. 예컨대 교육의 영역에서 주체인 교사가 대상인 학생들에게 교과서를 가르치는 (결국 일러주는) 조건을 조성하고, 그 학습에 따른 행동적 반응을 알고자 객관화가 가능한 4지선다형 시험을 치르며, 같은 알고리즘을 반복하면서 조건으로서의 교과서를 학년 진급에 따라 업그레이드 하는 방식으로 성적 향상을 꾀하였던 것이다.

행동주의 방식이 지금은 많이 바뀌었지만 여전히 유지되는 측면이 있다. 왜냐하면 권위주의와 가부장제가 짙은 문화에서는 갑의 위치에 있는 사람들에게 이것이 몹시 유용하고 간편하기 때문이다. 실제로 정부나 군대, 기업에서 상사가 부하에게 명령을 하면 군소리나 이의 제기 없이 그대로 따라줄 것이 요구되었다. 물론 저항하면 벌이 뒤따랐다. 가부장적 집안에서도 마찬가지였다. 이런 방식이 갖는 강점은 갑이 지도자로서의 역할을 바르게 잘 할 경우 빠르고 일사불란하게 목표 성취의 개선이 이루어진다는 점이다. 추격자의 입장에서는 수월하게 선두를 뒤쫓을 수 있는 강점이 있다. 그런데 이것의 치명적 단점은 을의 위치에 있는 다수가 고통이나 성적 유린, 인권 침해를 당하거나 자존감을 잃게 되며, 무엇보다도 수동화되어 스스로 창의적 지평을 열어가지 못한다는 데 있다. 자율성이 없는 곳에 책임과 창의성도 없기 때문이다.

행동주의는 원인과 결과의 인과관계를 관찰 가능하도록 이항적 직선화로 이루어낸 뉴턴패러다임의 산물이었다. 같은 맥락에서 오늘날의 공학도 입력 input과 출력output이라는 기본 도식에 여전히 충실하고 있다. 객관화 가능한 관찰에 용이하고 또 결정적이어서 이의 제기를 어렵게 만드는 장점을 지니기 때문이다. 서양의 의학이 과학기술을 받아들여 탄생시킨 현대의학 역시 같은 반열에 있다고 말해도 그다지 틀리지는 않을 것이다.

그렇다면 행동주의와 대조적인 사조는 없었던가? 이미 19세기 말에 독일에서 게슈탈트 심리학Gestalt psychology이 전개되고 있었다. 실험 사례로 살펴보자. 천장 위 줄에 바나나가 매달려 있고, 구석에 나무상자들이 놓여 있는 창살

사각형 우리 안에 원숭이가 갇혀 있다. 살펴보니 허기진 원숭이가 연신 손을 뻗고 또 팔짝 뛰면서 바나나를 따려고 여러 차례 시도하지만 좌절을 맛볼 뿐이었다. 얼마 후에 보니 원숭이는 뒤로 물러서서 전체 상황을 응시한 후 구석에 놓인 상자들을 옮겨다 쌓고 그 위로 올라서서 마침내 바나나를 따는 것이었다. 여기서 인간은 말할 것도 없지만 유인원인 원숭이조차 인지하고 행동하는 데 있어서 전체와의 연관relations 속에서 필요한 부분을 취하여 목표한 바의 성취를 이루고 있다는 점이다. 이것은 행동주의가 구성한 조건에 대한 반응으로서의 이항적 행동과 다른 구조를 드러내고 있다.

　20세기 후반에 등장한 인지심리학cognitive psychology은, 입력과 출력을 표출시키고 그 나머지는 블랙박스 속에 가두어 놓고 있는 행동주의와 달리, 블랙박스 속의 과정process을 최대한 드러내는 데 초점을 맞추는 방식으로 인간의 심리 상태를 규명하기도 했다. 또한 구성주의constructivism 교육과정은, 주체로서의 교사와 대상으로서의 학생이라는 선명한 이분법적 구분을 드러낸 행동주의와 달리 학생들 스스로 지식을 찾아가도록 하되, 교사가 이를 돕는 쌍무적인 관계적 역할로 설정함으로써 교육의 변화를 초래하기도 했다.

　위에서 언급한 사례에 비추어볼 때, 서양 현대의학은 과거의 행동주의 사조처럼 뉴턴패러다임에 속한 것이고 의학적 효용성을 더욱 탁월하게 빚어내는 강점을 지니고 있지만 역시 한계도 갖고 있다는 점이다. 이에 더 진전된 방향으로 나갈 필요가 있다. 그러려면 뉴턴역학을 넘어 양자역학의 의학으로 발돋움해야 한다. 여기서 뉴턴역학은 양자역학을 포섭할 수 없지만, 앞장서 언급한 바처럼 양자역학은 뉴턴역학의 주된 특성 일부를 포용할 수 있다는 데 주목할 필요가 있다.

양자역학과 생태적 인식, 상보성의학

　의학의 진전을 어떻게 이룰 수 있을까? 최우선 원칙은 현대의학의 강점을 지키되, 그것과 상보적인 의학을 수용하여 서로 조화를 이루는 선상에서 발전을 도모토록 하는 것이다. 집필자는 양자역학이 상보성의학complementarity medicine을 요청한다고 보기 때문이다. 상보성의학은, 한편으로 개체론individualism의 방법과 원자론적 미세화의 강점을 갖는 현대의학을 받아들일 수 있다. 또한 그것은, 다른 한편으로 관계와 과정을 중시하는 것으로 전인주의라고도 부르는 전체론holism의 의학을 수용할 수 있다.

양자역학이 입자방정식과 파동방정식을 함께 수용하고 있듯이 상보성의학 역시 개체론의 서양 현대의학과 전체론의 의학을 아우를 수 있다. 전체성 의학의 후보에는 동아시아 전통의 한의학과 서구서 진행 중인 대체의학, 그리고 향후 개척이 요구되는 생태의학을 꼽을 수 있다.

게슈탈트 심리학이 "전체는 부분들의 합보다 크다"는 명제를 일찍이 내세웠는데, 이것은 오늘날 주류 생태학ecology이 "숲은 나무들의 합보다 크다"고 표방하는 바와 정확히 일치한다. 개체론은 전체가 부분들의 단순 합에 불과하다고 간주하는데, 이것과 사뭇 대조적이다. 관건은 숲에 다가가는 우리가 어디에 주안점을 두느냐에 따라 드러나는 양상이 다르다는 데 있다.

영상 카메라를 롱샷long-shot으로 잡으면, 예컨대 푸른 하늘이 펼쳐진 가운데 어느 깊은 숲속으로 사람 하나가 들어서는 것이 잡힌다. 피사체로 줌인zoom-in을 함에 따라 대상이 조금씩 또렷해지는데, 손에는 장총을 들고 있다. 잠시 후 그가 총을 쏘았고, 그 즉시 늑대 한 마리가 쓰러졌다. 황급히 카메라가 그것을 향해 클로즈업close-up을 하자, 선혈이 낭자한 채 쓰러져 있는 늑대 눈이 시야에 들어오는데 눈동자가 서서히 꺼져가면서 감겨지고 있었다. 카메라를 줌아웃zoom-out하여 다른 곳을 비추었더니 일련의 사슴 무리가 줄행랑을 치고 있는 모습도 시야에 들어왔다. 그곳으로 줌인을 하자 사슴 무리에는 뿔이 화려하게 뻗은 사슴이 있었고 그 옆에는 어린 새끼도 따르고 있었다.

여기 등장인물을 20세기 초반에 활약한 미국인 알도 레오폴드Aldo Leopold로 설정해도 무방하다. 그는 예일대 산림학과를 졸업해서 산림청 공무원으로 일하면서 당시 행동 지침에 따라 숲에 들어가 늑대와 곰, 퓨마 등을 보는 대로 박멸하고자 사냥총을 쏘아댔다. 그 시절 미국에서는 시민들이 클럽의 일원으로 여가 때 말이나 차량을 타고 야생자연으로 나가 사슴이나 들소를 사냥하는 레저스포츠 산업이 활성화되고 있었고, 이에 인간 사냥의 도구인 사슴과 들소를 보호하고자 그 포식자인 늑대와 곰 등을 박멸하는 정책을 펼치고 있었다. 지금 생각하면 참으로 어이가 없는 일이지만 그때는 그랬다.

방법론적 개체론에 따라 미세화를 시도한다는 것은 카메라 줌인을 통해 포착 대상의 세세한 부분을 그 화상이 뚜렷하도록 클로즈업을 하는 것이다. 이로써 사람이 총을 갖고 있는 모습은 물론 희미하게 꺼져가는 늑대 눈동자 모습까지 자세히 살필 수가 있다. 쓰러진 늑대 옆에 커다란 굴참나무가 우뚝 서있는데, 껍질로 클로즈업을 한즉 코르크로 사용하기에 알맞은 나무임도 확인할 수 있다.

그런데 레오폴드는 어느 시점부터 자연은 알고 있지만, 당시 산림청과 인간들이 깨닫지 못하는 그 어떤 무엇이 있음을 자각하기 시작했다. 그것은 자연의 순환성이다. 때는 생태계라는 개념이 1935년에 비로소 학계에서 창안되던 무렵이다. 늑대가 사슴을 잡아먹지만 자신도 때가 되면 죽어 숲에 묻히고 미생물에 의해 분해되어 흙의 자양분이 되고, 그 자양분이 상수리나무의 실한 열매를 맺게 하며, 열매 도토리는 사슴의 식량으로 제공되고 있으니 늑대는 지난날 자신에게 먹이가 되었던 종의 생육에 기여하게 된다. 넓게 조망하면 자연에서 에너지 순환이 일어나고 있는 것이다.

순환의 관계성은 개체론의 시각에 직선상의 관찰로 포착되지 않지만 비유를 통해서나마 전체론의 시야에는 들어오게 된다. 오죽하면 20세기 초 생태학자들이 녹색식물을 생산자로, 초식 및 육식 동물과 인간을 소비자로, 미생물을 분해자로, 그리고 빛, 물, 흙, 공기 등을 생명의 기반으로 나타내는 등 중세 때 사용하던 직업군 개념인 길드를 차용하여 시에서나 쓰는 은유를 통해 자연 생태계의 관계성을 표현하게 되었는지를 성찰할 필요가 있다. 바로 이런 맥락에서 생태학은 숲을 나무들의 단순 합으로 간주한 전통 생물학traditional biology과 달리, 숲을 나무들의 집합 이상이라고 보는 것이다.

문화적 인간은 집을 짓고 종이를 만들기 위해 숲에서 나무를 베어야 하며 또 포도주를 병에 담기 위해 코르크 마개도 제조해야 한다. 때로는 지방과 단백질을 얻고자 동물을 사냥하기도 하는데, 망원렌즈 달린 총을 갖고 있다면 수월할 것이다. 이와 흡사하게 현대의학이 인체의 질병 상태를 파악하여 치료하기 위해서 원자론적 미세화의 줌인으로 다가갈 필요가 있다. 다만 그것이 전부라고 생각하지 말자는 것이다. 눈에 보이는 것만이 전부는 아니기 때문이다.

오늘날 인간의 이용과 침탈이 과도하여 자연이 병들고 있고, 그에 따른 환경위기 증폭으로 인해 미래세대 인류가 극심한 피해를 겪게 될 것이다. 아니, 이미 진행 중이다. 이럴 때 부분과 부분의 장면을 전체론의 시야에 들어오도록 잇는 해석을 행할 수 있다. 그러면 레오폴드가 자신의 지난날의 행태를 반성하면서 새롭게 깨달은 통찰, 즉 인간은 자연의 정복자에서 한 구성원임을 자각하자는 말이 귀에 들리게 되고, 더 나아가 사람이 "생명 공동체의 순결과 안정성, 아름다움의 보전에 이바지한다면, 그것이 옳다"는 대지의 윤리land ethic에 공감하게 될 것이다.

이와 마찬가지로 자연 사계질이 밀물러 돌아가는 깃과 같은 양성으로 인체의 오장육부를 관계적으로 이해하는 한의학이나 자연치유를 북돋는 데 주안점을 두는 대체의학, 질병을 치료할 때 자연의 약초가 요긴하므로 자연보호에도 함께 힘쓰는 것이 지구적 공동선을 이룬다는 생태의학 등에도 관심을 가질 이유가 있다. 바로 여기서 우리는 양자역학이 요구하는 바의 상호주관적 객관성intersubjective objectivity의 범주에 들어설 때, 비로소 그런 의학도 일정한 조건을 충족시키는 한 과학일 수 있다는 인식에 이를 수 있다.

경험적 사례로 본 상보성의학

양자역학에 부응하는 경험적 치료 사례가 필요하다. 과거 집필자의 지병 가운데 하나가 외이도염이었다. 이것은 귀 안쪽 바깥 부위에 염증이 생기는 병이다. 가벼운 것이었기에 발병과 낫기를 반복하지만 나이 들면서 진물의 지속으로 고생할 때도 적지 않았다. 그럴 경우 동네 이비인후과 의원을 찾으면 마이신이나 스테로이드 처방을 하는 경우가 있었고, 이를 기피할 경우 비스테로이드제 연고 처방받기를 반복했다. 간혹 여름철 소금기 바닷물에 자맥질을 하면서 자연치유를 경험하기도 했다.

어쨌든 진물이 나는 염증이 기승을 부릴 때 마이신이나 피부연고제가 있어서 단기적으로 문제를 해결할 수 있음은 참으로 반갑고 고마운 일이 아닐 수 없다. 그러나 늘 완치가 안 되는 상태에 있었을 뿐만 아니라 간간이 재발했고, 귀 통로는 좁아졌으며, 갈수록 귀의 피부 상태는 약해져갔다. 의사로부터는 귀가 가려워도 결코 손을 대지 말라는 지침을 수없이 들었다. 손을 대면 진물이 재발하거나 더욱 기승을 부리기 때문이다. 그런데 낮에는 의식적으로 손을 안 댄다고 하더라도 잠을 자는 한밤중 가려움을 느낄 때 무의식적으로 손을 대지 않을 수 없으니 매번 난감함을 어찌 할 수 없었다.

그러던 중 2015년 7월에 통합의학 차원의 교류를 위해 중국 내몽고의대를 방문하였고 그곳서 중의학 주임교수 장밍루이張明銳로부터 처방을 받았다. 닷새 분량의 한약을 지어주어 복용하였고, 귀국하여 처방전에 따라 20첩 한제를 복용하였으며, 그때 이후 병이 완치되어 지금까지 재발 없이 지내고 있다. 물론 귀의 피부는 자연치유 과정도 거치면서 튼튼해졌고, 이제는 귀에 손을 갖다 대어 긁어도 아무런 문제가 없다. 장교수에 따르면, 외이도염 환자 다수는 집필자와 비슷한 유형이다.

여기서는 독자의 이해를 돕고자 한 방향으로 단순명료하게 설명을 시도하고자 한다. 병인은 넓게 볼 경우 목기木氣인 간담의 습열濕熱로 인한 것이고, 좁혀서 다가가면 담의 화기火氣 때문이다. 기름진 음식이나 도수가 센 술, 스트레스 등 복합적 요인들로 인해 습한 가운데 간이 열을 내고, 이것이 음양관계에 있는 담의 화기로 발전한 것이다. 그런데 왜 외이外耳에 문제가 생긴 것일까? 발병 경로를 추적하면 기가 흐르는 경락을 통한 것으로 본다. 한의학의 경락학설에 따르면, 몸의 측면을 흐르는 유일한 통로로 족소양담경足少陽膽經이 있는데,

그것은 눈꼬리에서 시작하여 귀 안쪽과 측면 머리를 거쳐 하행하면서 간과 연결되고 담에 속하며, 또 다시 나와 다리의 측면을 타고 마침내 넷째 발끝에 이른다. 이에 따를 경우 간담의 습열, 특히 담의 화기가 바로 이 경로를 거쳐 귀로 전달되고 그 안쪽을 취약하게 만들면서 쉽게 염증이 생겨 진물을 만들기에 이른 것이라 설명할 수 있다.

이렇게 조망하면 외이도염의 원인은 하나가 아닌 복합적 요인들의 결합이고, 발병 경로도 경험적 확인이 어려운 관계성을 띠고 있다. 인과관계에 대한 식별 가능한 확증을 요구하는 근대과학과 현대의학이 이를 수용하기 어려운 이유가 여기에 있다. 12경락이 기의 흐름 통로이고 기는 눈에 보이지 않는 실체인데, 12경락의 노선은 과학적으로 입증되지 않았다. 따라서 뉴턴패러다임의 관점에서 경락학과 침구학을 포괄한 한의학은 과학이 아니다.

그러나 양자역학의 관점에서 다가가면 사태가 달라진다. 물질로서의 소립자는 입자성을 띨 때 식별이 가능할 수 있지만, 파동성을 띠는 경우 그 자체와 경로는 관찰이 용이하지 않으므로 결과적으로 맺힌 상에 의해 최종적으로 파동성을 지닌 것으로 판정하게 된다. 그래서 이해하기 쉽도록 단순화하여 그림으로 그려내고, 때로는 슈뢰딩거E. Schrödinger처럼 정말 알쏭달쏭하게 전자구름에서 물방울인 전자를 특정 장소에서 발견할 수 있는 가능성을 파동방정식에 따라 확률로 나타내게 된다. 마찬가지로 침구학도 12경락을 그림으로 그려내었다. 향후 질병의 종류와 상태에 따라 경락의 수혈처(혈위)에 침으로 자극을 주어 낫는 경우와 그렇지 않은 경우를 분별하여 보다 효과적인 치료법을 각각 제시하고, 그 시행과 결과를 빅데이터로 처리하여 경험적 통계로 누적하여 특정 침구법이 병을 낫게 할 확률을 제시하게 된다면, 이를 어찌 과학이 아니라고 할 수 있겠는가? 이런 일련의 과학적 조건을 한의학이나 대체의학, 생태의학이 충족시킬 경우, 양자역학의 관점에서 과학의 지위를 얻을 수 있을 것이다.

같은 방식으로 외이도염 환자의 치료 처방이 오랜 역사적 사례를 통해 확률상의 누적적 성공을 거둔 것으로 파악된다면, 과학적 객관성을 띤다고 해야 한다. 물론 그것은 탈이분법적 객관성, 달리 말해서 다자 관계적 객관성 또는 상호주관적 객관성을 띤 것이다. 병인이 여러 요인에 의한 복합성을 띠고 또 발병 경로가 관계적이며, 치료 결과가 확률적이라고 하더라도 특정 처방이 매 사례마다 높은 성공적 치료로 귀결된다면, 바로 그것이 양자역학의 특성인 점에 비추어 과학적이라고 보지 않을 이유가 없다.

통상 습열로 인한 병을 치료하는 것이 가장 까다롭다. 몸 안의 축축한 기운인 습사濕邪는 뜨거운 약재를 써서 날려 보낼 수 있지만 그럴 경우 열이 더 기승을 부릴 것이고, 열사熱邪는 차가운 약재로 해소할 수 있지만 그럴 경우 습은 처리되지 않기 때문이다. 난해하지만 치료법은 있고, 그 방식은 복합적일 수밖에 없다.

같은 질병으로 어려움을 겪는 분들을 위해 장교수의 동의를 구했기에 그 처방전을 공개하고자 한다. 한 첩 분량으로 시호 8g과 백지 12g, 황금 12g, 황백 8g, 모려 45g, 석결명 45g, 금은화 20g, 청피 8g, 감초 8g이 들어간다. 당시 가려움으로 손이 가지 않도록 귀 통로에 뿌리는 가루약도 받았는데 귓속 따끔거림으로 손을 대지 않도록 하는 것이었다. 실제로 중요한 것은 한약 처방이었으므로 그 성분을 분석하는 것은 의미가 있다고 본다.

〈표 12-1〉 외이도염 치료 주요 한약재

시호柴胡	백지白芷	황백黃柏	모려牡蠣
간과 담의 경락에 작용. 약성 조금 찬데 서간해울舒肝解鬱로 간기 소통시켜 스트레스를 풀고, 승양거함升陽擧陷으로 아래로 처진 기운을 끌어올리며, 염증도 제거한다.	폐와 위, 대장의 경락에 작용. 산풍제습散風除濕으로 풍사를 흩뜨리면서 습을 제거하고, 소종배농消腫排膿으로 종기를 소멸시키면서 진물을 배출한다.	신과 방광, 대장 경락에 작용. 약성은 청열조습清熱燥濕으로 하초 열을 내리고 습을 말리며, 사화해독瀉火解毒으로 열독을 제거할 만큼 성질이 차다.	간과 담, 신장의 경락에 작용. 잠양고삽潛陽固澀으로 양기를 가라앉히면서 모아내는 찬 성질의 것이고, 연견산결軟堅散結로 뭉친 것을 부드럽게 풀어낸다.

시호는 응축된 간의 울결을 풀어주면서 그 양기를 상부로 끌어올려주듯이 발산을 돕는데, 담에도 이로운 영향을 미치면서 가려움을 유발하는 염증을 제거한다. 백지는 따뜻한 성질의 것으로 약의 기운을 머리(귀 포함) 부위로까지 끌어올리는데, 습사를 제거하고 피부병에 많이 사용할 정도로 진물과 고름 등을 제거하며 동증을 멈추게 한다. 황금은 찬 성질의 것으로 상초에 속한 폐의 열을 내려주며, 황백 역시 찬 성질의 것으로 하초(신장 등)의 열을 내리는데, 둘 다 습사도 말리는 청열조습의 약이다.

석결명은 전복 껍질 말린 가루로 바다 속에 있었던 만큼 성질은 차고 맛은 짠데 간기를 고르게 하면서 그 양기를 잠수케 한다. 모려는 조개껍질 말린 가루로 성질은 약간 차고 맛은 짜고 떫은데 간의 기운을 조절하여 그 양기를 누그러뜨려서 담의 화기를 내리는 데 쓰이고, 땀과 소변흘림 등을 멈추게 하는 수렴작용이 있으며, 암 등 몸속 덩어리를 녹이는 데 쓰인다. 성질이 찬 금은화는 열독을 청산하면서 소염진통 효과를 내고, 청피는 미성숙 상태의 푸른 귤껍질 말린 것으로 간담의 경락에 작용하여 간의 울증을 깨뜨리고 발산시켜 담과 기의 소통을 원활케 하면서 위장의 소화 기능을 돕는다.

여기서 따뜻한 성질을 가진 것은 백지와 감초이고, 나머지는 차거나 다소 찬 편이다. 시호와 백지는 기의 상승을 돕고, 황백과 모려, 금은화 등은 하강에 이로우며, 감초는 비위에 작용하면서 약성을 중화시키는 역할을 한다. 군신좌사로 비유되는 다양한 약재의 고유한 기능이 또한 연계성을 띰으로써 서로 조화를 이루어 까다로운 간담의 습열을 동시에 잡아내는 역할을 행하는 것이다.

집필자를 낫게 한 이런 유형의 처방이 간담습열로 인한 외이도염 환자에게 매우 이롭다는 것은 수많은 한의학 치료의 임상에서 입증되었다. 이렇게 한의학의 치료 가운데 일부가 통계적으로 매우 의미있게 나타난다면, 양자역학의 관점에서 어찌 과학적이지 않다고 말할 수 있겠는가. 처리하기에는 언뜻 모순처럼 보이는 습사와 열사를 음양과 승강부침, 약성의 이치에 의해 해결하는 만큼 양자역학에 부응할 수 있다고 판단된다. 양자역학의 개척자 닐스 보어Niels Bohr가 중국을 방문하였을 때 음양론에 접하여 놀라움을 표명하였고 이후 자신이 국가로부터 받을 작위의 상징 문양에 이를 넣었을 정도이니 음양론에 따른 한의학을 과학에 부응하지 않는다고 함부로 배척할 바가 아니다. 따라서 향후 상보성의학은 현대의학과 더불어 경험적 성과를 의미 있게 이뤄내는 다른 의학도 포용하여 상호 보완적 차원서 발전할 수 있도록 새 길을 개척해야 할 것이다.

노벨생리의학상 투유유의 수상과 상보성의학

상보성의학의 모범으로 중국의 첫 노벨생리의학상 수상자 투유유屠呦呦의 사례를 들 수 있을 것이다. 그녀는 1930년생으로 북경대 의학부에서 약학을 전공하였다. 그녀가 대학을 졸업할 무렵 중국은 마오쩌뚱 주석의 교시에 따라 전통 중의학과 현대 서양의학을 서로 소통시키고 융합하는 통합의학의 분위기가 적극 조성되어 있었다.

서양의학의 경우 원자론적 분리주의의 특성으로 인해 의학과 약학을 분리해서 다루는 경향이 조성되어 있지만, 중의학(또는 한의학)의 경우 전체론의 관계주의로 인해 의약학을 떼어놓지 않고 연계하여 다룬다. 여하튼 동서의학의 통합이 요청된 연유로 투유유는 중의학의 최고 본산인 북경 소재 중국중의연구원(현 중국중의과학원)에 들어가 오랜 동안 생약 분야를 탐구하는 연구자로 활동하였다. 서양 약학과 전통 중의학 두 분야를 함께 연구하여 나름 통섭할 수 있게 된 그녀는 백신을 개발하는 데 주력하였다. 무엇보다도 전통의 중의학이 바이러스성 전염병도 치료한 경험 사례가 많음을 깨닫고, 그런 처방 가운데서 청호青蒿란 약재에 특별히 주목하였다.

그 성질은 맵고 쓰며 찬데, 간과 담의 경락에 작용한다. 중의학 대학교재에 소개된 효능을 보면, 청허열淸虛熱로 음허에 따른 발열을 해소하고, 절학截虐으로 한열이 교차하는 학질을 물리치며, 이를 죽일 뿐 아니라 황달을 치료하는데 효능이 있다. 중국 최초의 약물학 문헌인『신농본초경』에서 초호草蒿로 표현하고 있어서 우리의『향약집성방』도 같이 언급하고 있을 정도로 일찍이 약초로

중국 투유유의 노벨생리의학상 수상 계기가 된 청호青蒿

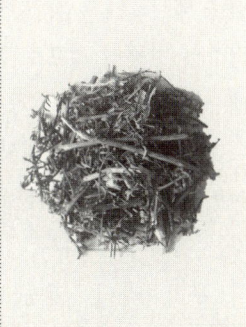

그 성질은 맵고 쓰며 찬데, 간과 담의 경락에 작용한다. 중의학 대학교재에 소개된 효능을 보면, 청허열清虛熱로 음허에 따른 발열을 해소하고, 절학截虐으로 한열이 교차하는 학질을 물리치며, 이를 죽일 뿐 아니라 황달을 치료하는 데 효능이 있다. 중국 최초의 약물학 문헌인 『신농본초경』에서 초호草蒿로 표현하고 있어서 우리의 『향약집성방』도 같이 언급하고 있을 정도로 일찍이 약초로 사용되었고, 특히 전염병 퇴치 분야인 온병학의 발달에 힘입어 학질, 즉 말라리아를 퇴치하는 데 효과가 있는 것으로 알려져 있다.

사용되었고, 특히 전염병 퇴치 분야인 온병학의 발달에 힘입어 학질, 즉 말라리아를 퇴치하는 데 효과가 있는 것으로 알려져 있다.

청호는 흔히 우리말로 개똥쑥이라 부르는데, 그 성질은 맵고 쓰며 차다. 주요 효능으로 음허에 따른 열을 내려주고 학질을 퇴치하며, 머리에 사는 작은 벌레 이를 죽일 뿐 아니라 황달을 치료한다. 무엇보다도 전염병 퇴치를 위해 집중 연구된 분야인 온병학溫病學의 발달에 힘입어 말라리아 퇴치에 효험이 있는 것으로 파악되었다. 서양 약학의 전공자로서 중약학을 집중으로 연구한 투유유가 바로 이점에 주목하여 청호에서 아르테미시닌artemisinin을 추출하여 말라리아 백신을 만들어 이를 퇴치하는 데 결정적 기여를 한 것이 인정되어 2015년도 노벨 생리의학상 공동수상자로 선정되기에 이른 것이다.

전염병으로 인해 무수히 많은 인류가 죽음을 맞이하였음을 상기해볼 때 전염병을 막는 백신 개발은 무척 중요하다. 페스트 등 각종 전염병이 중세 때 창궐하여 형용할 수 없는 피해를 안겨주었는데, 현대의학이 활약하고 있는 오늘날에도 그 위험은 여전하다. 1918년에 발생한 스페인독감은 무려 5천만 명 이상의 사망자를 냈다. 1968년에 유행한 홍콩독감 역시 70만 명이 넘는 사람들을 죽음으로 내몰았다. 21세기 들어서서도 마찬가지다. 2002년 연말 중국에서 발생한 사스SARS는 홍콩과 싱가포르, 미국 등 32개 국가로 번지면서 7개월 사이에 770여명을 사망에 이르게 했다. 2009년에 세계적으로 유행한 신종플루A(H1N1)의 경우 멕시코에서 첫 발생이 있었고 우리나라에도 전파되었는데, 돼지독감 바이러스의 변종인 것으로 알려졌다. 그것은 갑작스런 고열로 사망에 이르게 하는데, 당시 유일한 치료 약재로 타미플루가 있었던 것은 정말 다행이었다.

다만 문제는 현대사회에서 세계 시민의 이동과 교류가 항공을 통해 빈번해지면서 언제든 어느 한쪽의 전염병이 순식간에 전 세계로 퍼질 수 있는 여건이라는 점이다. 따라서 전염병에 대한 대처가 보다 철저하게 준비되어 있어야 한다. 우리나라의 경우는 어떠한가? 말 그대로 면역免疫, 즉 역병서 면제토록 하는 소극적 방도에 주력하고 있을 뿐이다. 진단과 격리를 통해 전염병의 확산을 차단하고, 확진 환자에 대해 치료로 대처하는 것은 온당하다. 다만 이 수준을 넘어설 수 있어야 하는데, 그런 문제의식 자체도 갖고 있지 않다. 전형적으로 2015년 5월에 발생한 중동호흡기증후군, 즉 메르스MERS 사태가 전 국민에게 경악과 충격으로 다가온 것은 이를 잘 말해주고 있다고 본다. 당시 한국 최고의료기관의 하나인 삼성서울병원이 뻥 뚫렸고, 보건당국의 대처도 허둥지둥하여 186명 환자 발생에 38명이 사망하면서 치사율 20.4%에 이르렀는데, 스페인독감의 치사율 대략 3%와 비교한다면 자칫 엄청난 비극으로 귀결될 수 있었던 사태였다.

반면 중국은 우리와 많이 달랐다. 2002년 말에 사스가 발생했을 때 두 가지 방법, 한편으로 서양의학에 의한 차단과 격리, 백신 처방 등을 준비하여 대처했고, 다른 한편으로 중의 온병학에 따라 사전예방의 조치는 물론 발병에 대한 사후치료도 단행하였다. 추후 평가에 따르면, 서양의학의 백신 대처는 많은 후유증을 낳은 반면 온병학의 치료는 후유증이 거의 없었다고 한다. 이것은 양쪽 의료진의 전문성을 전제로 할 때, 인공적 양약과 자연적 생약의 차이가 빚어낸 결과로 보면 될 것이다.

서양의학의 경우 타미플루 효과가 탁월하지만 환각에 따른 이상행동이 다소간의 부작용으로 보고되고 있고, 그 내성 가진 신종 바이러스의 출현이 예고되고 있으며, 새로운 신약이 개발되더라도 독성에 따른 부작용 소지가 상존한다는 점이다. 물론 일부 부작용에도 바이러스 백신 개발이 반드시 필요함은 두 말할 나위가 없는데, 제압 방식이 확실하고 신속하기 때문이다. 현대의학의 위력과 성취에 대해 찬사를 보내지 않을 이유가 없다. 하지만 다른 방도도 함께 모색하는 것이 보다 바람직하다는 것이다. 양자역학에 따른 상보성의학은 이를 요청한다고 본다.

중국의 사스 치료법은 지역과 중의 의료진의 역량, 화급성에 따라 조금씩 다르게 진행되었지만, 적지 않게 효과적이었다는 평가다. 이를 바탕으로 중국은 2009년 신종플루A가 세계적으로 유행할 당시 국가중의약관리국을 통해 중의학 전문가 회의를 소집하여 마련한 음식과 생약을 활용한 사전예방의 조치를 공표하여 시민들이 이용하도록 했다.

음식예방의 일반적 방도로 여러 가지가 제시되었는데 의식동원醫食同源, 즉 질병 예방이나 치료를 위한 의학은 생약(약초 등)을 포함한 음식을 통해 해결한다는 원리에 따른 것이었다. 한류를 이끈 최고의 드라마 대장금도 이 원리를 담고 있어서 중국인들조차 경탄한 바 있다. 다양한 방도로 이백탕이나 강조박하음, 상엽국화수, 박하리죽 등 자신의 몸 상태나 처한 여건에 따라 선택할 수 있도록 했다. 이백탕二白湯은 파뿌리인 총백 15g과 무 30g, 고수라 불리는 향초 3g을 물에 달여서 복용하는 가장 초보적인 조치이다. 강조박하음姜棗薄荷飮은 박하 3g과 생강 3g, 대조(대추) 3개 비율로 마실 수 있게 차로 만든 것이다. 상엽국화수桑葉菊花水는 뽕나무 잎인 상엽 3g과 국화 3g, 갈대 뿌리줄기인 노근 10g을 물에 달인 것이다. 박하리죽薄荷梨粥은 박하 3g을 껍질 그대로의 배 1개와 대추 6개를 넣고 죽을 쑨 것이다.

이백탕은 맵고 따뜻한 총백과 서늘한 무, 강한 향을 발산하는 향초를 사용하여 양기를 소통시키고 한사를 몰아내며 폐기를 북돋는 방식으로 전염병이 찾아들기 어려운 조건을 조성한다. 강조박하음은 서늘한 박하와 따뜻한 생강 및 대추를 사용하여 폐와 비위, 간의 기능을 제고하는 데 초점을 맞추고 있다. 상엽국화수는 간과 폐의 경락에 작용하여 풍사와 열사를 발산시켜 해소하는 찬 성질의 것이다. 박하리죽은 박하와 시원한 배, 따뜻한 대추를 죽으로 만들어 폐와 비위의 기능을 북돋는 것이다. 그 이외에도 어성초와 녹두, 의이인(율무) 등을 활용한 방도가 있었다. 모두가 일시적 형태로나마 몸의 자연치유력을 강화하여 바이러스가 닥쳐도 가능한 한 이겨낼 수 있는 힘을 키우는 데 초점이 맞춰진 것이다.

<표 12-2> 온병학의 전염병 예방 약재

박하薄荷	상엽桑葉	의이인薏苡仁	대청엽大靑葉	곽향藿香
맵고 서늘하며, 폐와 간경에 작용. 풍열을 흩뜨려서 감기와 온병초기에 사용하고, 폐기를 소통시키며, 인후의 통증을 치료한다.	달고 쓰고 차며, 폐와 간경에 작용. 풍열을 흩뜨려서 온병초기에 사용하고, 폐의 윤기 제공으로 강건케 하며, 혈을 서늘하게 조성한다.	달고 슴슴하고 서늘하며, 비위와 폐경에 작용. 비위를 보호하면서 습사를 배출하는데 하초에 작용하여 소변을 잘 보게 한다.	쓰고 차며, 심과 위경에 작용. 청열해독에 강하여 온역의 열병을 해소하고, 혈에 침투한 열독을 내리며, 인후종통과 구창을 푼다.	맵고 약간 따뜻하며, 비위와 폐경에 작용. 방향성이 강하고 습사를 퇴치하므로 여름철 감기를 물리치고 토사곽란을 해소한다.

약물예방의 방도는 성인과 아동으로 분류하여 여러 가지가 제시되었다. 성인의 경우에도 여러 유형이었다. 유형1로는 몸이 허약하고 쉽게 감기 걸리는 사람에게 한 첩으로 태자삼 10g과 소엽 6g, 황금 10g, 우방자 10g을 달여서 아침과 저녁에 복용토록 하는데, 총 3~5첩을 권고하였다. 유형2로 얼굴색이 붉고, 입과 인후, 코가 건조하고, 찬 것 좋아하고, 대변은 마른 상태이고 소변은 누렇게 보는 사람에게는 해독청열解毒淸熱이 요구되는 바 대청엽 5g과 자초 5g, 감초 5g을 앞 유형과 동일하게 복용토록 제시했다. 유형3으로 얼굴빛이 칙칙하고 자주 배가 더부룩하며 변이 묽은 사람에게는 소엽 10g과 패란 10g, 진피 10g

을 앞과 동일하게 다려먹도록 했다.

아동을 위한 약물예방의 방도로 청열소체淸熱消滯, 즉 체기를 해소하면서 열을 청산하는 것으로 곽향 6g과 소엽 6g, 금은화 10g, 산사 10g이 처방되어 성인과 같은 방식으로 복용토록 했다. 이것은 쉽게 체하는 아동의 경우 소화 장애로 인해 열이 상부로 빠르게 타오르기 때문에 더욱 조심해야 할 때 취하는 것이었는데, 산사가 바로 소화제 성질의 약재다. 북경에서는 금은화와 박하, 대청엽, 감초 넷을 한 묶음으로 마련하여 초등학교 전체 아동들에게 배포하여 이겨낼 힘을 키우도록 조치한 것으로 알려져 있다.

동아시아 전통의학의 예방은 서양의학의 백신 처방과 성격이 다르다. 그것은 바이러스 자체를 공략한다기보다는 쉽게 병에 걸리지 않도록 조성함을 뜻할 뿐이다. 따라서 전염력 센 바이러스가 왔거나 몸이 허약할 경우 선제적 예방 조치에도 불구하고 병이 찾아들 수 있다. 이런 경우에도 사후 조치는 긴요하다. 중국의 각 성별로 설립된 중의대학과 전문 중의사의 역량에 힘입어 조치가 취해졌다. 이미 한나라 때 외부 감염에 따른 열병을 상한론傷寒論으로 다스리는 방도가 있었지만, 여기에 청내에 등장한 온병학설溫病學說이 발전히어 함께 이어져오고 있다. 온병학파는 전염성의 외부 감염 역시 위기영혈衛氣營血의 네 단계로 발전함을 파악하여 각 단계와 그 정도에 따라 세밀한 처방을 준비해 놓고 있다.

초기 위분증衛分証의 경우, 속이 아닌 겉 표면에 감염이 이루어진 상태로 가벼운 발열과 더불어 풍한을 기피하는 경향을 보이므로 신량투표辛涼透表, 즉 맵고 서늘한 약재로 풍한의 표증을 쫓아내고, 더불어 열독을 없애는 청열해독淸熱解毒을 구사하는 처방을 내린다. 이럴 때 기본방이 은교산인데, 군약으로 금은화 30g과 연교 30g을 필두로 신약인 박하 18g과 우방자 18g, 형개 12g, 담두시 15g, 좌약으로 길경 18g과 죽엽 12g, 그리고 사약으로 감초 15g을 가루로 만들어 1회 18g 정도로 노근 약간을 곁들여 복용한다.

기분증氣分証은 외부 사기의 세가 커져서 아군인 정기와 적군인 사기 간의 정사투쟁이 벌어지므로 오한은 없고 열이 성한 상태인데, 열을 내리고 진액을 보충할 청열생진淸熱生津이 요구될 때는 백호탕으로 석고 50g과 지모 18g, 갱미

9g, 감초 6g를 쓰고, 청열거습淸熱祛濕이 필요할 때는 삼인탕으로 행인 15g과 백두구 6g, 의이인 18g을 주약으로 삼아 활석 18g과 통초 6g, 죽엽 6g, 후박 6g, 반하 15g을 사용하며, 열을 빼고 독을 해제하는 사화해독瀉火解毒이 우선할 때는 몹시 찬 성질의 황련해독탕으로 황련 9g과 황금 6g, 황백 6g, 치자 9g을 단기간 처방한다.

영분증營分証은 위중한 상태로 진입한 것인데 설질舌質이 짙은 붉은색을 보일 정도로 열독이 안으로 침입한 상태로서 청영탕이 처방되고, 그 주약은 서각과 생지황이며, 신약으로 죽엽과 황련, 금은화, 연교를 쓴다. 혈분증血分証은 사기의 열독이 몸 속 깊이 혈에까지 침투한 가장 위중한 상태인 바 열이 펄펄 끓는 정도이므로 청열해독이 요구되는 경우 서각지황탕을 사용하는데, 서각 30g과 생지황 24g, 적작약 12g, 목단피 6g으로 구성된다. 여기서 서각이 결정적으로 중요한데, 그것은 코뿔소 뿔이어서 분별이 필요하다고 판단된다. 왜냐하면 전통 중의학과 한의학이 간혹 희귀한 약재(웅담 등)를 얻고자 자연을 희생시킨다는 비난을 받을 소지가 있기 때문이다. 이에 생태의학은 코뿔소의 멸종을 막기 위해서 서각을 대체할 다른 약재(수우각 210g이나 영양각 90g 등)를 찾아낼 것을 주문한다. 어느

<표 12-3> 양약 타미플루와 온병학의 전염병 치료 약재

타미플루Tamiflue	연교連翹	지모知母	백두구白荳□	황련黃連
1996년에 인플루엔자 바이러스 감염 치료제로 개발되어 신종플루 유행 때 널리 사용되었는데, 예방약은 아니며 부작용에 유의한다.	쓰고 약간 차며, 심장과 소장, 폐경에 작용. 열독을 청산하고, 그로 인한 피부 종기와 반점을 치료하는 등 온병에 많이 사용한다.	쓰고 달고 차며, 폐와 위, 신경에 작용. 열을 내리되, 근원인 신장에까지 이르게 하며, 건조상태를 고루 윤택하게 한다.	맵고 따뜻하며, 비와 위, 폐경에 작용. 주로 중초인 비위에 작용하여 습사를 제거하고, 기를 소통시키며, 소화를 촉진한다.	쓰고 차며, 심장과 비위, 간담, 대장경에 작용. 주로 상초 심장에 작용하여 열독을 제거하고 습사를 말리는데, 소량을 넘기지 않는다.

경우든 약물도 생태적으로 지속 가능한 방식으로 구할 수 있어야 한다고 본다.

바이러스성 전염병에 대처하는 동서의학의 접근에는 차이가 있음이 분명하다. 서양 현대의학은 백신 개발과 사전 투약으로 전염병에 걸리지 않도록 조치하고, 유행할 경우에는 환자 격리와 방역을 통해 번지는 것을 차단하며, 환자에게는 힘들더라도 바이러스 자체를 죽이는 공격적 조치를 취한다. 매우 효과적이고 비교적 확실한 편이어서 향후 끊임없는 발전을 이룩해야 할 것이다. 다만 그것은 피하는 면역에 초점을 맞추고 있어서 스스로 이겨낼 힘을 키우는 인체의 자연치유력을 간과한다는 점이고, 자칫 독성의 공격적 조치가 후유증을 적지 않게 낳는 부작용의 소지도 안고 있다.

동아시아 의학, 즉 중의학이나 한의학은 현대의학과 달리 전염성 바이러스 자체를 공략하기보다는 (첫째로) 바이러스가 생존할 여건을 열악하게 만들어 사멸시키고 (둘째로) 이를 이겨낼 자연치유력을 강화하는 데 초점을 맞추는 특징이 있다. 물론 검증된 생약을 알맞은 정도로 투입하기 때문에 후유증도 적다고 할 것이다. 다만 문제는 더뎌서 자칫 사태를 악화시킬 수 있다는 것과 우리나라의 경우이지만 이를 제압한 전문가 풀이 매우 빈약하다는 데 있다.

여기서 유행성 전염병에 대한 중국의 의학적 대처를 조금 자세히 소개하는 이유가 있다. 누구라도 유행성 전염병에 노출되었지만 현대의학의 도움을 받을 수 없는 위험 상황에 부딪혔을 때 달리 곤경에서 벗어날 최소한의 참고 지침이라도 있어야 한다. 허나 이보다 더 중요한 것도 있다. 허준의 동의보감에 비춰보면 우리에게도 역병을 극복할 만한 역량이 없지는 않을 터이지만, 현재는 그렇게 하고 있지 않다. 왜? 보건정책의 문제인 만큼 일차적으로 정부와 보건복지부가 그런 문제의식을 갖고 있지 못하다는 데서 찾을 수 있다. 그럼 보건복지부와 질병관리본부는 왜 서양 현대의학의 전염병 관리 대책에만 골몰하고 있는 것일까? 서양의학이 위력적이고 확실한 반면, 한의학계는 무기력하기 때문일 것이다. 이점은, 냉정히 평가할 때 사실이어서 부정할 수 없다. 다만 서양의학이 뉴턴패러다임에 근거하고 있는 한 절대적인 것이 아니어서 한계도 뚜렷이 드러낼 수밖에 없으며, 이 간격을 한의학이나 생태의학 등이 상보적으로 보완하여 채워낼 수 있다는 점이다.

현대의학은 이미 상보성의 방향으로 나아가고 있음이 일부 관찰되고 있다. 현대의학이 기존 방식으로 진행하면서 벽에 부닥친 대표적 분야가 암 치료 영역이다. 주된 특성인 원자론적 미세화의 전략으로 암이 포진한 부위의 세포를 공략하면서 표적의 정확도를 높여서 수술로 제거하거나 화력 센 항암제로 처리하고자 했다. 성과도 적지 않았지만 부작용도 컸다. 그러다가 최근에는 면역항암요법cancer immunotherapy을 채택하기 시작했는데, 사이언스가 2013년에 올해의 연구로 선정할 정도였다. 이 요법은 암 세포가 인체의 면역체계를 피하는 방식으로 번식하고 있다는 데 주목하여, 면역체계의 활성화를 통해 암 세포를 보다 잘 인식하여 공략함으로써 그 설자리를 잃게 하는 접근이다. 그런데 이런 유기적 접근은 인체를 자연치유 체계로 상정하여 건강의 근원을 강화함으로써 병의 사전 예방과 질병의 치료를 실행하는 대체의학이나 한의학의 주된 특성이 아닌가! 결국 면역항암요법은 면역력이라는 관계적 토양을 강화하는 가운데 암이 포진한 부위를 원자론적 미세화로 정밀 타격하여 사멸로 이끌기 때문에 입자와 파동의 공존 상태를 상정한 양자역학의 상보성원리에 부응하는 것이므로 상보성의학의 일환이라고 할 것이다. 부작용의 소지가 여전히 있지만, 향후 큰 성취로 이어질 것이라 전망할 수 있다.

한국은 중국에 비해 전통의학이 다소 열세이지만, 현대의학 분야에서는 앞서 있다. 정책적 차원서 한의학계를 지원하고, 또 현대의학으로 하여금 상보성의 지평으로 들어서도록 유도할 때 새로운 차원의 상보성의학을 발전시킬 수 있을 것이다.

현대시민과 생태적 상보성의학의 새 지평

산업사회는 자연에서 확보하는 자원을 과학기술과 경제적 효율성에 따라 적극 활용함으로써 현대인으로 하여금 문명의 혜택을 한껏 누리도록 하고 있다. 문명의 이기는 분명 이로운 것이다. 문제는 자연 이용이 탐욕적 수탈의 성격을 띰으로써 혜택과 더불어 부담도 수반하여 지구 생명부양 체계를 취약하게 만들 뿐만 아니라 현대인에게 각종 환경성질환을 초래하고 있다는 점이다. 전통적 질병을 겪고 있던 차에 새로운 질환까지 한껏 부가되는 형세다.

환경성질환에 관한 한 서양 현대의학과 동양의 전통의학이 용이하게 해결하지 못하고 있음에 주목할 필요가 있다. 환경성질환은 과학기술의 산물로 제조된 화학물질처럼 문명의 인공적 요인에 노출되어 초래되는 바의 병적 이상 상태로서 암을 필두로 아토피 피부염과 알레르기 질환, 자궁내막증, 요도하열, 각종 희귀병 등을 포함하고 있는데, 갈수록 그 목록이 늘어나고 있다.

물론 현대의학은 암 정복 수준에 점차 가까이 다가가고 있다고 말해도 될 정도로 발전하고 있다. 그러나 여전히 많은 사람이 걸려서 적지 않게 죽음을 맞이하고 있음을 막지 못하고 있으며, 또 수술이나 방사성 치료에서 보듯이 너무 공격적이어서 죽을 목숨을 꽤나 연장시킨다고 하더라도 형용할 수 없는 고통과 막대한 비용을 치르게 하고 있다. 가까스로 그것을 정복할 단계에 이른다 싶었는데, 제대로 손쓰지 못하는 또 다른 질환들이 언이어 닥치는 사태를 맞이하고 있다. 아토피 피부염에 대한 대처로 스테로이드 처방을 내놓음으로써 반갑게 여겨지기도 하지만 그 치료 한계도 분명히 드러나고 있다.

산업사회 청소년기 여학생과 청년 여성들에게 찾아드는 추세가 느는 자궁내막증에 대해서는 어떠한가? 옛 여성들의 경우 월경을 하고 난 뒤의 자궁 내 혈액 잔류물은 인체의 자연치유력에 의해 분해되어 깔끔하게 처리되어 왔다. 반면 현대사회 여성들의 경우 생활양식 속에 침투한 인공적 화학물질로 인해 자궁에서 쉽게 해소되지 않은 것들이 3㎝ 크기의 병소로 여럿 자라면서 극심한 월경통을 겪지 않을 수 없게 되고, 5㎝ 크기에 이르면 수술을 해야 하는 지경에 직면한다. 이렇게 수술을 요구받는 청년 여성들이 점차 늘고 있다. 현대의학의 수술이 일단 종결을 짓게 하니 다행이기는 하지만, 수술 이후 1~2년이 지나면 같은 상황을 맞이하여 2차 수술을 받는 사태에 이른다. 그것으로 완료되는가? 아니다. 또 3차, 4차 수술로 내몰리게 된다. 이 과정서 청년 여성들은 온갖 고통을 겪으면서 마침내 불임 상태가 될 수 있다. 이것을 어찌 제대로 된 치료라고 할 것인가?

한의학은 이 질환에 어찌 다가가는가? 일단 새로운 형태의 병이기 때문에 동의보감과 같은 전통 의서에 처방전이 전해져 있지 않으므로 대부분은 그저 난감해 할 뿐이다. 물론 한의학의 원리에 밝은 일부 한의사들은 인체 내 자궁의 기능을 강화함으로써 사태 해결을 꾀하고자 할 것이다. 『동의보감』은 「내경편」에서 여자의 포胞를 자궁이라고 하면서 한기寒氣가 차 있으면 임신을 하지 못하고, 월경이 고르지 못하면 임신하기 어렵다고 하였다. 또한 "월경이 있으려고 할 때에 (아랫배가) 아픈 것은 피가 엉겼다가 흩어지지 못하고 덩어리가 되어 막혔기 때문"이라고 하면서, 당귀와 천궁, 백작약, 건지황, 황련, 향부자, 도인, 홍화, 봉출, 현호색, 목단피 각 2.8g을 1첩으로 하여 탕으로 달여서 복용하는 청열조혈탕淸熱調血湯을 제시하였다. 하지만 과거 약재는 자연산 위주여서 그 분량이면 되었지만, 오늘날에는 약성이 떨어지는 재배 약재가 주종이므로 용량을 좀 더 늘려야 할 것이다.

청열조혈탕을 조금 풀어내면, 당귀와 천궁, 백작약, 지황(건지황은 숙지황의 보혈 기능 이외에도 음액을 기르면서 피를 서늘하게 하는 청열 기능도 가짐)은 사물탕의 약재로서 혈을 보충하면서 혈액순환을 돕는 것이다. 황련은 피 운행을 주관하는 심장의 과열을 내려주고, 향부자는 혈액 운행에 지장을 주는 기의 엉킴을 풀어주어 경락을 원활히 소통시키고, 도인과 홍화는 자궁 안의 어혈을 깨뜨리고, 현호색과 봉출은 홍화와 마찬가지로 어혈을 깨뜨리면서 통증도 멈추게 하며, 목단피는 특히 어혈의 정체로 인한 월경불통을 효과적으로 치료하는 역할을 한다. 전반적으로 온당한 처방이 아닐 수 없다. 다만 현대 여성의 자궁 내 병소는 어혈로 분류할 수 있지만 인공적 화학물질의 유입으로 인해 생겨난 것이기에 과거 여성의 경우와 다르다는 점을 감안하지 않으면 안 된다. 즉, 한의학의 전통 처방 그대로는 효과를 못 볼 수 있다.

SBS가 2006년에 제작하여 방영한 다큐 스페셜 〈환경호르몬의 습격〉에 따르면, 월경통을 극심하게 앓는 여성들의 경우 각종 화학물질에 노출된 현대식 식단을 거부하고 유기농 위주의 채식으로 한 달 동안 완전히 전환토록 조성한 결과 놀랍게도 대부분이 정상으로 돌아왔음을 알 수 있다. 생태적 자연식단이 월경통과 자궁내막증에 매우 효과적임을 말해주는 것이다. 이 사례에서 보듯이 생태의학이 자연의 이치에 따라 인체를 조망하고 또 가능한 한 그것에 부응하는 생활양식을 갖도록 하며, 질병에 걸렸을 때도 자연 친화적 방식으로 치료하고자 하는 만큼 향후 그 발전이 요망된다고 할 것이다.

현대 청(소)년기 여성이 걸리기 쉬운 자궁내막증의 경우, 상보성의학의 지평이 열림을 확인할 수 있다. 단순하게 몇 가지로 분별해보자. 첫째, 월경통이 조금 심하다 싶을 경우 현대의학의 첨단 의료기구에 힘입어 상태가 어느 정도인지를 식별한다. 둘째, 자궁 내 병소가 작은 것(예컨대 2㎝ 전후)으로 확인될 경우, 생활 속 식단을 유기농 채식 위주의 식단으로 최소 두어 달 이상 시행하는 생태의학의 조치를 취하여 원인을 해소하거나 효과가 클 때는 계속 진행한다. 셋째, 병소의 크기와 개수가 수술을 요하기에 다소 망설여지는 정도로 상태가 조금 심하다면, 한의사와 상담하여 청열조혈탕을 가감한 처방으로 다스리는 시도를 시행하되, 채식 위주의 식단은 유지한다. 넷째, 생태의학의 식단이나 한의학의 처방으로 호전되기 어려울 정도로 수술 이외의 다른 현실적 방도가 없다고 판단될 경우, 현대의학의 도움을 받아 수술을 통해 제거한다. 다섯째, 현대인의 생활양식이 인공적 화학물질에 많이 노출되어 있는 상태이므로 수술 여부와 무관하게 생활양식을 생태적으로 건전하게 개선하는 과감한 조치를 시행한다.

산업사회 현대시민은 문명과 과학기술의 이기로 인해 물질적 풍요와 편리함을 누리고 있다. 과거보다 먹을 식량이 풍족하고 간편하게 복용할 수 있게 되었으며 운동할 일도 별로 없다. 이로써 위장병과 치아우식증 등 전래의 병과 더불어 비만과 당뇨, 고혈압, 심혈관계 질환 등을 겪게 된다. 더 나아가 현대식 생활환경을 통해 들어오는 인공적 화학물질, 예컨대 수은이나 각종 환경호르몬 물질(비스페놀A와 노닐페놀 등), 미세먼지 속 중금속(납과 카드뮴, 벤젠과 톨루엔) 등에 노출되며 그 누적으로 암과 같은 질병이나 다양한 환경성질환에 걸리게 된다. 뿐만 아니라 유행성 전염병도 간혹 찾아드는데 높은 치사율로 다가온다.

시민이 겪는 각종 병적 상태에 대해 서양 현대의학이 단연 위력적임은 강조할 필요조차 없다. 향후에도 그 발전이 기대되는 바다. 다만 그것은 뉴턴패러다임의 의학적 성격에서 벗어나지 못한 것이기에 법칙적 기계론과 원자론적 미세화의 강점을 갖지만, 그것과 대비되는 바 인체의 자연치유 기능을 간과하고 있고 또한 관계성 질병에 관한 한 효과적인 해결책을 내놓지 못하고 있다. 이것이 서양 선진국에서 대체의학을 발생케 하는 계기가 되기도 했다.

서구가 대체의학의 주요 목록에 담은 동아시아 전통의학은 우리에게는 전래의 것이면서 나름 효과적인 장점을 적지 않게 갖고 있는 것이다. 하버드의대를 졸업한 의사 앤디류 와일은 타임지 표지모델로 두 번이나 등장할 정도로 자연치유 분야를 적극 개척한 분인데, 장기적 관점에서 현대의학이 중의학(한의학)의 위대함을 따를 수 없다고 하였으니 이런 그의 말에 귀를 기울일 필요가 있다고 본다. 한의학은 자연치유를 북돋을 뿐만 아니라 예방적 치유에서 뛰어나고 관계성 질병 치료에도 강점을 갖기 때문이다.

21세기의 생태의학 역시 자연의 이치와 그 산물에 의거하여 질병을 치료하는 방도를 찾도록 요청하고 있다. 마다가스카르 협죽도과 식물은 암을 치료하는 데 뛰어난 효능이 있는 것으로 알려져 있다. 소나무 뿌리에 기생하는 복령은 껍질을 벗기면 하얗기 때문에 백복령이라 하는데, 몸의 습사를 배출하는 데 탁월하고 암 치료에도 다소 효능이 있는 것으로 파악되고 있다. 이름이 비슷한 토복령은 우리 산하에 지천으로 널려있는 청미래덩쿨의 뿌리로서 평이한 약성을 가진 것인데, 중의학 전문서는 이것이 암 덩어리를 깨뜨리고 매독을 치료할 뿐만 아니라 수은과 같은 중금속을 배출하는 데 효험이 있음을 적시하고 있다. 모두 자연에서 구할 수 있는 것으로서 현대인의 질병을 퇴치하는 데 도움을 줄 수 있는 약초다. 물론 자연의 산물이 좋다고 해서 분별없이 과용하거나 남용하면 안 됨도 유의해야 한다. 예컨대 양지바른 풀밭에서 어렵지 않게 찾을 수 있는 익모초의 경우 혈액순환 개선에 유용하지만 과용할 경우 시력감퇴 등을 초래한다. 어쨌든 생태의학은 분별을 갖는 선에서 자연에 의탁하여 질병을 치료하고자 하고, 자연의 이치에 조응하는 방식으로 병을 사전에 예방하는 지혜를 추구하며, 근원적으로 생명부양 체계로서의 자연이 건강성을 잃지 않도록 그 보호에도 주력하는 분야이다. 환경위기 시대를 살아가는 오늘의 현대시민이 반드시 관심을 가져야 한다.

결론을 짓자면, 한의학이나 중의학, 대체의학, 생태의학은 양자역학의 관점에서 일정한 조건을 충족시킬 경우 과학으로서의 지위를 얻는 것이 가능할 것이다. 이에 토대가 되는 1단계에서는 서양 현대의학과 동아시아 의학, 대체의학이 각각의 특징에 맞도록 고유한 체계로 더욱 발전하도록 하되, 2단계 상층부에서는 양자역학이 요구하는 바와 같이 생태적 마인드를 갖추어 서로 소통과 조화, 융합을 도모하는 생태적 상보성의학을 태동시키는 방향으로 나아가야 할 것이다. 한편으로 각자가 따로 고유성을 추구하되, 다른 한편으로 같이 하는 융합적 창조의 지평을 여는 것이다. 이는 모두가 지구촌 현대사회의 시민을 위한 길이다.

【참고문헌】
· 류시호 외, 『한방 미용학의 이해』, 씨마스, 2015.
· 한면희, 『초록문명론』, 동녘, 2004.
· 상해중의학원, 오원교 옮김, 『중의학기초』, 신아사, 2005.
· 서부일·정국영 편저, 『알기 쉬운 본초학』, 대구한의대학교출판부, 2007.
· 알도 레오폴드, 송명규 옮김, 『모래 군의 열두 달』, 따님, 2003.
· 짐 배것, 박병철 옮김, 『퀀텀 스토리』, 반니, 2014.
· 허준, 조헌영 외 옮김, 『동의보감: 내경·외형편』, 여강, 2005.
· 李庆业·杨斌 主编, 『方剂学』, 北京: 人民卫生出版社, 2012.
· 张明锐·李鸿涛 主编, 『中医学』, 呼和浩特: 内蒙古大学出版社, 2010.
· 张金莲·毛晓健 主编, 『中医药学概论』, 北京: 清华大学出版社, 2014.
· 鐘赣生 主编, 『中药学』, 北京: 人民卫生出版社, 2013.
· Heisenberg, Werner, *Physics & Philosophy*, New York: Harper Touch Books, 1958.
· SBS 다큐, "환경호르몬의 습격 1부, 우리 아이가 위험하다", 2006. 9. 10.

생태의학 — 자연의 이치로 깨닫는 질병 예방과 치료

펴낸 날	2019년 10월 15일
지은 이	한면희·류시호
펴낸 곳	무명인
펴낸 이	윤종호 교정 정유선 편집 김동훈

주소	전라북도 고창군 아산면 영모정길 38-29 영모마을
연락처	010-8279-7849 전자우편 bebelow@hanmail.net
출판등록	2011년 7월 5일 제478-2011-000001호
인쇄	㈜상지사P&B
ISBN	978-89-98277-08-6